PLAYFUL APPROACHES TO SERIOUS PROBLEMS

儿童叙事家庭治疗

Narrative Therapy with Children and Their Families

[美] 珍妮·弗里曼
[新西兰] 大卫·艾普斯顿
[美] 迪恩·莱博维奇 —————— 著

曾容 ——————————— 译

重庆大学出版社

译丛总序

叙事心理：开启中国心理学的一个新的篇章

近三十年来，国际临床心理学界有一种心照不宣的转向。那就是：对宏大理论的热情，逐渐让位于对临床实践的关切，让位于对个体独特性的尊重。学界对找到一个可以解释所有人的问题的全能理论，逐渐失去了往日的热忱，转而对如何开启每个人丰富的人生故事与生活的无限可能产生浓厚的兴趣，对如何借助每个个体对自己生活故事的独特解读，找到他们获得生活意义的途径，越来越重视。正是在这样一个心理学的"叙事转向"大背景下，叙事疗法应运而生。

心理治疗的大多数疗法发源于英美国家。心理学研究的对象也主要是白人中产阶级，所以这些疗法的文化根基是英美国家的价值体系。随着我国心理学的发展，心理健康问题越来越受重视，英美国家很多与心理健康相关的价值体系也随着心理治疗理论和实践被引入我国。因为这些理论和实践的背景是医学话语——带有浓厚的应用科学色彩，所以不容易让人和意识形态领域建立关联，从而关于价值观的"话语殖民"问题，学界起初重视不够。但是随着社会的进步，围绕着西方心理治疗体系的理想化光环逐渐淡去。人们发现很多经过西方多年临床实践检验的理论和实践，在我国临床实践中可能会出现意想不到的问题。很多在西方人看来不是问题的问题，在中国临床心理实践中十分常见；很多在西方很普遍的心理困扰，在中国又显得十分罕见。前者譬如"婆媳关系"问题，后者譬如"身份认同危机"。因此，中国临床心理学界需要涌现一些对文化差异高度敏感，重视本土文化对生活意义起重要作用的疗法。叙事心理实践正是这样一种取向。

叙事疗法发源于南澳大利亚的阿德莱德。这个地方风景优美，民风淳朴，人与人的关系融洽而且亲近。人们对那些远离生活的、抽象的心理学概念，似乎有一种天然的免疫。生活在这里的人们和生活在悉尼那样的大城市里的人们对心理学的期待有很大不同。人与人之间，对彼此的体验更为尊重，对彼此的生活故事也更愿意倾听。人们更愿意用幽默的方式处理严肃的生活主题。叙事理念发源于阿德莱德这样一种恬淡朴素的文化土壤，似乎并不奇怪。阿德莱德和我国山东省青岛市是友谊城市，两地有很多文化交流。其实，中国传统文化对朴实这种品质非常看重。山东人也以"朴实"为荣。叙事疗法重视"地方性知识"（local knowledge），这一概念是由美国文化人类学家吉尔兹提出来的。"地方性知识"原本是指部落、村寨独有的阐释体系，后来其含义延伸到了特定社区乃至特定人群独有的观念框架和经验体系，或者说是理解发生的语境（context）。在心理咨询与治疗领域，这些特定群体可以作年龄区分，比如儿童、青少年、成年人、老年人等；也可以作身份区分，比如大学生、父母、公务员等。其实每个群体都有自己独特的话语风格。要理解他们的内心世界，必须尊重他们自己的话语体系。这是文化相融性的必然要求。与孩子工作就要以孩子的语言，与成人工作就要以成人的语言。诚如佛教所言"应以何身得度，即现何身度之"。如果心理学家拘泥于一种精神病学的话语，或者用高高在上的抽象心理学概念体系去理解来访者，理解的产生无疑会困难重重。

叙事疗法自开创以来，以达利奇中心（Dulwich Centre）为中心形成了一个国际叙事专家群。此外也有很多独立专家在兢兢业业地从事叙事研究和实践。这些年出版了很多优秀的学术研究专著和临床实践专著。叙事疗法特别重视语言的作用，对话语权力特别敏感。而且作为一种后现代心理治疗的代表取向，叙事疗法深受后现代哲学思潮的影响。后现代思潮对宏大话语对人们心理的控制性采取一种深刻的批判态度。叙事疗法相关的专著，对语言的应用颇具特色。大家耳熟能详的心理学术语可能会在较为独特的意义上被诠释。很多新的日常语言又可能被引入学术交流的空间，被赋予独特的意义。因此，叙事领域的著作翻译起来困难重重。我国叙事疗法的发展方兴未艾，心理学同仁和社工同仁对叙事疗法的学习热情与日俱增。然而，中文世界的叙事著作尽管在逐渐增加，但还是远远不能满足学界的需求。重庆大学出版社自发引进一批叙事疗法经典著作，出版《叙事疗法经典译丛》，这会成为我国叙事疗法发展史上的重大事件。作为一名叙事疗法的实践者，我感到丛书的出版会对我国叙事心理学的发展乃至整个中国心理学的发展作出重要贡献。

中国心理学的国际化进程是一个非常重要的步骤。在本土化的基础上能够在国际心理学舞台发出中国心理学的声音，这一点非常重要。但是要实现这一点，与国际同行之间深入有效的交流学习是一条必经之路。一套高质量的译丛，对我们了解叙事领域发展的现状和前沿，掌握叙事疗法发展的动向和深度，至关重要。在平常的工作和教学过程中，经常有同行请我推荐一些与叙事相关的中文文献。这个朴素的要求，却每每让我感到为难。不是说我们没有中文著作，可是真的远远不够。有了这套译丛，相信国内对叙事领域感兴趣的专家同行会深感宽慰。我认为，这将开启中国心理学发展的新篇章！

北京林业大学　李　明
于阿德莱德
2018年7月1日

前　言

8岁的玛利亚径直走进珍妮的治疗室时，她棕色的眼睛闪闪发光，脸上充满了期待，她宣布说："告诉你哦，我又有了一个控制脾气的新办法！"短短一周之内，这已经是珍妮第二次感到惊讶了。第一次是在星期一那天，玛利亚的妈妈莎拉来电话说，玛利亚问她可不可以"再次见到珍妮"，玛利亚竟然主动要求见珍妮！而这次是因为玛利亚对如何处理脾气问题表现出了从未有过的热情。珍妮还记得，一年半以前她们第一次见面的时候，玛利亚是那么害羞和沉默。

珍妮和玛利亚一家上一次见面时，他们都认为玛利亚距离成为"脾气驯服师"的目标已经不远了。在他们会面的这一年，大家相互合作，帮助玛利亚勇敢地面对那两个控制着她生活的家伙："脾气"和它的同伙"不开心"。他们合作的基础是对"脾气"和"不开心"破坏了家庭快乐的厌恶。最初，玛利亚的家人是这么描述她的："爱发脾气，喜欢尖叫、摔门，威胁每一个靠近她的人。"早餐时的一点点不开心都会演变成争吵、手足冲突、生闷气、大喊大叫以及发脾气，最终导致全家人一整天都在郁闷中度过。

曾经，这些问题对玛利亚来说，似乎都很难解决，但是，她现在已经找到了很多解决方法。比如，她很快发明了"反脾气"技能，其中最优秀的技能之一：到一个安静的房间单独待一会，避开脾气。现在，8个月过去了，在不断练习这一技能的同时，玛利亚又发明了一个控制脾气的新办法，她确信珍妮肯定会对它感兴趣的。

她面带微笑大步走进游戏室，坐了下来，

动作笨拙却很可爱，然后气喘吁吁地说："上个星期六，我跟一个朋友生气了。因为她不把自行车给我玩。我一整天都很生气。然后，我去了卫生间想休息一下。一看到卫生纸，我就开始撕起来。那一天是周六，我把卫生纸撕成'6'的形状——然后把它扔在马桶里面冲走了！"

玛利亚说完后开心地笑了。她望着珍妮，显然期待珍妮能够明白她的意思。珍妮问："那样做帮助你摆脱了脾气吗？"

"是的！我把这一天的坏脾气都冲进了马桶里！"

"这个办法是不是让你那天的生活变得不一样？"

"对，当时我就知道自己又可以拥有一个全新而快乐的一天了！"

根据过去的治疗经历，玛利亚猜想珍妮会邀请她把最近的故事记录到《脾气驯服师手册：冷静下来才会酷》（该手册记录的都是孩子们驯服脾气的知识和想法）里。她的猜想是正确的。故事由玛利亚口述，珍妮代写。完成之后，玛利亚又在故事旁边画了一幅画，然后说要把手册拿给家人看。

珍妮在为玛利亚把坏脾气冲进马桶的行为感到高兴的同时，也对她的治疗观感到好奇。玛利亚寻求咨询的目的就是为了告诉珍妮一个令她激动的进步。显然，在玛利亚眼里，治疗室就是一个分享她的想法和展示能力的地方。不知不觉中，玛利亚似乎不再独自面对脾气和不开心的问题。她和家人一起把这些曾经令人羞耻的问题视为有趣的挑战和一个持续性的能力测试。

家庭治疗师常常会面临这样一个挑战，那就是要想尽办法激发孩子解决问题的积极性：如何能让孩子和大人都积极地参与家庭治疗？面对严肃的问题，我们如何去引导孩子展现他们的幽默感、想象力以及发明才能？什么样的态度和行为能够让治疗师保持乐观、激发孩子的能力以及让家庭重拾"问题一定会得到解决"的信念？本书就此进行了探讨。在帮助孩子解决问题的过程中，如何才能让她表达出自己的想法？如何才能让她感觉到别人对她的支持？如果我们以轻松的方式去面对严重的问题，相对于孩子来说，作为肩负重大责任的大人，我们如何才能有所收获？在面对诸如烦恼、恐惧甚至是危险等问题时，如何让孩子在游戏、幽默甚至开心的玩乐中使它们得到有效的解决？

我们与世界上越来越多的治疗师一起，积极同孩子与家庭合作，以愉快、幽默、新颖且有效的方式来解决我们（治疗师、孩子、父母等）所遇到的问题。我们认为，叙事治疗理论与实践的发展为孩子与家庭治疗领域提供了一些独特而有用的观点。根据叙事治疗的理论与实践，我们会介绍一些能够让我们以全新的视角去看待上述疑问的方法。我们希望读者读完此书之后，能有所启发。

为什么用"叙事"治疗？

"叙事"一词意味着对人与问题之间故事的讲述、倾听或是复述。在面对那些严重的问题甚至是可能危及生命的问题时，倾听或是讲述的办法的效果似乎微不足道。人们很难相信谈话能改变现实。然而，谈话确实可以。我们与孩子搭建的意义之桥有助于让治疗过程充满活力，而不至于失去生机。因为，语言能够把生活中的事件变成充满希望的故事。

我们人类进化成了这样的物种，能够利用心理叙事去组织、预测和理解我们生活中的种种复杂经历。我们对事件的理解和思考极大地影响着我们的选择。一个问题产生的根源可能与个人、社会文化、心理或是生理状态有关——或者与这些因素都有关。此外，孩子及其家人无法控制哪一种问题会出现在他们的生活中。但是即便如此，他们仍然可以选择如何去对待问题。正如奥尔德斯·赫胥黎曾经说的：所谓经验不是指发生了什么事，而是指针对这些事情你所采取的措施。

为什么用趣味叙事治疗？

叙事治疗会使用一个方法，叫作"外化"，它是指把人和问题分开。在外化对话中，分开人和问题有利于减轻责备和防御带来的压力。对孩子来说，她不再被等同于问题，只是与外化问题有某种关系而已。

孩子在这一过程当中体现出来的智慧、责任感和有效性，都不断地让我们感到惊讶！外化语言可以让我们以轻松的方式对待通常被视为严重的问题。当我们谈论孩子与问题的关系时，趣味就有必要成为家庭治疗的一部分。

当大人和孩子积极地合作时，趣味就是他

们共同的朋友。它鼓励孩子利用自己的聪明才智去解决问题，为家庭治疗作出自己的贡献。叙事治疗中那些有趣的方法使得治疗的焦点从问题转移到孩子与问题的关系上来，这对大人来说，不仅有趣而且有效；对孩子来说，也不会觉得压抑或是无聊。

写作背景

下面我们想简要阐明本书是什么以及不是什么。一开始，我们打算回顾孩子与家庭治疗领域的历史，并提供在发展迅速的叙事治疗领域中我们对世界范围内治疗师的工作情况的全面调查。不过，最后我们选择了别的方向。

我们认为，自己在更为广阔的孩子与家庭治疗领域中，既是参与者，也是受益者。对叙事治疗共同的热情将我们汇聚到了一起。这鼓舞我们根据自身的临床经验来进行写作，分享那些在叙事治疗中应用于孩子和家庭身上的想法和实践。因此，书中的某些内容可能会让您感受到作者的狂热倾向，还请您多多包涵。我们现在对这种狂热也是持批判的态度。本书的产生不是因为对某种理论的献词，而是因为我们与孩子和家庭相处过程中的亲密与感触。

每一个新方法都产生于某个特殊的背景之中并处于历史中的某个特定的时间点上。每一个案例的形成都要感激参与其中的人，即使它需要批判性地对待。在孩子与家庭治疗领域，有诸多历史是关于发现与狂热的浪潮。我们不仅珍视那些历史中的浪潮，也期待那些正在形成的浪潮。

某些用语的注释

正文中的"我们",在不同的情况下,意义不同。其意义包括:我们人类,我们作者,我们作者和读者。

关于棘手的人称代词的性别问题,我们是这样处理的:对其交替使用,前言和偶数章节用"她",奇数章节用"他"。

本书中提到的"社会文化"术语包括了社会文化中的这些方面:能力、年龄、种族、性别角色、人种、性偏好、社会经济地位以及宗教信仰。

正文框架

第一部分以叙事治疗为背景,阐述了趣味沟通的基本原理和相关实践,并简要介绍了一些案例。

第二部分着重介绍了每个作者不同的治疗偏好:珍妮·弗里曼(Jennifer Freeman)喜欢在有艺术材料、玩具小屋、玩偶、沙盘以及迷你人物的游戏室里会见来访家庭。她致力于探究通过游戏治疗和表达艺术治疗来促进言语沟通和非言语沟通。这些方法能够拓展叙事治疗中的趣味沟通的可能性,从而促进孩子表达自我。而对大卫·艾普斯顿(David Epston)来说,孩子的特殊能力就是改变自己的生活及其家庭生活的关键。他对"怪异能力"的关注,使得孩子及其家人所有的那些被主流文化视为异端的特殊能力得到积极的肯定。迪恩·莱博维奇(Dean Lobovits)

将重点放在"分化和征服"家庭的社会、文化以及经济压力上。他为那些被卷入社会和家庭内部冲突的儿童、青少年以及家庭发明了"和平家庭计划"。

第二部分最后介绍的是孩子丰富的想象世界。一个孩子的想象力既可以给她带来麻烦、恐惧或是沮丧，也可以为她创造解决问题的主意和办法。如果她的想象力通过制造问题或是维持问题的存在与她作对，那么她可以努力夺回想象力的控制权，让它为自己所用。

第三部分提供了五个拓展案例，供读者更好地了解叙事治疗的谈话细节。每个故事中用到的方法会体现出一些细微的差异。为了展示治疗师的想法，我们采用的是叙事手法。

本书并不是关于治疗处方、行为准则，或是展现问题类别的书。书中提供的案例，叙述的只是治疗师与孩子及其家人的谈话，涉及的是某个独特的人和问题。我们希望这样的案例可以体现出本书所要表达的精神。

目录

后记

1
家庭疗法中的有趣沟通

问题的存在总是令人沮丧。如果它们有自己的信条，那很可能就是："请对我们严肃点！"毕竟，严重的问题确实需要严肃对待，不是吗？一旦问题的严重性增加，似乎我们对它的重视程度以及采取的措施也必须随之增加。严重的问题可能会使全家人都束手无策，令他们忧虑、失望甚至绝望。我们怀疑，如此严肃地对待问题是否对问题本身有利。另外，幽默和有趣是否能威胁到问题的存在呢？

如果有选择，大部分孩子还是更喜欢以有趣的方式进行交流。严肃的讨论、程式化的方法可能会让孩子感到压力，进而掩盖了他们的声音、特殊能力、知识和创意，最终导致交流失败（Freeman、Loston & Stacey，1995；Stacey，1995）。身为心理治疗师的我们，选择严肃的代价就是，自身能力会受到压制，比如横向思考、保持好奇心、轻松而愉快地融入孩子的世界以及解决问题的能力。缺乏这些，我们的思维可能会变得迟钝，对孩子的吸引力也可能会消失，或是被问题打败。我们是否敢于采取新颖而有趣的方式去应对严重的问题呢？如果我们利用想象、幽默以及智慧来应对，又会发生什么呢？我们相信这一定会激发出更多有创意的办法，问题也会随之解决。正如我们的朋友麦克·赛尔（Michael Searle）(1995/8，私人谈话)所说的："幽默之于问题会像大蒜之于吸血鬼一样互不相容吗？"

孩子的严重问题似乎总让家长相信，现

在该停止玩乐，做正经事了。家长的担心完全可以理解。当他们正忙于设法应对问题时，孩子却喜欢蹦来蹦去、玩游戏、涂涂画画、讨论动画片，或是盯着窗外，这让大人很受挫。在家庭治疗中，治疗师和大人专注于他们熟悉的解决方式，不断尝试让孩子回归"正事"。因此，有趣的方法看似显得微不足道、盲目乐观或是不切实际。然而，严肃的方法可能更会使孩子产生排斥心理，不配合治疗，从而使问题得不到解决。

对于一个4岁的孩子尿床或是吃饭时发脾气的问题，我们可以采取幽默有趣的方式，比如，我们可以说，是因为"狡猾的嘘嘘"把床弄湿了，是脾气破坏了家庭用餐气氛。但如果是一些可怕而危险的问题，例如，进食障碍、有生命危险的疾病、离家出走、自我伤害、家庭暴力、儿童遭受性虐待[1]等，我们又该如何面对？

趣味方法作为挑战严重问题的解决方法，其价值不应被低估。就好像悲剧和喜剧这对拥有相似的脸的双胞胎一样，人生的悲伤与欢乐也可以反映在游戏之中。当孩子与大人相遇，游戏会提供一种共同的语言来表达相互的想法、情绪和感受——通过这种方法，我们就有了通用语。此外，幽默有趣的沟通并不完全依赖于人们认知能力发展的程度，因为它具备高度的感染力以及对所有年龄段的包容性。

以孩子为中心的家庭疗法中，孩子的行为方式和沟通方式应该得到欣赏与尊重。当大人使用趣味方法与孩子互动时，孩子的能力和创造力会得到发展。此外，孩子在解决问题时体现出的责任感和足智多谋也常常令大人感到惊喜，这正是趣味沟通的作用。孩子感兴趣的方式包括游戏、想象、幻想、魔法、讲故事等。乍一看这些方法似乎与解决问题毫不相干。但是，在这些意思隐晦的领域之中，我们却能发现珍宝——孩子解决问题的动机和能力。

孩子使用自己的想象力和其他能力时，大人常常察觉不到，孩子们可能拥有一些别人不知道的特殊能力。对于那些从未接受过治疗的孩子，珍妮一直非常好奇他们是如何依靠自己去解决问题的。她决定采访一些认识的孩子并以这些开放性问题作为开场白：你曾经依靠自己的能力解决过问题吗？这个过程中，有没有

1.本书中只提到了一个关于儿童性虐待的案例，读者若想了解更多关于此类案例的叙事疗法，可查阅这些作者的著作：亚当-韦斯科特（Adams-Westcott）与伊森巴特（Isenbart）（1990,1996），莱恩（Laing）与卡穆斯勒尔（Kamsler）（1990），罗伯茨（Roberts）（1993）。

用到你的想象力?

　　珍妮问一位来自澳大利亚的11岁小朋友,安妮,她是否可以就"小孩子是如何依靠自己的能力解决问题的"采访她。安妮同意了,带她去了一个安静、无人打扰的地方。她们爬上一块长满青苔的岩石,俯瞰着牧场里的羊群,沐浴着温暖的阳光。她们坐了下来,安妮在安静的氛围之中想了一会,告诉珍妮,她在6岁的时候,总是被夜里尿床的问题所困扰,但最终找到了解决的办法。

　　那时,每个晚上,安妮都会走出房间,盯着天上的星星,对着星星唱她曾经听过的愿望歌:"星星闪,星星亮,今夜的第一颗星星在天上。多么想,多么想,今夜便实现我的愿望。"安妮解释说,必须向看到的第一颗星星许愿才有效。这一夜晚的仪式让她下定决心:"如果我真的不想尿床,我可以自己去阻止它",并且她"相信这样会有用"。一段时间之后,安妮欣喜地发现这果然有用。于是,她可以尽情享受每天从干干的床上醒来。

　　当被问到想象力所带来的其他帮助时,安妮告诉珍妮,有一只假想的小狗会在她伤心时帮助她。这只假想的小狗像普通的小狗一样,会定期要求假想的食物和水,并且睡在安妮床边的睡篮里。安妮说它是一个很棒的玩伴,会转圈圈逗她开心,"在你需要时,又非常体贴和温柔"。每当安妮不开心的时候,就会带着它一起去后面的牧场散步。在那里,她会停下来,抱着它,或是把头埋在它的毛里哭泣,寻求安慰。

　　梅根是珍妮采访的另一个孩子,她有一个假想的爱玩闹朋友,叫作朱莉。朱莉常常跟着梅根去上幼儿园,她会爬上校车上的行李架,又是跳又是挥手的。每当梅根对老师生气时,朱莉总会爬到她的肩膀上,向她做鬼脸,这让梅根觉得好受多了。有时梅根担心朱莉的粗鲁会带来麻烦时,就会小声地对朱莉说"你快下来"。幸运的是,老师似乎从来都没有注意到。

　　8岁的简也有一个假想的朋友,常常帮助她做家庭作业。这位朋友是一位成年男子,来自热带岛屿,善良、聪明又安静。他住在墙壁上的一个面具里,简可以随时叫他下来玩耍或是帮忙。简有很多门功课需要帮助,尤其是数学和地理。她做算术题时,这个朋友会给她一些提示,但之后她要靠自己去完成剩下的内容。不过,有时候,迫于简的要求,他也会提供一些难题的答案!

　　在放松而自然的状态下,孩子可以自由地表达他的想法,若是能够亲身体验,真是人生一大乐事。例如,劳拉·兰杰6岁时写了一首诗,表达了她对3岁弟弟的复杂情感和她对弟弟说话时混淆词语的感受。

我和皮特

我爱皮特
皮特也爱我
我快七岁
他快三岁

在我们的家里
有妈咪和爹地
在家里的大厅
我们可以滑冰
有时我们会滑倒
我飞快地滑过
厨房的门口
我华丽地跌落在
木质的地板上

夜里皮特会说
大厅有怪兽
他想象妈咪的工作室有恐龙
我们俩手拿笤帚
齐心协力赶它走

皮特聪明又可爱
现今正处学语期
他把叔叔的狗叫迪尔蒂
其实它真正的名字叫格尔蒂
皮特说

艾鱼生活在澳大利亚

其实他想说的是

鳄鱼生活在澳大利亚

皮特滑稽而有趣

车棚里面恶作剧

找到爹地油漆刷

刷上机油床上画

我与朋友房间玩

告诉皮特别捣乱

我烦皮特乱闯入

破坏游戏难继续

他也烦我真悲剧

孩子与大人重合的想象

孩子的思维与大人不同，不过，很大程度上，也会受到大人想象的影响。孩子喜欢的那些故事、歌曲和童话，绝大部分是来自大人的想象。《爱丽丝梦游仙境》是一位没有孩子的男作家路易斯·卡罗（Lewis Carroll，1989）所写；而《小熊维尼》是由一位父亲（Milne，1957）所作，他与儿子罗宾在一起时有些不知所措，所以想找到一种可以接近儿子的方法。这些故事给孩子带来极大的欢乐。他们一边听，一边放飞自己的想象，然后构造自己的幻想，把从大人那儿获得的信息加以吸收，编成一个个游戏和故事。讲故事的大人就像葡萄架，孩子的想象力和叙事能力就像葡萄藤在上面茁壮成长。

在治疗过程中，经过对孩子与大人关系的了解，他们各方其实都拥有独特的能力。比如，孩子是有能力解决自身问题的。我们的目标就是走进他们的世界，并与其知识和想象合作。大人与孩子的相互作用会推动叙事治疗的进展。因此，我们不能只是单纯地思考孩子的语言，或是在静听之后就直接做出理论性的解释，我们要成为其语义世界受欢迎的积极参与者。我们要利用自己的想象力，与孩子及其家人一起，创造出更多的选择和可能。通过不同的方法交流问题，或是与我们在幻想的情景中玩乐，孩子常常能从中找到我们从未想到过的解决办法。

我们利用提问，作为一种语言资源，了解孩子的知识和想象，扩展可能的含义，发掘新颖的想法（Brunner，1986）。需要注意的是，我们选择的行为和问题要考虑到对他们的影响。罗普特森和史黛丝（1995：19）写道：

较之成人来说，孩子正处于可塑性较强的成长阶段，我们有责任去思考我们的言行会对孩子产生的影响，包括对他们的生活，以及他们对生活的讲述。同时，他们应该作为主体，发表对自己生活的专业看法，而不是作为别人谈话中的对象，任人指挥。

一般来说，孩子喜欢别人关注他们的能力和知识，却不喜欢别人注意他们的问题。"你为什么要那样做？""能告诉我你怎么了吗？""你到底怎么了？"或是"你在害怕什么？" 当被问及这些问题时，他们通常的回答是"我不知道"，并且还会出现移开视线、翻白眼、扭来扭去、与兄弟姐妹开始打架或是发呆、发愣这些行为。因为，他们不喜欢被当作问题来描述，而更喜欢含蓄地谈论问题，比如通过隐喻或是游戏。这时外化问题的语言就可以起到帮助的作用。

问题就是问题

"问题就是问题，人不是问题"是叙事疗法中一个常被引用的观点。通过外化的语言（White，1989/1997；White & Epston，1990b），人和问题被分开，这作为一种有趣的方式，能激发孩子解决问题的积极性。

在家庭中，因问题产生的责备和羞愧常常会导致沉默和僵局。此外，当人们把问题看作是自身的一部分，或是与他人关系的本质，问题就很难得到解决，因为一谈到问题，似乎就戳到了他们的痛处。借助外化对话，把问题与人分开，可以减轻责备与反击带来的压力。孩子不再等同于问题，而是与外化的问题有某种关系。这种做法让人们对问题采取反思和批判的立场。个人与问题之间的距离建立之后，家庭成员就可以思考问题对他们生活造成的影响，然后发挥各自的才能，修正与问题的关系。在个人与问题的这部分空间之中，责任、选择和个人作用都会得到扩展。同时，这种做法还能营造出更为轻松的氛围。在这种氛围之中，孩子经过引导，会利用自己的创造力处理问题，而不是因为责备、内疚或羞愧而什么也不做，导致父母不得不承担解决问题的全部责任。正如怀特（1989/1997：6）所说，外化对话"解放了人们，使人们采用更轻松、更有效、压力更小的方法应对极其严重的问题"。

大便失禁是迈克尔·怀特（1984/1997）外化的第一个问题。他把大便失禁重新命名为"狡猾的便便"，通过这种方式对其外化。大便失禁是一个医学诊断术语，本身并没有什么问题。不过，若是用它来描述孩子，或是与孩子谈论，却会产生消极影响。说"汤姆大便失禁"必然暗示汤姆的特征。说"汤姆的问题是会拉大便在裤子里"，虽然描述准确，却会导致本就尴尬的处境又添羞愧。如果换成"狡猾的便便偷偷溜到裤子里，还把汤姆的生活弄得臭熏熏的"，以这种更为戏谑的方式来描述汤姆与大便的关系，汤姆加入讨论的可能性就会大大提高。于是，我们就可以讨论"汤姆要如何对付狡猾的便便，阻止它偷偷溜出来"。汤姆也可以采取玩笑的态度对待问题，对自己的看法也随之改变。事实上，修正他与"狡猾的便便"的关系，恰好使他确信自己就是"对付狡猾的便便"工作的不二人选。

与病理学诊断和治疗不同，外化对话重在拓展人与问题关系中的选择性与可能性。罗斯和艾普斯顿（1996：5）写道：

这种做法不同于传统文化和专业的做法，并不把人等同于问题，或是把问题看作人的一部分，而是把问题与人分开对待。这并不是因为我们深信把问题与人分开符合客观要求，而是因为我们把它视为语言上的应对措施，以创造更多灵活的解释。

若是家庭成员带着问题进行治疗，他们会期望治疗师进一步发掘他们的想法或是关系中存在的潜在冲突。治疗师对于问题、孩子及其家人的属性的描述，起着很大的作用。如果治疗师听取了家人的意见，围绕他们对孩子的病理性描述来做进一步调查，孩子可能不会配合。

若是问题被外化，孩子对治疗的态度通常就会发生改变。当他们意识到，即将面临尴尬、接受审查的是问题，而不是他们，就会热情地加入谈话中，脸上挂着释然，眼神发亮，好像在说，"对，就是这样，我就是这样想的。那不是我的错"。他们会承认是"问题"给他们和别人带来了麻烦，有时候，还会非常坦诚地参与讨论。

尽管从某种意义上说，这种方法的执行是严肃的，但我们发现它确实很有趣，很吸引孩子。本书前言中提到的女孩，玛利亚，有一年，她送给珍妮一张情人节贺卡，正面写着"恐惧和脾气，去见大便吧"，每个字上方还配着小图；

背面写着"我喜欢跟你聊天，喜欢骂恐惧和脾气——来自玛利亚"。第8章中，有个叫詹娜的9岁女孩制作了三个面具，并为每个面具都取了名字，其中一个叫"骗子恐惧"，她为这个面具写了这么一段话："你不再是个无名氏，无名氏让人很难认识你。有了名字，你才会被认识，被战胜！"

孩子除了对责备和羞辱颇为反感，对暗示其个性特征的刻板描述也深感厌恶。即使是大人自己，那些刻板的负面描述也不会激发他们改变的积极性。所以，孩子为什么不能反抗大人强加于他们身上的标准化的个性描述呢？毕竟，其个性发展要持续到青春期，下定论始终为时过早。

外化问题有利于维持孩子个性形成的流动性。于多数孩子，它似乎是天然良配，符合他们通常处理问题的方法。比如，在充满活力的扮演游戏中，他们戴帽子，穿戏服，操着各式口音，持有不同观点，尝试多种性格，扮演各种角色。这种变动让孩子探讨不同的观点、性格和行为——体会当时的感情。如果孩子不断重复某个扮演游戏，或是把它限定在一些固定的角色和行为中，我们可以据此对阻碍孩子的个性发展的因素进行思考，比如虐待或是其他因素。

对于孩子，外化问题就像玩"假装"游戏。我们会委婉地对孩子说，"假装问题在你的身体外面，我们会跟它一起玩。"佩里（Paley，1990：7）在书中写道："'假装'常常令大人感到困惑，但那就是孩子喜欢的真实的世界，在那里的舞台上，他们可以安全地展示任何个性和秘密的想法。"

作为心理治疗师，我们接受过语言运用的特殊训练。但是，在练习外化对话的语言时，不论是对我们还是其他人，与其说是学习一种技能，不如说是学习一种看待事物的特殊方法。如罗斯（Roth）与艾普斯顿书中（1996a：149）所写：

我们认为，外化对话不是一种技术操作或是技术措施，它是一种语言实践，可以表明、鼓励和产生一种表达尊重的方式。在面对那些挣扎于如何改变与问题的关系的人们时，我们应该在尊重他们的前提下与其相处。

外化问题也令我们从中受益。关注与问题相关的价值观、希望和偏好，而不是问题的症状，我们会发现，面对问题时，不再感到那么疲惫了。关注的焦点变成了问题，我们可以更加直言不讳地提问和评论。同时，我们得以接触到孩子真正的世界，我们的创造力也得到激发。

这个方法不同于过于开放的游戏疗法。外化问题的游戏，更积极关注问题，与孩子密切合作。孩子开始尝试解决外化的问题时，责任感会明显提高，要知道，责任感是改变的动力。家庭治疗中，游戏主要依靠语言来进行，要尽可能创造幽默的气氛。但是外化对话有更多的选择，它可以借助其他形式的表达方式，比如游戏与开放的艺术疗法，这些仍然会受到孩子的喜爱。[2]

坚持信念

小时候，我们可能发过誓：长大之后要永远记得小时候的事。然而，我们遗忘得却是如此之快。于是，我们不得不努力寻找有趣的沟通诀窍。有时担心方法有趣过头，或是有趣不够，又或是担心过度认真会破坏愉快的气氛。

严重的问题统治着一个黑暗王国，在那里，我们与孩子身陷困境却无力摆脱，几乎要丧失了信心，就像霍比特人弗罗德，仰望着若隐若现的摩多末日火山一样（Tolkien，1965）。但是，大多数吸引人的故事不就是这样的吗？

有时，在摆脱黑暗王国阴冷领地的途中，就像《格林童话》中韩赛尔和格雷特在森林中寄希望于面包屑，把其当作是路标一样，我们仅存的一线希望也是那么地渺茫与不可靠。太多的不确定性，或是没有新的办法，都会动摇我们的信心。然而，面对失望或是严肃的诱惑，我们要深呼吸，稳住自己。否则，就会很难相信仅存的一线希望——叙事疗法，会引领我们走出黑暗。

我们试图提醒自己，不要把发明创造的责任全部揽在身上。只要给他们一点点机会，大多数的孩子都是创造游戏的专家，有许多好的主意。保持好奇与开放的心态，与孩子合作，共同的创意就是对信心的回报。

在搭建孩子与大人之间的语言桥梁时，需要结合孩子的发展阶段。如果大人的提问太宽泛或是太抽象，又或是其想法与孩子的相去甚远，孩子是不会愿意进行沟通的。因此，我们需要处理好孩子在各个发展阶段的不同情况，同时也要知道"大量的证据显示，孩子在思考、认知和理解事物方面与成年人有着很大差异，不能简单地把他们视为无知或是缺乏经验的成年人"（Garbarino, Stott et al.，1992：41）。

孩子叙事时并不总是使用语言方式，还经常使用其他表达方式，因此要对其叙事范围保持敏感，并予以重视，这样才能更好地理解孩子的意思。只要谈话与

2.治疗中提到的游戏并不意味着脱离言语讨论，它们是相互联系的。叙事疗法的主要特征之一就是语言游戏。书中提到的治疗师以及叙事疗法领域的其他治疗师，对于语言和游戏的使用因个人风格而异，比如谈话中采访所占的比重，以及语言交流在其他交流方式之中的比重，比如在沙盘游戏、玩具小屋，或是木偶戏等象征游戏之中。

他们的认知能力相适应，他们就会通过言语和非言语方式，给我们反馈，跟我们交流。

我们可以邀请孩子讨论如何让谈话变得有趣："你觉得哪种方法讨论这件事情更有趣？""我们能不能想个奇妙的方法来解决你的问题呢？""我们换种方式来谈论它（或跟它玩），怎么样？"通常情况下，如果我们不局限于语言方式，转向其他的表达方式，孩子就会很容易地选择出喜欢的方式。如果他们选不出来，那就可以提供一些选择。比如："你愿意把你的想法画成沙画吗？或是写成一个故事？或是你愿意说给小狗听吗？"

叙事疗法中与孩子游戏的方法不计其数，有时是孩子想出的办法，有时是其家人，有时是治疗师。不论采用的方法是抽象的还是具体的，我们的工作重心仍是要与孩子的想象"取得联系"。

安德烈的监视包

安德烈，7岁，由于在家中和学校频繁地发脾气，他面临着被寄养学校退学的危机。珍妮与他的寄养家庭合作，鼓励他把过去的痛苦经历讲述出来，包括失去原生家庭的经历。安德烈很在乎现在的寄养家庭，也想尽快解决他的脾气问题。珍妮与安德烈进行了一次谈话，这让他们都确定，安德烈已经厌倦了被脾气控制，并且对成为"脾气驯服师"非常感兴趣（Durrant，1989；Epston，1989b/1997）。珍妮问他想不想提高监视技能，以便在脾气控制他之前发现它。他下定决心要练好这个技能，阻止脾气发作。他觉得"监视脾气"的主意真不错。

治疗过程中，珍妮不断思考如何找到一些具体的方式来作为外化问题中语言游戏的补充。受到黛维达·科恩的启发（Davida Coher, Personal Communication，1993），珍妮去买了脾气驯服师的工具和工具包，工具包有几个小口袋并且可以挂在腰上。在他们第二次见面时，珍妮拿出了工具包。安德烈查看完包里的东西后，眼睛都亮了。珍妮说，小型塑料望远镜可以用来监视脾气，要是监测到了脾气就吹响哨子，笔记本和小铅笔用来记录对抗脾气的分数（即自我冷静的次数），贴纸用来贴在成功栏里，试金石用来提醒自己要保持冷静。安德烈想再增加一个忍者的小模型，以帮助他获得战胜脾气的力量。他决定，当他需要提醒自己的决心和力量时，就摸一摸这些东西。

安德烈已经迫不及待地想要尝试工具包。到了第二个星期，他向珍妮报告说，脾气几次要控制他，都被他提前抓住了。珍妮借此机会问安德烈他的成功带来了什么意义，同时引导他围绕驯服脾气的能力创作一个故事。

几个月后，安德烈作了一幅画，叫作"脾气的房子"（图1.1），并讲述了他与脾气的新关系：

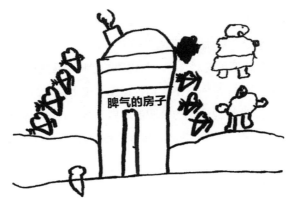

图 1.1 脾气的房子

脾气的房子很漂亮，他养了一种脾气花。他是个小偷，把人们的心偷来放在房子周围，我的心也曾在那附近。

我的朋友不想成为脾气驯服师，于是我对他说："跟我来，我正要去那个地方。脾气说'你是我的伙伴'，然后就悄悄溜进你的心里，并把它偷走。他在一旁沾沾自喜，而你却麻烦缠身。所以，你必须向他宣战。当老师批评我的时候，他（脾气）希望我对老师发脾气。我就对他说，他在骗我。他竭尽全力地要让我惹怒老师。我确实发怒了，不过是冲脾气的，我还骂他是蠢蛋。我把忍者放在身边帮助我驯服他。我可以展示给你看，我是怎么拒绝和摆脱脾气的。"

亚伦的一天

带着象征和隐喻的耳朵去听孩子及其家人的叙事，也许会让我们产生一些富有想象力的主意。但是，这却容易使我们犯主观臆断的错误，以为完全掌握了孩子的真实情况，便草率地采取外化的措施，或是一些与孩子问题不符的"解决办法"。因此，我们要以开放的心态，认真倾听孩子讲述的意思。如果孩子对某件事情的情感显得莫名其妙或是不合情理，探索细节可以揭开事情的真相。借助语言、行为或艺术方法，让孩子一步一步地在事件中走一遍，常常能获取那些重要的细节，了解他想表达的真正意思。我们可以在这些语言背景或是角色扮演之中，同孩子一起"走"。（Chasin & White，1989）。

例如，老师和父母说，6岁的亚伦突然不愿意去上学了。父母进行了许多猜测后，觉得亚伦根本没有什么问题。但是，没有人可以让他说出突然改变上学态度的原因。迪恩试着外化亚伦对学校的忧虑，并通过游戏了解学校里发生的事情。但所有的回应都是"我就是不愿意去学校"。

迪恩将会面安排在亚伦的幼儿园，希望通过老师和亚伦找到一些他对学校感到压力的线索。他们特地早早地碰面，这样在学校上课之前，亚伦就可以带迪恩参观学校，带迪恩体验他一天的校园生活是怎么度过的。他们首先参观的是音乐教室，亚伦展示了他喜欢的乐器。接着，他们去了亚伦其他的活动场所。当走到一年级教室时，迪恩注意到，亚伦变得紧张起来。"那是我们的下一个教室"，这一句话让迪恩产生了焦虑。

走到操场时，他们在一个圆木上坐了下来，迪恩问亚伦，经过一年级教室时在想什么。他不安地解释说："马修斯太太说，明年我们要到那儿去。"迪恩又问道："你为什么会担心这个呢？""因为那里肯定会特别挤，"亚伦大声说，"而且那些大孩子肯定会欺负我！"迪恩不解："那里为什么会挤呢？"亚伦瞄了迪恩一眼说："因为，你知道，我们会和一年级的学生挤在一个教室啊。"迪恩这才明白了事情的原委。他找到马修斯太太进行确认。原来，大概一两个月前，她带着幼儿园小朋友参观一年级教室，并对他们说那是他们明年的教室。所以，亚伦误以为，他们要和一年级的学生都挤在一个教室里面，还会遇到有些讨厌的大孩子。得知一年级学生会换到二年级教室，而一年级教室的空间是足够大的，亚伦可算松了口气！[3]

反－反－数学协会：专为数学爱好者

社会文化中那些未经检验的假设也是造成孩子问题的原因之一。我们的治疗性游戏，也包括对这些信息及其影响的反思考。反－反－数学协会是由两个9岁的

3.关于儿童与学校教育，见《达利其时事期刊》中"学校教育：探索新可能"专题讨论（1995）。

小女孩组建的，她们一直在为数学成绩奋斗。故事开始于肖娜（珍妮曾经的一个工作对象）来找珍妮谈数学成绩，她说自己的数学成绩下降得很厉害。珍妮问她这个问题的社会背景，对肖娜的答案，她并不感到意外。在她的同龄人中，流行着这样一种观念，如果一个女孩的数学成绩好，别人就会觉得她"不酷"。珍妮问她，男孩子也是这样吗？不是的话，又是为什么呢？思索一番之后，肖娜很沮丧，觉得基于性别的能力限制对女孩很不公平。她发现，这实际上是一种歧视。由于肖娜是白种人与黑种人的混血儿，珍妮提出种族歧视的问题，但她说，这个问题更多是与她的性别有关，而不是她的种族背景。

第二个星期，肖娜想起朋友爱丽丝在数学上也遇到了问题，于是邀请她一起讨论"女孩喜欢数学却招非议的不公平"。爱丽丝欣然加入了，而且很快掌握了她们共同面临的问题的要义——她们的同龄人群体限制女孩数学能力的表达。

当珍妮问她们将来想干什么时，她们把回答画在了画上。一个想成为医生，一个想成为律师。而当珍妮还没想好下一个问题之前，她们就已经意识到数学与她们职业选择的关联。爱丽丝说："限制我们学习数学，对我们不公平。"她认为这可能导致她们的梦想无法实现。

随后她俩决定筹划一出玩偶剧，名字叫"不喜欢女孩与数学的人，女孩也不喜欢他们"。剧中描述了两位女主人公训斥其他男孩和女孩，他们对于女孩与数学的观念是很"愚蠢"的。肖娜和爱丽丝宣布要掀起一场改革，反对那些敌视女孩数学成绩好的人，还商讨要建立一个社团，以便推进改革的进程。

第二次见面，一开始，珍妮提出给社团取名，"反-反-数学协会"的名字让她感到好奇。肖娜解释说，这个名字寓意为她们反对这样的观点：女孩就应该反对数学，仅仅因为她们是女孩。肖娜和爱丽丝不断为她们的社团创造开创性的艺术和故事，同时欢迎其他与她们遭遇相同的女孩加入进来。

她们开始联合创作系列漫画，总共有9张。第一张叫"数学的棕色大坑"，上面，有个哭泣的女孩

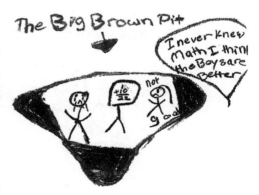

图 1.2　数学的棕色大坑

站在黑板旁，黑板上写着一些算术题，她说道："我一点也不会数学，只有男生才会。"但是老师说："这样想是不对的！"（图1.2）

爱丽丝再次思考数学对她们的职业可能产生的影响，于是创作了自己作为律师的漫画：她在为一宗谋杀案的被告辩护，庭审前，她说："犯罪行为持续了30分钟，返回他家又需要30分钟，总共是一个小时。"被告也加入爱丽丝的推测，说："所以我是清白的，因为应该是一个半小时才对。"（图1.3）

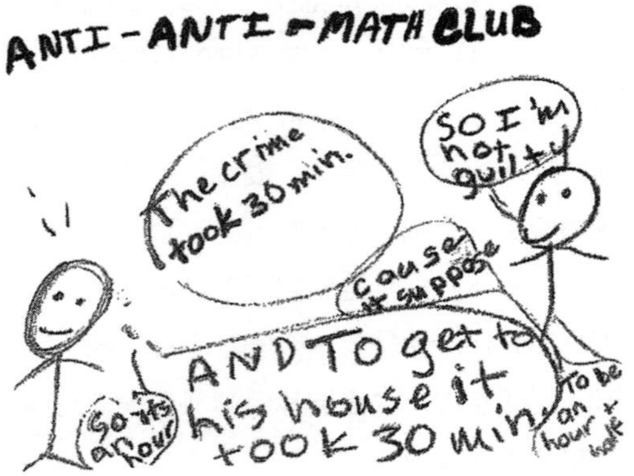

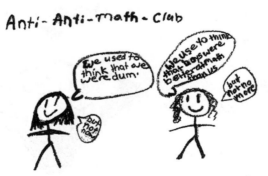

图 1.3　反 - 反 - 数学协会：律师也要学好数学

另一张画中，站着两个女孩，其中一个说："我们过去常常以为自己很笨，但现在不会了！"另外一个说："我们以前以为男生的数学比我们强，但现在不会了！"（图1.4）她们共同完成了最后一张漫画，作为系列漫画的结束，画中有一些算术题漂浮在彩色的海洋上，她们把它命名为"数学爱好者"。

图 1.4　我们并不笨，男孩子并不比我们更擅长数学

为传播她们社团的理念，肖娜和爱丽丝决定，把她们的故事编入珍妮的校园问题手册中。她们认为这些看法也许对其他女孩有帮助。比如：

"你知道，一些女孩会有这样的想法，那是因为她们被骗了，所以才会不喜欢数学。我认为，一旦你对自己说你不喜欢数学，那么很快你就会真的不喜欢它了。所以不要像曾经的我一样被骗了哦。"（肖娜，9岁）

"不要盲目听信别人说某些学科不重要，因为他们只想让你跟他们一样学不好而已。"（爱丽丝，9岁）

在反-反-数学协会举办了两次活动后，她们就安排了数学辅导，现在她们不仅跟上了数学课进度，还提高了数学成绩。

问出新生活

叙事治疗中，孩子和家人受邀共同讲述过去的事情，并在正在形成的新故事中，预测未来的事情（Freedman & Combs，1995；Tom，1987，1988；White，1988a/1997；White & Epston，1990b），这一方法得利于治疗师们对孩子及其家人的现在与未来的好奇与兴趣。叙事会谈倾向于采用问答方式而非治疗师的陈述、解释和建议。卡尔·汤姆认为提问具有"反射性"，因为它能促进实现目的；能激发治疗师的创造力，为孩子与家人带来思考与选择。汤姆在书（1998：2）中写道：

通常，陈述法仅是摆出问题、立场或是看法，而提问法则引出问题、立场或是看法。后者倾向于引出答案，而前者倾向于提供答案。

叙事疗法采用提问法，询问孩子及其家人的意图或是行为，是为了真实地反映出：孩子和家人如何开启一个新的征程或是到达喜爱的目的地。弗雷德曼与库姆斯在书（1996：113）中写道：

作为叙事治疗师，我们现在运用与以前不同的方法去思考、设置和利用提问。其中这最大的不同就在于，我们现在在提问的目的是为了创造经历，而不是收集信息。这些提问若是创造出了家庭喜爱的生活经历，则其本身可称得上具备治疗性。

提问亦可为孩子提供重要的语言资源，让他有更多的方式谈论某件事情。因此，治疗师与孩子及其家人，针对以问题为主导的叙事方法，可以共同发展出另一种不同的叙事作为替代。毕竟，问题主导的叙事对他们的生活会产生不利影响。不过需要注意的是，如果提问中，没有有意识提及与孩子的合作关系，孩子在发展对问题关系的替代叙述时，就会缺乏体系。

虽然提问更多要求的是具有活跃的好奇心，而不是专业知识，但是治疗师在与孩子谈话时，总会不自觉地把谈话引领到某些方向上。在治疗过程中，作为大人的我们，于孩子而言，已经拥有了很大的权威，更何况我们还有治疗师的身份，这让我们能够轻易地操控和主导谈话。因此，我们需要做的是贴近孩子的体验，尽可能在提问中使用他提到的细节。只有这样，才不会错过孩子独特的作用和我们之间的协同作用。

提问与观点可被置于从思考到指示的连续体之上（Tom，1988）。我们通常的方针是，根据问题对孩子的压制程度来发挥能动性。换句话说，如果孩子面对问题感到无力、束手无策时，我们就要在提问中发挥积极作用，甚至是主导作用，只有这样，替代故事才可能产生。我们要投入想象和精力，利用独特的语言去表达观点和提问，在提问中，去开辟一个可以想象更多可能性的空间。

本和小狗的谈话

本的家人，对他频繁而无法控制的呕吐问题极度担心。他患有胃部病毒感染，最明显的症状就是严重的恶心和呕吐。大家都以为感染被治好之后症状也会随之消失。不幸的是，本并没有像大家所认为的一样康复起来，甚至后来恶心和呕吐情况又加重，不得不住进医院，依靠静脉注射维持营养。

大卫第一次见到本的时候，他已经6个多月不能进食了。尽管本身体十分虚弱，但为了见到大卫，他和母亲泰莎，还有长期的伙伴——静脉滴液，还是来到了大卫的办公室。本脸色苍白，一副病恹恹的样子，加上注意力不集中，很难持续地谈话。泰莎告诉大卫，她与医疗顾问的关系已经恶化到了历史最低点。这个家庭对医院深感失望，而医院对本的病情也感到挫败。

大卫打算首先与他们的医疗顾问联系，以证实泰莎对本治疗情况的看法。由于本仍然在儿童医院住院，所以大卫决定，他最好的选择就是看看能不能帮助每一个照顾本的人。下面是大卫的信：

亲爱的本的父母和医疗顾问：

此信的目的是与你们分享我的想法。本现在遭遇的情况不仅对他自己是一个极其困难的问题，对关心爱护本的你们也不例外。目前，我的理解是——如果是对的——本的呕吐的症状是后遗症，它有自己的寿命。根据目前理解，本是一个"病人"，大家也都希望医疗介入可以解决问题。事实上，除了呕吐的后遗症，也许医院确实起了作用的。

身为"病人"，他得把自己的生命/身体交给医院。身为父母，在本住院时会签署医疗同意书。从某种意义上来说，"病人"的工作就是休息和任由医生"操作"。但是，怎样才能让孩子理解，对于问题的解决，他自己也要承担一部分责任呢？如果我们目前的理解是正确的 ，帮助下，只有依靠他自己摆脱对腹部感觉的想象。对他来说，这些 呕吐的开始，所以他会自然而然地预先作好准备。从 另寻他法并非明智之举。

我想问大家一个问题：我们要怎样帮助这个 心脆弱的小可怜去重新面对并战胜困难呢？从本的角度来说，该问题不是医生的就是父母的，这一想法是合乎情理的，在某种程度上是正确的。但如果我们目前的理解是正确的，不论医生或是父母做什么，问题的关键还是在于他腹部的感觉和他的想象。

我相信，对于慈爱的父母，没有什么比眼睁睁看着自己的孩子如此受罪却无能为力更痛苦。我也相信，对于救死扶伤的医生，没有什么比面对年幼的病人遭受病痛折磨却无计可施更沮丧。这种时候，痛苦的父母与苦恼的医生之间会产生不信任与矛盾，相互指责，影响各自责任的履行。以前我见过许多这种情况，化解矛盾的关键是需要双方沉着应对。父母要理解医生的沮丧，医生也要理解父母的痛苦。

怎样才能使你们互相理解尊重、共同协作呢？

怎样才能帮助本意识到这是自己的问题呢？父母、医护人员要怎样才能帮助本摆脱呕吐的后遗症呢？

我建议大家互相理解，共同协作，发挥大家的创造力。而创造力是不会产生于冲突之中的。本的病情比较特殊，所以大家都应该包容别人的困惑。

希望我的努力可以引起你们对创造力及其他可能有用的办法的注意。

致以最诚挚的祝福。

大卫·艾普斯顿

几个月后，大卫再次接到了医院和本的家庭的电话。虽然双方听从意见共同协作，但本的病情却没有好转，仍然呕吐不止，吸口气都能摧毁那瘦弱的身体。本已经处在了死亡的边缘。医院建议做不可逆手术——胃分流手术。泰莎一直在医院陪伴本，本的手术方案让她感到进退两难，她已经连续3个晚上睡不着觉了。谁都不愿做出这样的选择，但似乎也没有其他办法了。在离手术只有11个小时的时候，他们一家决定再次求助大卫。

大卫在医院见到了本一家，这个时候离圣诞节还有8天。一星期以前，本的妈妈、爸爸和8岁的哥哥乔纳森给了他一个惊喜——一只可爱的小狗，蕾妮。就是在病房里，本第一次见到了蕾妮，他从来没想到会在医院见到小狗。这只欢腾活泼的小狗任谁见了都很开心。沉浸在悲伤和担心之中的泰莎，找到了一丝希望。小狗对本似乎很有效，他已经暂时忘记了呕吐。大卫意识到这个意料之外的变化意义重大。这只小狗，可能正好可以帮助本重拾快乐，远离呕吐问题。

同泰莎谈过之后，大卫决定立刻推着坐在轮椅上的本去附近的公园，让他和蕾妮玩。他们一起聊天，一起游戏，玩得很开心。第二天，大卫又陪着本到公园和蕾妮玩。本的情况渐渐好转，已经能够摆脱轮椅，追赶水池边摇摇晃晃的鹅了。随后，本同意给大卫讲讲他的病情是怎么好起来的。大卫进行了录音，以便让医院了解本好转的秘密。不过，大卫强调，本有权利决定愿不愿意分享这一秘密。

下面的谈话概括了前两次会谈的内容和本康复的故事。大卫从小狗的惊喜开始问起，然后请本回顾了事情的经过。"你可以告诉我，妈妈、爸爸和乔纳森怎样给了你那样一个你从未想到的惊喜的吗？发生了什么呢？"

"他们带着一个篮子和一只小狗进了病房，对我说'圣诞节快乐、新年快乐'。"本回答道。

"你好奇篮子里装了什么吗？或是你很快就看见了篮子里装的东西。"

"我并没有看见里面装了什么，但是他们很快就告诉我了。"

"那你什么时候开始意识到那是一个有生命的圣诞礼物呢？不是玩具，而是一只真正的小狗。"

"当我第一次看到它的时候。"

"那你觉得它立刻就喜欢上你了吗？"

"嗯，是的。"

"那你也是马上就喜欢上它了吗？"

"是的。"

"为什么呢？"大卫想知道，"你为什么喜欢它呢？"本思考了一下，但是还没有想出答案。大卫并不着急，因为他知道当他们聊到开心处时，答案自会出现。所以他继续问："你给小狗取了什么名字啊？"

"蕾妮。"

"蕾妮啊，为什么叫它这个名字呢？"

"我觉得这个名字很好听。"

"是因为它很可爱，所以你给它取了个好听的名字吗？"

"对呀。"

大卫觉得这对本来说是个重要的评价。可爱的狗就取很好听的名字，这意味着他擅长对狗的评价。大卫决定证实这一想法："如果它是一只糟糕的狗，你会取什么名字呢？会叫'不高兴'或'坏脾气'吗？"

"有可能，"本回答。

"所以你给它取个好听的名字是因为它很可爱。"大卫继续问，"蕾妮最可爱的地方是什么呢？你最喜欢它什么呢？"本的回答十分关键，因为它能说明本认为蕾妮可爱的原因。

"它很有趣，"本说。"有趣，"大卫重复道，"你觉得蕾妮给你的生活带来了乐趣吗？"

"是的。"

"它有没有让你的圣诞节重新变得快乐？"

"是的。"

大卫不断寻找机会把主人公和问题做比较，他继续问道，"你觉得呕吐问题带走了你的快乐吗？"

"是啊，"本悲伤地说。

这似乎已经触碰到了呕吐问题带来的痛苦。大卫想让本对比蕾妮和呕吐对他生活的影响。他问本在经历呕吐问题之前的生活是什么样的，"因为，被呕吐带走快乐前的你，我并不认识，能告诉我以前的你是什么样的人吗？"

"很不错的男孩，"本毫不迟疑地回答。

大卫决定，比较一下本对自己的看法和他的好朋友对他的看法，不过好朋友的看法是来自于本的猜测。所以，大卫问，谁是他最好的朋友。大卫喜欢让孩子通过自己的眼睛和别人的眼睛来看自己。有时，他会鼓励他们积极的想法，比如本的例子；有时，为他们提供一个更有利的主意；有时，以一个智慧或是慈爱的大人身份与他们相处，为他们提供指导。

大卫问本："如果我去问你最好的朋友丹尼尔，'丹尼尔，本没有被呕吐问题困扰之前是个什么样的男孩？'他会怎样回答呢？"本不假思索地回答道："一个幽默的男孩。"

"幽默的男孩，"大卫重复道，"他会说你能讲笑话逗他笑吗？你能逗乐丹尼尔吗？"

"有时候会，"本答道。

大卫让本举一个笑话的例子，本照做了。实际上，本讲的笑话是来自于医院广播站的棒棒糖电台。

接着，大卫回归蕾妮的话题和先前本告诉他的秘密。"你是悄悄告诉我的……对吗？"大卫向本确认道。"这是个秘密，到现在为止，我还没告诉过其他人，"本面带狡黠地点头回应。他们约定，会考虑把这个秘密与别人分享。所以，大卫这时说了这个秘密："蕾妮一直跟你聊天！"

"是的，"本答道。

大卫继续问，"蕾妮教你怎样快乐起来，不知为什么，你越快乐，病情就越轻？"

"是的，"本说，"男孩与小狗的聊天。"

"有你没有告诉任何人的特别秘密吗？只有你和蕾妮知道。"大卫问。

"是的，"本答道。

"你认为每个男孩都应该有只小狗吗？或是只有生病的男孩才应该有？"大卫问。本想了想说："每个男孩都应该有只小狗。"

"你知道你和蕾妮都会不断长大，你会变成一个男人，它会变成一只成年犬。那时你们还会是亲密的朋友吗？"

"是的。"

"如果蕾妮遇到了麻烦，比如悲伤、发脾气，或是生气的时候，你会与它进行男孩与小狗间的聊天吗？"

"会的。"

"你会帮助她吗？"大卫问。

"会的。"

"嗯，多么幸运的小狗。那你是幸运的男孩子吗？"

"当然，"本说。

"你觉得妈妈、爸爸和哥哥想出这样的办法，他们是不是很棒？"

"是很棒。"

"你觉得他们知道你和蕾妮聊天的事情吗？"

"他们不知道。"

"这只是你和蕾妮的事，对吗？"

"是的。"

"另外，蕾妮多大了？"大卫想了解。

"7个星期，"本说。

"它需要学习很多东西，对吗？"大卫说，"因为它现在已经知道这么多了，所以你觉得它越长大学得越多，对吗？"大卫问。

"是的，"本答道。

大卫知道本生病期间遭受过噩梦的折磨，所以想看看自己和蕾妮能否帮上忙。"本，你知道如果快乐重新回到了你的生活中，呕吐也从你的生活中消失了，这意味着你会做好梦吗？"令大卫高兴的是，确实如此。"现在你做的梦是不是比以前快乐？"他继续问，"你的梦中是不是只有蕾妮，没有呕吐了呢？现在你都会做些什么梦呢？"

"美梦。"本说。

"梦见呕吐是不是很可怕？"大卫问道，心中其实已经有了答案。本的回答确实是"很可怕"。

大卫又问："你什么时候开始做好梦的？"

"几天之前。"

"你觉得今晚你会做什么梦呢？"

"好梦。"

"做好梦是不是一件开心的事？"

"是啊。"

大卫转而问本对将来的看法："本，将来会不会有那么一天，你年龄大些了，然后，这个问题被你抛在了身后，成为了历史？"

"当然。"

然后大卫试探性地问本，他是否愿意与其他有需要的孩子分享他抗争呕吐的专业经验。这不仅可以帮助其他孩子，在分享的过程中，他也会有很多收获。"有机会的话，你愿意帮助有类似问题的其他孩子吗？"

"也许会，"本若有所思地答道。

"也许，"大卫重复道，他认为本可能不知道这具体指什么。所以，他说，"比如6个月后，我可能会给你打电话说，'本，我遇到一个6岁左右的小男孩，同样深受呕吐的折磨，你愿意帮助他吗？'"

"愿意。"本毫不含糊地回答。

"你会给他提什么建议？"大卫好奇地问。他猜测，本会毫无保留地分享自己的经验。

"这将是一场持久战。"本开始说道。

"这将是一场持久战。"大卫一边重复一边记录。

"只要掌握了窍门，你就会变得强大起来。"本总结说。

"你用了多长时间才掌握窍门的呢？"大卫问。

"如果做得好，只需要3个星期，"本说，"有的人几天就可以不呕吐了，但是我用了这么长的时间，是因为做得不是很好。"

"那你什么时候会做得不好呢？"大卫很想知道。

"只是有时候。"

"有时好……有时不好吗？"

"对呀！"

"什么东西能帮助一个男孩做得更好呢？"

"嗯——小狗。"

"小狗会有帮助，还有其他的吗？"大卫问，他总是喜欢收集很多有帮助的想法。

"小猫。"本说。

"小猫会有用吗？是爱起了作用吗？你觉得呢？"

"是的。"

"那快乐呢？"大卫提醒他，这可是蕾妮身上最明显的特性。

"这也是。"本表示同意。

大卫让本询问自己对斗争的感受："开始斗争时，是不是为自己感到骄傲？"然后他把本的想法与蕾妮的敌人——问题的想法相比较："问题怎样看待本的？它会认为，它不能那么轻易地控制你了吗？你觉得，它开始意识到自己面对的是一个相当强大的男孩吗？"

"是的，"本回答，回忆起自己刚生病时，问题认为它能完全控制自己。

大卫又问："你知道疾病是什么时候找上你，凶狠地打击你的吗？你觉得它认为你是弱者吗？"

"是这样的。"本说。

疾病对本的看法令本感到十分受挫，所以他要反击，根据疾病对本的不同看法，大卫问道："你觉得它现在是怎么看你的？会认为你还挺强大的吗？"

"会！"

大卫意识到本新生的信心和勇气，所以把问题进一步推进。"你觉得它现在对你有些害怕吗？"

"是的。"

"你觉得这样好吗？"

"嗯。"

"你对它生气吗？"

"生气。"

"为什么？你为什么生气呢？"

"因为我讨厌它。"

"我不会责备你的。我也讨厌它，你知道吗？"

"哦。"

"我喜欢你，但是我不喜欢它，你介意吗？"

"不介意。"

"那我只喜欢你，却一点也不喜欢你的问题呢？"

"也不介意。"

大卫确信，本和问题现在确实就像处于一个高大的栅栏两侧，相互对立。看到本反抗问题，他很高兴。但是他更想看到，本是怎样应对问题的卷土重来——这是非常有可能的。

"如果疾病在你们的斗争中占了上风，你能接受吗？"

"不能。"本回复道，"不能给它一丁点机会。"

为了避免问题突然地卷土重来会让本措手不及，大卫希望提前让本作好应对策略。"本，问题可能不会完全被战胜！如果它又回来了，你是选择伤心难过还是更加努力？"

"更加努力。"本坚决地说。现在大卫放心了，当本今后遇到其他挫折时，他不会选择悲伤和沮丧。

结束会谈之前，大卫进行了简短的回顾："这个问题没有闯入你的生活之前，你是一个坚强的男孩，对吗？"本说，他不仅拿回了以前的力量，还收获了新的快乐。

"问题拿走了你的力量，你现在又拿回来了吗？"大卫再次检查，以确认本理解了。

"是的。"

"变回强大的自己，你开心吗？"

"是的。"

"开心是件美好的事，是吗？"

"是的。"

大卫把本当作顾问，继续问道："如果我碰到一个和你患同样疾病的男孩，他感觉特别糟糕，我对他说，'3个星期或是3个月之后——你会好起来的——只要你振作起来与它斗争。'但是男孩说，'没什么希望，没什么用的，我战胜不了它的，它太强大了！'你会说什么鼓励他。"

本的确提出了相当有用的建议："虽然很难，但如果你不想死，你就必须斗争。我就正在与它斗争。我不想死。"

"你是为生命而斗争吗？"大卫迫切地问，他已经感觉到了本有些激动的语气。

"是的。"本毅然回应道。

"好样的。开始斗争之后，你变快乐了吗？康复情况也变好了吗？"

"是的。"

"回到正常的生活开心吗？"

"开心。"本有力地回答说。

大卫记起昨天和泰莎、本一起去公园的事情："本，你记得昨天去公园的时候，你在里面跑来跑去追赶鹅的事情吗？距离上一次你能够跑来跑去，如此开心地玩耍，有多长时间了？"

"记不得了。"

"相当长时间了吧？上次你跑来跑去的，是什么时候呢？"

"也不记得了。"

"可以自由地跑跑跳跳是一件美妙的事吗？"

"当然。"

"记得前天去公园的时候，我以为你可以开心地玩了，结果却不得不待在轮椅上。昨天发生了什么呢？你把轮椅扔在身后，四处跑着玩。"

"是的。"本说。为了比较本在公园玩耍和束缚在轮椅上的感受，大卫问道："只能待在轮椅上不能自由活动，带走了你的快乐，是吗？"

"是的。"

"它还要夺走你的生命，它真是太可恶了。"

大卫很高兴去提醒本他所期望的将来——是一个没有呕吐问题的将来。"你觉得丹尼尔看到你返回学校会很开心吗？"

"是的，会的。"

"他会过来跟你玩吗？"

"他会的。"

"昨天他给你写的信不错吧？"

"是的。"

"读信的时候你心里什么感觉？"

"感觉很好。"

"感觉很好……他告诉你要活下去吗？"

"是的。"

"他希望你回来和他做朋友吗？"

"是的。"

"你觉得丹尼尔为你的斗争感到骄傲吗？"

"那是当然的。"本十分确信地说。

"要是问题变得很难对付，你会怎么办？"大卫很想知道本对此会如何应对。本回答说，问题越困难，他就会越努力。大卫建议让别人来协助他或是代替他作战，他拒绝了。他说，必须依靠自己。大卫说，他是否忘了，有个人与他共同作战。本承认他确实没想起来蕾妮，不过，他承诺说："我永远不会忘记蕾妮的。""我知道蕾妮一直在你身边陪着你。你觉得大人会相信一只小狗会给一个男孩带来这么大的帮助吗？"

"有些大人不相信。"

"你觉得你不应该把秘密告诉那些人，只告诉值得信任的人吗？"

"对。"

"医院里有你信任的人吗？还是你觉得应该对那里的所有人保守这个秘密？"

"所有护士都值得信任，"本说。"还有韦伯斯特医生。"他补充道。

会谈结束了，录音带记录了他们之间的谈话。大卫问本会用录音带做些什么。"你会把录音带拿回家，周末的时候放一放吗？"大卫问，"晚上睡觉之前听一听挺好的，有助于你做好梦，睡得更香，做好梦是一件美妙的事情，对吗？"

"嗯嗯。"

"我确信那些不好的事情破坏了你的好梦。你觉得今晚会做好梦吗？"

"会的。"

"你希望今晚做什么梦呢？你有没有什么想法呢？有什么特别的吗？比如，你想看影碟，你就会去商店挑选想看的回来。今晚你想做什么样的梦呢？会不会想做本同疾病斗争的梦呢？"

"不想。"

"不想？你不想做本打败疾病的梦？本重获快乐的梦？"大卫就像在一条没有鱼儿的小溪钓鱼一样。本任何梦都不想做。"你不想做任何梦，就想睡个安稳觉，对吗？"大卫问。

"是啊，"本回答道。

"这样啊。那希望你想做梦的时候做个'好梦'，想睡觉的时候睡个'好觉'。"

这次见面后不久，本就出院了，后来只住过一次院。三个月后，泰莎写道：

我对本现在的情况非常开心。他现在一天可以吃5顿饭，达到了我们的目标次数，并且一个星期有2次可以不用鼻饲管！一星期也能够去学校3次，还会做所有小男孩都喜欢的小坏事。

自从本回到家，他就是我们全家聒噪的幸福，虽然我们都不知道最后的结果！我觉得最大的困难就是本的吃饭问题，现在，大家必须监督他吃饭，不然他总是忘记。呕吐偶尔还是会发生，常常是咳嗽引起的。不过，现在一家人能开心地在一起，我们感到很幸福，这也给我们的生活带来了许多好处，尤其是本的变化。他现在比以前喜欢表达自己的感情，表达起来也比以前容易。而且他丝毫不减的幽默感令人感到惊讶！但愿好消息不断。谢谢您与我们保持联系。另外，如果我们的经历对别人有帮助，需要我们时，请您一定联系我们。我就写到这儿了，最后的内容留给本来完成。

本在信的最后部分写了"你好，大卫"，并画了一幅蕾妮待在家里的画（图1.5）。

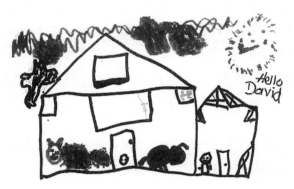

图 1.5　本的画

快一年过去了，大卫突然收到了本的来信：

致大卫：

我全好了！现在加入了合唱团，正在学唱圣诞歌。我在学校跟小朋友吵架了，他们说我玩瓶盖游戏的时候作弊了。后来我走开了，因为我根本没作弊。另外，我正在存钱，为12月份的露营、圣诞礼物、学习用书、鞋子和坏了的水槽存的。

爱你的本

注：要过一个棒棒的圣诞节哦！

大卫回信写道：

亲爱的本：

知道你全好了这个消息，对我来说是个莫大的圣诞惊喜！来得太是时候了。我还记得你和蕾妮之间——男孩与小狗的谈话已经快一年了，那次谈话对你的帮助特别大。你现在已经全好了，还是那么喜欢蕾妮吗？蕾妮在你需要的时候，来到你的生活中，你对它是否常怀感激之心呢？它是否已经长大，成为一只特别的狗？你是否也已经长大，成为一个特别的男孩？如果是，你觉得这是否与你过去努力让自己变得更好有关？你没有作弊我很高兴。我一直觉得你是个诚实的好孩子。你很期待你的圣诞露营吗？你为什么要为坏了的水槽存钱呢？是你弄坏的吗？

谢谢你的圣诞祝福，我会过一个很棒的圣诞节的。如果你有空了，请给我回信哦，我还等着你的答案呢。你要是不介意的话，替我向你的妈妈、爸爸和哥哥问好，也替我多给蕾妮喂点吃的。

祝你的1994年没有疾病，过得快乐！

大卫

一年过后，本给大卫寄了一张卡片，上面画着一个年轻的男孩，肌肉发达，穿着芝加哥白袜队的外套（图1.6），并写着下面的内容：

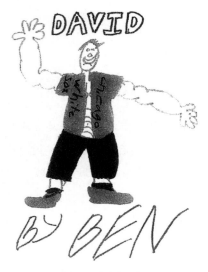

图 1.6　本的自画像

本好吗？本好极了！哦，有多好？他又踢足球又跳舞，曼波舞、恰恰舞、摇滚舞和摇摆舞，他都会！

进行此书的写作时，我们联系了他们，泰莎和本提供了一张本和蕾妮的合照（图1.7）。

总　结

问题总会造成极为严肃的气氛，在这种气氛之下，微弱的希望和机会难以生存。无论情况看起来多么可怕和严重，就像本的例子一样，孩子喜欢在一个有趣的氛围中表达自己和探索改变。一个治疗师若是能全心全意地投入有趣的关系中，即使要对抗的问题是死亡，也仍然坚持共建治愈故事的观点，他的勇气必将有所回报。如果一个治疗师相信，孩子与大人相互协作，共同发挥想象，是可以激发出创造力的，那么他们的相遇，将充满新意、兴奋和惊喜。

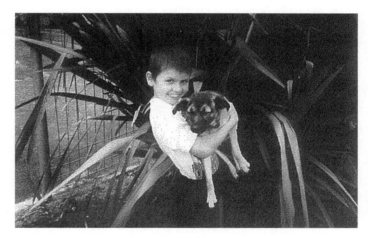

图 1.7　本和蕾妮

2
撇开问题，
认识孩子

花一分钟来想象一下你是一个孩子，你要去见一个陌生人，父母对你说他将帮助解决"你的问题"。简短介绍过后，大家坐了下来，你的父母便开始谈论他们是多么地担心你。他们说，"我们就是不知道她到底怎么了"。接着，他们继续讲述你的不良行为。作为回应，治疗师会问："这种情况持续多长时间了？"如果你就是这个孩子，被父母以这样的方式介绍给一个陌生人时，你会怎么想呢？在父母与陌生人谈话的时候，你希望父母怎样去介绍和描述你呢？又希望陌生人作出什么样的回应呢？

孩子从进门的时候就开始构造对治疗的印象。父母或是其他大人向治疗师介绍她的时候，她通常都决定不了自己将会被如何描述，更不用说反驳或是抗议的机会了。只能任由大人摆布，任由他们以自己的想法来解释她的动机和感受。然后，她会发现自己的推定病症或是问题行为被暴露在一个陌生人面前。在家庭治疗的过程中，大人们向治疗师讲述孩子的问题时，常常表现出担忧或是抱怨，但这无意之中却令孩子感到难堪。

孩子常常希望父母或是兄弟姐妹看到的是自己的正面形象，尤其是在被介绍给陌生人时，她希望陌生人看到自己的正面形象，治疗师也不例外。作为治疗师，治疗过程中对于孩子的介绍，我们要怎样做才能不让所谓的问题来定义孩子的品性，决定谈话的议题和基调？其中一点就是要撇开问题来认识孩子。以孩子的兴趣、能力、知识以及性格作为话题的开始，才有利于机会的出现或产生。

遇见问题之外的孩子

叙事治疗中，可能会出现这种情况，在治疗师还未对孩子进行更多了解之前，就和来访家庭开始进行外化对话。这也许会减轻孩子及其家人的内疚。不过，如果问题的根源在于孩子的品性或是与其品性关联很大，那么即使谈话讨论的是问题而不是她本人，也会令她感到难堪。遇到这种情况时，抛开问题，邀请家庭描述孩子的其他方面，以此作为谈话的开始会是明智的选择。因为这个方法非常不符合常规，所以我们首先要取得父母的同意。

例如，在珍妮与帕特里克一家的第一次会谈中，他表情悲伤、目光呆滞，而他的家人都在忙着讨论他在学校和家里的不良行为所造成的各种负面影响。珍妮打断道："我很尊重你对这个问题的关心，但是我想花一点时间来了解问题之外的帕特里克，可以吗？"他们非常愿意讲述帕特里克的兴趣和才能。第二次见面时，珍妮问帕特里克上一次的见面他都记住了什么。他回忆道："他们说我很聪明，很会画画。"后来，他借助一个玩偶讲述了自己的故事，——他是个不爱说话的人。不用说，事情的改变是需要时间的。不过，对帕特里克来说，感受到被尊重以及学习自我尊重的基础已经奠定。

重视孩子独特的才能和想法，局面的扭转才会充满希望。这种方法使得孩子与大人之间的坚冰有打破的可能，而且，即使没有激发孩子的热情，也可以引起其注意。从中也可能不断发现有价值的信息，从而促进我们与孩子的沟通，发掘孩子解决问题的能力。这些发现可为替代故事的产生奠定基础，替代故事则建立在孩子及其家人的能力之上，它的吸引力足以与问题故事相抗衡。

当问题的乌云笼罩了孩子

如果孩子的家人把她的品性与问题或是病症混为一谈，那么要想发现她的其他特质就很困难。我们始终认为，只有拨开问题的乌云，才能发现问题之外的孩子是什么样的。当然也不能忽视孩子家人的担忧和抱怨，同样地应该重视它们，这样才会避免盲目乐观、轻视问题的严重性。此时，最合适的方法就是进行外化对话，既没有忽视问题，亦能使其与孩子的品性分离。

开始进行外化对话时，要先寻求孩子及其家人的同意，可以利用这些提问作为开场白，"我听得出来你们对脾气的问题非常担心，我们肯定会继续想办法解决它的。我想能不能给我一点时间来了解问题之外的凯特……也就是她不发脾气的时候？""为了充分了解作为个体以及处于关系之中的你们，我想用点时间了解一下问题之外的你们，以便了解作为个体和家庭一员的你们？"或者问父母："你觉得凯特是喜欢我先了解问题之外的她，还是被问题控制的她？"

要是问题已经在讨论中，并且正在开始主导谈话，可以这样提问："我想咱们换种方式谈论凯特的问题，把问题从凯特身上分离出来，减少给予她的压力和指责，大家同意吗？""咱们大家都暂且放下问题，像度假一样，为谈话增加点新鲜空气，怎么样？""要是咱们把问题装进盒子，暂且不去想它，关于凯特，你们想说些什么呢？"

若是问题严重得就像乌云笼罩着孩子一样，以下提问也许会有所帮助："问题是不是就像日食一样，一点一点地让你们的生活变得暗淡？是不是长时间对问题的担心，让你们忘记了对她的喜爱和欣赏？甚至你们已经忘了她积极的一面？问题是不是夺走了你们作为父母的自尊心？"

发现才能

等到家庭同意采用外化问题的方法之后，治疗师可以提出以下开放性的问题："你希望我首先了解你的哪些事情？""你最喜欢做的事情是什么或者你对什么最感兴趣？""你觉得我会对你的哪些事情感到惊讶？"

针对其他家庭成员的问题："能告诉我一些罗克珊身上你们欣赏的能力和她的兴趣吗？""罗克珊的独特之处是什么？""除了罗克珊的问题，你们还希望我知道她的哪些情况？""当问题解决之后，你们打算怎样与罗克珊相处？""你们对她的希望和期待是什么？""如果我和罗克珊遭遇海难，流落到一个荒岛上，她有什么地方值得我敬佩？随着时间的推移，她有没有让我依靠的地方？"

专门针对父母的问题："作为她的父亲/母亲，你曾经为她感到骄傲的是什么？""如果我是你女儿房间墙上的一只飞虫，能够接触到她的日常生活，对于那些只有与她共同生活的人才了解的事情，哪些是值得我赞赏的？""女儿的哪些方面会让你觉得你是个伟大的父亲/母亲？""你的女儿可能拥有哪些解决问题的能力？"

若是针对家庭关系，则可以问："抛开问题，你可以告诉我你们的父子关系是什么样吗？""在家中，你对其他人的爱的本质是什么呢？"

抛开问题去认识孩子，是一个有趣而令人激动的改变的开始。对她的兴趣和能力进行了解，让我们可以分辨哪些是可以用来对抗问题的。然后，治疗师在谈话中，借助语言作为桥梁，引导她以自己富有想象力的方式解决问题。

孩子被发掘出来的种种才能令人既惊讶又欣喜，比如变戏法、画漫画、发明科学实验或是写关于青蛙与蛤蟆的书。孩子对武术、体育或是舞蹈的兴趣，为问题的解决提供了很好的比喻材料。比如，精神空手道可以用来对抗某个外化的问题。一个孩子可能展现出活跃的视觉想象以及一个充满幻想的生活。有时，还会展现出一些不同寻常的能力或是才能，比如，不可思议的感知能力或是与假想的朋友的关系。（第10章我们会重点谈"怪异"能力。）

利昂的游戏

在迪恩与利昂一家的第一次会谈中，利昂看起来很尴尬，因为他的家人一直在讨论他"自控能力差"，"是班上最不专心的学生"，"随时随地都在惹麻烦"。尽管他们已经把这些"好动"问题外化为"扭先生"。当他们讲述着"扭先生"造成的影响时，其中也包括在班上当着许多朋友的面被带到副校长办公室的尴尬经历，利昂就在沙发后面扭来扭去，或是用抱枕敲自己的脑袋。学校正在考虑把他转到另一个没有他认识的人的班级。大家都认为利昂只要"与朋友一起调皮捣蛋"时，就会忘了课堂上应该做的事情。[1] 迪恩想在大家认定利昂的行为应该加以修正以符合学校期望之前探索有无可能让利昂自己及其家人、学校增加对其精力旺盛的接受度。随后，迪恩认为突破点就在"扭先生"身上。所以，他让利昂拟一个关于"扭先生"的行为的清单，清单上面是利昂不能接受的那些对他的学校生活和友谊造成影响的行为。

接下来，迪恩暂时搁置他们对问题的担心，把焦点放在利昂的兴趣上。利昂自豪地说到他射箭和钓鱼的能力，尤其是作为发明家的特殊能力。父母也说，他

1.利昂的"好动"通常会被诊断为"注意力缺陷多动障碍"。更多信息参见尼兰德（Nylund）与科尔西歌利亚（Corsiglia）的文章：《从缺陷到特殊能力：针对被贴上多动症标签的儿童所采用的叙事疗法》（1996）。

经常在房间或者后院发明新的游戏和进行科学实验。他们还提到在发明过程中利昂展现出来的活跃的想象力和坚定的决心。谈论这些话题时，利昂竟然没那么多动了，而且还时不时转过头来更正或是补充父母的描述。迪恩这才看清了他的正脸。在这之后，对他的问题的讨论，利昂似乎不再那么尴尬了。迪恩大声问道："扭先生"是不是想让利昂失去班上的朋友和自尊？利昂是愿意把注意力首先集中到课堂上，而把"扭先生"留在教室外面的操场上，先与朋友一起愉快地上课，还是愿意被带到办公室？他要怎么去智胜"扭先生"，才能不让"扭先生"让他陷入尴尬的处境？

"你有没有利用过自己发明游戏的才能，让'扭先生'待在自己的地方？"迪恩问。跟其他拥有特殊才能的孩子一样，利昂也欣然接受了施展才能的机会。有时正是这样的引导才创造出一条意想不到的妙计。下一次会谈时，大家都很惊讶，因为利昂宣布他自己已经发明了一个对付"扭先生"的办法。

迪恩请求利昂与他分享他的发明。利昂发明了一个游戏，游戏并没有要赶走"扭先生"，而是在游戏中把它作为自己的竞争对手。他画了一张画，画上他自己坐在教室里，还有一堆同心圆，同心圆的边界就是教室与外面操场的界限。游戏规则是这样的：如果"扭先生"在教室抓住我，"扭先生"得10分，利昂得0分；如果利昂在教室抵挡住了"扭先生"（不断练习平静自我的技巧——这是他与迪恩一起想出的办法），那么他就开始得分，直到把多动症赶回老家——坚持到下课后去操场玩，就能得到最高分10分。听到利昂如此智慧的发明，他的妈妈笑得合不拢嘴。她现在总算明白他的老师说的话了，就在前一天下课的时候，利昂冲出教室，从她身边飞跑过去，直奔操场。"他一定在为那10分而努力呢！"

神奇男孩

大卫（咨询师）从9岁男孩格里高利的妈妈玛姬那里听说了关于他特别能力的事。这些能力与学校对他的描述并不相符。学校称，格里高利有抑郁倾向，需要留级一年。在众多的能力中，他的想象力不仅意外地改变了他自己的生活，还改变了他在学校的名声。

他的妈妈玛姬说，离婚之后，她带着格里高利和他8岁的妹妹搬去了另一个城市。不久，格里高利的新学校就邀请玛姬去开家长会。会上，校方称格里高利有"抑郁"倾向，并表达了他们的担忧。学校之所以得出这个结论，似乎是因为格里高利对功课不感兴趣。而玛姬则告诉学校，她最近刚刚离婚。[2]

第一次会谈中，大卫询问了关于格里高利能力的事情。玛姬告诉他说，格里高利对"提问，思考，解决问题非常感兴趣，而且对某些事情很擅长，尤其在想象力方面"。大卫认为，玛姬的描述似乎与校方的观点并不一致。

大卫问格里高利，他是不是更喜欢"玩而不是学习"。他表示完全同意，他说："我喜欢坐下来，然后进行思考。"大卫继续问道，"这是不是意味着，你更喜欢思考如何完成任务而不是任务本身？"他咧嘴笑了，表示赞成。"你的大脑对什么样的任务感兴趣呢？"大卫问。"想象，"格里高利干脆地答道。"你怎么想象的？"大卫问。格里高利回答："我观察人们，看他们的眼睛。看电视的时候，我总能知道他们接下来要说的话。"

格里高利对自己想象的兴奋显而易见。这让大卫更好奇他到底是如何做到的："当你想象的时候，你的眼睛是闭着的吗？你睁着眼睛可以进行想象吗？"他马上把头弯下来，靠在膝盖上，说："我可以看到膝盖里面的东西。里面有很多的颜色和一条彩带。""哇，真的吗？"大卫惊叫道。"你可以告诉我你怎么做到的，然后我把它写下来吗？"

格里高利胸有成竹地继续道："一个又大又模糊的'3'，一个又大又模糊的绿色的'3'。"

"嗯，"大卫一边写，一边轻声说，"还有吗？"

"一枚导弹和一辆卡车。"

"一枚导弹和一辆卡车。你的膝盖真是厉害！"

格里高利迫不及待地打断大卫："呀，我看到了一个箱子。"

"什么箱子呢？"

"许多的箱子。"

"许多箱子。你看得到里面装的是什么东西吗？"大卫问。

"全部都是杰克跳跳箱，其中有两个是打开的。呀，一辆摩托车正从里面驶出来，箱子就像它专用的小桥。"

"摩托车是什么颜色的？红的？还是其他颜色？"

2.第一次治疗会中，大卫，玛姬和格里高利三个人已经谈论过离婚的事情。但是，我们对此不进行详述，我们的重点放在格里高利与大卫的合作上，尤其是格里高利的特殊能力。

"银色的。"

"有人在摩托车上吗？"

"没有。"

"它是无人驾驶的摩托车吗？"大卫好奇地问。

"是的。"

"它的速度是慢还是快？它的马达转得快还是慢？"

"快。"

"你认为是谁启动马达的？"

"可能有人刚刚启动，它就冲过来了。"

"你认为是箱子里的杰克吗？"大卫猜道。

"嗯……"格里高利停了一下继续说道，"我看到了一辆轿车，黄色的。"

"还有轿车？"

"我还看到了飞机——喷气式的飞机！"格里高利惊叫道。

"喷气式的飞机？"

"它刚刚爆炸了！"

"哦，天啦，它爆炸了。"

"是的。有人把它炸毁了。我看到了一个黑乎乎的东西。它的外形很小，里面还有一些东西。"

"它会吓到你吗？"大卫问。

"不会，它很友好。"

"嗯，你可以进入飞机里面吗？"

"好，我试一下，"格里高利咯咯地笑着说，"呀，我压扁了什么东西。"

"是蠕虫还是甲虫？"

"都不是，它是圆的，可能是水果。"

"水果？"

"哦，是一个足球。"

大卫受到格里高利生动描述的鼓舞，于是邀请他一起想象。他提议说："好的，现在你进入了一个梦境，而且你压扁了一个足球。"格里高利点点头。

大卫想，格里高利的想象力能不能对他在学校的问题有所帮助。于是，大卫从下一个提问开始，就用上了自己的想象："你想不想在这个梦里当个'神奇男孩'？"

"我试试看，"格里高利答道，并继续想象，"我刚刚去了公用电话亭，才从那儿出来。"

"你有没有换上'神奇男孩'的装备？"

"换上了的。我刚刚飞行的时候，头还撞到了灯柱。"

"'神奇男孩'的技能，你还需要回去加强训练啊！"大卫笑着说。

大卫邀请格里高利进入使用"神奇男孩"超能力的想象："现在'神奇男孩'在学校遇到了点麻烦，不过他是个非常聪明的男孩。"

格里高利理解了大卫的话之后，迅速进入了想象："他坐在课桌前，正在玩他的铅笔。老师对他的贪玩非常生气。他望着周围的同学，大家都在做自己的事。"

大卫问他，"神奇男孩"会怎么处理这种问题。他描述着"神奇男孩"写作课上的妙计："如果他要写一个冒险故事，他会先停下来，想象自己是故事里的人物，再开始动笔写。然后再停下来，把自己置身于故事中，再写。如此反复，直到故事完成。而这只花费'神奇男孩'一个小时不到的时间。"

下面轮到阅读问题。格里高利对大卫说"神奇男孩"会这么做："为了提高阅读能力，通读一个故事之后，就要停下来回忆整个故事内容，就像电视节目一样。要回头检查你的回忆是否正确，至少要做一章的内容。"

格里高利现在劲头十足，还把"神奇男孩"的计策运用到了家里，"你还可以在家里这么做，"他说。接着又对大卫讲述道："试着把洗餐具的任务当成是玩耍。把擦碟巾想象成为雷区里面的地雷，只不过这种地雷不会爆炸，只会让餐具变干。"

在听格里高利讲述如何运用他的特殊能力处理各种问题时，玛姬的眼睛张得很大，眨都没眨一下。然而格里高利还有更大的惊讶等着她："我为我的同龄人感到很遗憾，因为他们只能看到眼睛看到的东西。我认为我在学校什么都做不了。但是，有时候，如果没有被打扰，我就会进入想象。我会盯着某个东西看，直到眼睛不眨了，就进入了梦境。但如果有需要，我可以随时抽身出来。"他解释说。

大卫问可不可以让更多人知道这件事情，格里高利说："只有一个朋友可能会理解，其他人可能只是听听。"接着他补充道，"大人根本不会听，不过妈妈可能会。"

听到这，玛姬再一次屏住呼吸说，"我从来都不知道他会有这样的视觉想象力。"

格里高利毫不惊讶地答道，"我是悄悄进行的。"

"我也想像你一样可以随心所欲地做梦！"玛姬欣喜地说。

大卫问格里高利最后一个问题，"知道自己的特殊能力可以用在很多地方，你觉得这对你有意义吗？"他对大卫说，这让他对自己的特殊能力和学生身份有了全新的认识："现在我知道自己可以处理好学校的问题了。以前，我并不知道自己有能力处理好，或是想到那些问题就很烦。而现在这种能力就可以帮助我解决它们了！"

几个月后，玛姬联系大卫：学校也对格里高利有了全新的认识，校长打来电话说格里高利的"抑郁"消失了，学习也变好了。她还说他真是一个"想象力丰富的孩子"。

年龄变大，问题变小

有时候，我们希望能力、兴趣和品性会随着人的长大而改变。许多的孩子更是热衷于"长大"。正是这一想法为解决安德鲁的问题提供了灵感。他只有4岁，总是乱发脾气，有时还把头弄得伤痕累累。

他的家人都非常担心。面对这个方方脸、安静地坐在妈妈腿上玩卡车的小男孩，珍妮很难想象他竟然会被脾气控制。珍妮与他的父母，琼和布莱恩，一起审查了一些脾气造成的影响之后，她问安德鲁："你想成为脾气的主人，还是想让脾气成为你的主人？脾气是不是让你看起来比自己的实际年龄还要小？"安德鲁回答，他想成为脾气的主人，而且很讨厌脾气控制他，把他的生活弄得乱糟糟的。

随后珍妮向他的家人提出一个开放性的问题："我想知道，在安德鲁的成长过程中，有没有一件事情让他觉得很自豪的，而且自豪的原因是因为他想掌控那件事并且取得了很大的进步？"她把这个问题换成了一个4岁孩子能理解的语言，问安德鲁："安德鲁，你能不能想想，你做过的事情中，有没有让你觉得你长大了的，或者让你觉得成为自己生活的主人很自豪的？"

布莱恩主动讲述了安德鲁训练自己上厕所的有趣故事。在爸爸讲述的时候，安德鲁表现出控制不住的自豪感，还不时兴奋地插话。安德鲁认为训练使用马桶应该没什么压力，所以他决定是时候该学习使用马桶了。一天，他跟着布莱恩走进卫生间，然后，手一挥，把尿布扔在地板上。他大声宣布说非常讨厌尿布，要让爸爸教他上厕所。在听到这个故事的结局——他再也不用尿布的时候，安德鲁开心地笑了！

珍妮问安德鲁自己和他父母，他对抗脾气的准备情况，以及有没有一些特别的信号显示他的准备。她问安德鲁，有没有觉得自己已经足够大，可以成为一个"脾气驯服师"了。琼和布莱恩都觉得他已经准备好了，安德鲁则说，"我想成为生活的主人，像个大男孩一样。"安德鲁对成为"大男孩"的兴趣让他觉得自己能够阻止脾气，或者至少脾气出现时，他能像个主人一样去控制它。面对这样的热情和决心，一到两个星期之内，安德鲁的脾气就溜走了。

糟糕的开始源自严肃的气氛

在治疗的初期，可能会出现这样的情况，有的家庭会要求治疗师采取更严肃的办法而不是有趣的办法来解决问题。殊不知，不让治疗师施展轻松有趣的方法，其实是帮了问题的忙。如果我们把问题拟人化，将他们视为一群冷酷无情的生物，这些坏家伙主要的人生目标就是让人们遵守社会文化中一些不合理的标准——把人们奴役在黑暗的洞穴里，剥夺人们的发言权；迷惑他们，让他们忘记自己的潜能；不断压制他们的自信心、创造力和幽默感。

治疗师或是孩子的看护人都知道，不熟悉的环境有时会让孩子感到不安，或是出现其他难以预测的消极反应，这会使维持轻松有趣的氛围变得更加困难。这种情况对每一位治疗师来说并不陌生，他们努力了半天，但是儿童仍然毫无兴趣，无动于衷。甚至在治疗刚开始的前几分钟，还会出现一些突发事件。

治疗师也许已经尝试通过外化对话来抛开问题去认识孩子，缓解孩子对问题的尴尬与回避。她可能对自己的语言技巧深感满意，然而，孩子却仍然对大人不理不睬，要么盯着某个地方发呆，要么闹哄哄地跑来跑去，制造各种分心的事情。这种时候，父母往往会觉得相当尴尬，因为他们觉得自己应该对孩子的这些行为负责。于是他们会劝说道："你应该坐下来，听听大人讲什么。"或是，"请你不要再去敲橱柜的门了，赶紧回答问题"。直至最后失去耐心对孩子发脾气。下面这个例子讲述的就是面对治疗初期的这种尴尬局面，要如何与孩子相处。

与埃莉一起游

4岁的埃莉，与同性恋单亲妈妈坦妮娅，来寻求珍妮（治疗师）的帮助。埃莉的问题是反复发生的"行为失控"。简单介绍后，珍妮和坦妮娅一开始讨论埃莉的问题，埃莉就用一些莫名其妙的话来进行回应，而且开始在房间里胡乱跑跳。她妈妈说，每当她们试图去解决埃莉的问题时，埃莉就会变得狂躁不安，行为荒唐。坦妮娅让女儿"乖一点"，跟这位美丽的阿姨"好好说话"。她解释到，她要让女儿停止荒唐的行为，这才是目前要解决的问题，不然后面的治疗没法继续下去。她还说，她很担心埃莉的行为会变得更加严重，无法控制。"说清楚一点"，"冷静一下"，或者"过来这里说话"，坦妮娅的这些要求得到的回应却是咨询室里紧张与尴尬的加剧。埃莉一边咕哝着"谁是蠢蛋"之类的话，一边在咨询室里转圈圈，一瓶花都被她碰倒在地板上。

擦地板上的水时，珍妮开始反思。为什么如此多的孩子都不愿意坐下来"合作"，而是立即挑战大人，为咨询室制造如此尴尬的气氛。她想起了从前那些周详的治疗计划如何——破产：孩子们在等候室打架、疯狂地玩闹、把玩具扔向窗户，或是大人试图谈及敏感的问题时，要么打岔，要么改变话题，要么跑来跑去。珍妮叹了口气。她不禁想，要是坦妮娅一个人来就好了，这样她也许已经给她提供了中肯的建议以解决埃莉行为失控的问题！

埃莉的行为越来越失控了。珍妮开始进行外化对话。她问坦妮娅，她与女儿之间是不是只剩下"疯狂的行为与紧张的关系"，是否发现她与埃莉不经意间已经陷入了权利斗争。坦妮娅伤心地说，这确实太容易发生了。

大人们理清了目前的挑战所在，决定试一试以有趣的方式与埃莉进行沟通，而不再一味勉强她，叫她乖乖地坐下来谈话。珍妮问坦妮娅，她和埃莉曾经有没有过顺畅的母女沟通。于是，坦妮娅建议她们可以坐在地毯上，与埃莉的视线保持在一个平面。珍妮很喜欢这个主意，然后大声地问埃莉，"我们可以坐在地板上和你一起玩吗？"（比起直挺挺地坐在椅子上这种更为大人式的谈话，孩子更喜欢舒服地在地板上玩。但是，趣味沟通与地点的选择并无绝对的联系。不论是椅子还是地板都可能有用，这取决于孩子和家庭文化。）

"你愿意和埃莉玩扮演游戏吗？"珍妮问坦妮娅，坦妮娅点点头。"现在就试试，愿意吗？""可以啊，"坦妮娅回答道。于是她们俩加入了埃莉的游戏："我们可以和你一起玩吗？你现在扮演的是什么呢？一条小鱼、一只猫咪还是一辆汽车？"珍妮问道。埃莉嘟起嘴巴，做出个鱼嘴的形状，还发出汩汩的声音。珍妮也发出汩汩的声音作为回应。坦妮娅被逗笑了，也参与了进来，"这个地毯是池塘、河流还是海洋？"她问。"海洋，"埃莉答道。"海洋看起来风浪很大，"珍妮说。"鱼儿在风浪中怎么游泳呢？"她问。埃莉示范了鱼儿如何在风浪中翻跳游动。珍妮和坦妮娅也用胳膊和声音制造出风浪的效果，配合她。埃莉完成一个翻跳动作之后，珍妮注意到她的游泳动作中出现了一些平静的影子。"鱼儿就是这样在风浪之中游动的吗？"珍妮问。埃莉一边笑，一边休息。"风浪已经快要离开了，鱼儿在平静的海中又是怎么游的呢？"埃莉用两只手掌做出缓慢的、匀速的弧形移动。"鱼儿平静地游动时，会不会和其他鱼儿一起游呢？"

当坦妮娅和珍妮讨论如何让轻松和平静进入海洋，然后取代狂风巨浪般的紧张时，珍妮想，与其让狂躁控制埃莉，破坏她们的谈话，或许使用角色扮演和游动让狂躁变为平静，对埃莉来说更有趣。于是珍妮问埃莉，"狂躁"是不是让她觉得很糟糕，比如控制不了自己。这是不是让她觉得孤单和紧张？埃莉点点头，表情严肃，嘴唇微闭。"我知道你懂得怎样让自己恢复平静，"珍妮说。然后她接着问埃莉"自我平静的技巧"。坦妮娅则在一旁帮助埃莉把这些技巧列了一个清单，并做成了一个图表，用不同的颜色进行标注，以便回到家以后作为提示，也方便以后有新的技巧补充上去。

珍妮坚持与坦妮娅和埃莉合作，共同修正和证实如何在轻松的氛围之中相处的知识。坦妮娅回想起以前全家如何在没有争斗的情况下摆脱狂躁和紧张的情况。珍妮注意到，当埃莉紧张的时候，就会狂躁不安。于是，她建议她们可以"监视"狂躁，看看什么原因会导致"风暴"产生。

第二次会谈中，坦妮娅说，她发现狂躁经常是因焦虑和期望的落空造成的。然后，她们共同讨论了对此应该如何帮助埃莉，包括帮助她如何表达对即将发生的事情的期望，以及如何鼓励她在新的环境中保持放松。

"狂躁行为"在第一次会谈中就给了大人一个下马威，向她们提出了挑战。当沟通方式从以大人为中心转变为以有趣为中心时，这才减轻了每一个人的紧张感。埃莉充沛的精力得到了接纳，不再被视为影响谈话的障碍。她现在更愿意谈论自己的问题，探索自己的想法和知识。隐喻游戏为坦妮娅提供了一种全新的方式，让她可以找到狂躁和紧张产生的原因和应对的办法。坦妮娅后来讲道：
"弄清楚狂躁和紧张是如何影响我们的很有价值，而且要记住，战胜它们，有趣的方式比争斗的方式要来得快些。"

3
希望的故事

故事既描述人们的生活，又影响人们的生活。本章我们要谈论的是故事——为什么它们在叙事疗法中很重要，以及它们在叙事疗法中如何被概念化。首先，我们谈到的是一些叙事形成的观点。然后是个人叙事与社会文化、政治、经济的环境密不可分。最后是语言的外化，包括其措辞，以及描述人与问题关系的隐喻的使用。

我们所提到的故事，并非指童话故事，或是治疗性的隐喻故事，而是指人们内心世界以及外部世界中自己和他人的故事。这些故事形态多种：有悲伤的，开心的，浪漫的；也有平平常常的，令人惊讶的，不断重复的；还有鼓舞人心的，遭人谴责、贬低的。

通过叙事，含义和人物得以塑造和诠释。而人们叙事的方式会反过来影响他们自己的行为以及他们的社交。虽然没有一个故事能完全展现出复杂的生活经历，但是人们所强调的或是遗漏的，无论是对讲述者还是倾听者都会产生真切的影响。

叙事形成的观点
充满问题的故事

每个人对问题的看法各不相同。若是一个家庭中出现了问题，而这个问题与孩子或是其家人的品性中某些消极方面有关，该品性又被描述为能力不足、没有用、糟糕的或是故意疏忽，那么该问题所带来的痛苦就会被放大。孩子可能会说，"我感觉糟糕透了，我很笨，做什么都是错的，真是该死。"其他人可能会说："他很懒，什么都不关心，是一个坏孩子。"或者说"他有品行障碍"，或"她属于癔病患者"。家庭关系可能被描述为，"我跟儿子脾气相冲，根本合不来"，或者被诊断为"他们的情况属于家庭功能失常"。问题导向型的描述还可能掺杂着身体疾病来定义家庭关系："他没有力气来对抗哮喘病。"以上描述看似简单，实际上都是一个个的故事（包含人物、情节、环境、目的），有历史"证据"作为支撑。

当一个家庭来寻求治疗时，家庭成员常常聚焦于问题及其相关的叙事。当他们把注意力都放在哪里出了问题时，他们的故事便充满了问题。而一个充满问题的故事（White，1989/1997；White & Epston，1990b）会对他们的感知产生巨大的影响。它会导致家庭成员出现选择性的关注和记忆，忽视与问题主导的故事不相符的信息，只关注为其假设提供证明的相符信息。如果一个故事采用的是消极的方式来描述某个人，那么这个故事对这个人的思想和行为造成的影响也会是消极的。把问题归因于缺陷或是障碍的时间越长，关注个人消极方面的习惯就越难改变。

充满问题的故事常常限制思维，磨灭希望和积极的想法，扼杀新的可能与机会。尽管某个人已经尽了最大努力去控制问题，或是帮助他人，情况的好转似乎还是毫无可能。当他发现无法解决自己的"缺陷"或是无力帮助别人改变消极的态度和行为时，他会对问题产生畏惧感。

当孩子或是其家人正在向我们讲述他们的故事，传达问题如何困扰他们时，我们可能有马上解决问题或是使其正常化的冲动。但是，如果我们过早地寻找解决办法，或是急于表现出乐观的态度，家庭成员可能会认为我们并没有完全理解他们的问题以及他们的痛苦和努力。外化对话不会去证实那些消极或是病理性的描述，却可以让我们仔细倾听他们的诉说，融入他们。在外化对话中，伴随着家庭喜欢的交流方式，和它对对付问题的成功经历，问题的影响便被详尽地描绘出来。当我们仔细听家庭成员的讲述，并探究他们对问题的感受有何细微差别时，就能清楚地发现充满问题的故事对他们的生活和相互关系造成的影响。

外化语言要保持灵活，不断根据谈话的情况进行相应的调整。只有密切关注孩子及其家人的感受，它才有利于我们工作的开展。塞利安·罗斯与大卫·艾普斯顿（1996a）曾经写道：

对话是否能让人们觉得自己独特的生活经历得以完整、忠实、恰当地表达出来？对话所提出的描述、意见、想法、观点是否让他们觉得与自己的体验相符？对话是否阐明了模糊不清楚的部分？也就是说，对话是否比他们潜意识里的想法多走了一步？对话是否让他们觉得自己是在分享一个经历——不是一个理论——一个过去、现在和未来的经历？对话是否真实体现了他们的经历，而不需要进行推导和解释。（第152页）

问题故事成为束缚

如果我们将焦点放在人们喜欢的生活经历上，不把他们的问题当成潜在性功能障碍来处理。我们就会发现问题故事是如何阻碍人们生活的，它利用规范性的期望桎梏着人们应该如何交往、如何行事以及应持有何种观念（White，1986a/1997）。当我们将他们喜欢的生活经历从问题故事的束缚中解放出来时，就会发现令人激动的过去、充满力量的现在和充满希望的未来。问题作为束缚的运作方式也在这一过程中被揭示出来。

比如说，一个问题故事描述了某个家庭无休止的不幸和冲突。在对话的开始，我们可以这样来提问每一位家庭成员："你可以想象一下，没有这些问题的时候，你是什么样的吗？"或者"如果你挥一挥魔术棒，第二天早上醒来，发现问题已经得到解决，接下来会发生什么呢？"[1] 又或者"如果你们的家庭生活不再为争斗或是不幸所笼罩，哪些经历会再次照亮你们的生活呢？"

我们需要知道：这个家庭的选择是如何受到问题故事限制的？哪些选择与这个家庭重要的价值观相符并且能够引领其向着喜欢的方向发展？这些选择又会讲述一个什么样的故事？这个故事与问题故事又有什么不同？

父母可能会说他们喜欢和睦与亲密的家庭关系，孩子可能也会赞同和睦的关系比争斗更有趣。然后，我们可以这样来提问："争斗是怎样破坏和睦，让你们彼此疏远的？争斗是怎样让你忘了真正重要的东西的？它是不是遮蔽了你对家人的爱？如果你们一家人团结起来对抗争斗而不是被它离间会怎么样？它是怎样阻止你们去获得快乐的？它是不是阻止了你们一起外出冒险？它是怎样让你不相信女儿外出访友并留宿的？"这些提问可以查明问题（体现在其故事中）对孩子或是家庭的影响。

1.参见沙泽尔，1991。

在探查问题故事有哪些影响时，可以同时探寻和找回被这些影响排除在外的事件。这些例外（闪亮时刻）或是"独特意义事件"（Goffman，1961；White，1989/1997；White & Epston，1990b）与问题故事有截然不同的观点、动机、目的、感情和行为。现在，便可以开始探查这个家庭对问题的影响。通过那些与问题故事对立的独特意义事件，我们可以与该家庭共同编织出一个充满力量与希望的新故事。

替代故事

现在，我们要谈论的是替代故事。我们对孩子及其家人的力量、特殊能力和志向都非常感兴趣。将这些信息和与问题故事对立的事件和描述融合在一起，就会产生一个替代故事，它反映的是他们生活中的积极面和他们希望被认识的方式。它对孩子或是家庭的描述完全不同于问题故事的描述。

例如，第一章中本的故事，大卫注意到了本和他的新朋友——小狗蕾妮之间正发生着某些积极的变化。本在与小狗的交流（男孩和小狗的对话）中获得了快乐，正是这种快乐转移了他对无法控制的呕吐的注意，为他失控的身体和悲剧的故事带来了一线希望。为让这微弱的希望生根发芽，大卫引导本详尽地讲述了他和蕾妮关系的故事。语言这时候发挥了它搭建意义桥梁的作用，并帮助可治愈的希望发展壮大，不被忽视和遗忘。它把这一事件变成了一个希望的叙事。

在新兴的替代故事中，尤其是针对孩子的治疗中，经常会出现英雄主义的元素。孩子在一个以改变和希望为主题的故事中可以把自己当成主角，而问题就是他的对手。例如，外化的问题压制他的勇气、决心和才智时，我们就会谴责这些"不公平"的行为。自然而然地，感受到了不公平的他，对展示自己的能力和挑战与问题的关系就会十分积极。我们把问题故事称为主要情节。替代故事则通常要发展出英雄式的次要情节，其中主角与他人合作秘密策划如何对抗问题，或是直接与他的敌人对战。

孩子与问题并不总是敌对的关系，那仅仅是描述人与问题关系的一种隐喻方式（Freeman & Lobovits，1993；Roth & Epston，1996a）。故事主要情节的揭开通常很复杂，常常要与其他家庭成员的平行叙事共同进行。对于人与问题关系的替代隐喻在本章的最后部分会进行讨论。

社会文化环境下的叙事

现在，我们进入叙事疗法中的核心部分——社会文化环境下的叙事(Freedman & Combs，1996；Lobovits，Maisel & Freeman，1995；Madigan，1991；Pinderhughes，1989；Tamasese & Waldegrave，1993；Tapping，1993；Waldgrave，1990，1991；White，1991/1992）。

许多家庭来寻求治疗时，常常沉浸于充满问题的叙事之中，而这些叙事常常会受到社会文化中一些假设的影响。就像某个家庭与其问题之间有着错综复杂的关系一样，该问题与广泛的社会力量间也有着错综复杂的关系(Rosenwald & Ochberg，1992)。这些力量来自家庭之外，并被家庭内化。了解问题发生的社会环境至关重要，只有这样，在其他因素对问题的产生起了作用时，我们才不会单一地从个人或者家庭身上找原因。弗雷德曼和库姆斯（1996）写道：

当人们来寻求治疗时，我们会思考两类故事的相互作用，一类是他们自己生活的故事，一类是在他们所处的文化中传播的故事——包括他们当地的文化以及更大范围的文化。我们会思考社会文化中的故事是如何影响他们诠释自身的日常经历，以及他们自身的日常行为又是怎样影响在社会文化中传播的故事的。

因为问题故事被嵌套在社会、文化、经济和性别等关于角色和行为的各种假设之中，所以我们要找出这些因素，并查明它们是如何影响家庭中的不同成员。比如，影响孩子及其家人的种族主义和性别主义需要得到承认，有时候还需要依照这些来行事。这需要去识别那些社会环境，并挑战那些被认为是理所当然的假设，因为它们限制了人们的选择。提出不仅要认识到社会环境因素，还要挑战那些阻碍问题解决的思想观念。因此，我们把那些根源为社会不公平的问题纳入叙事疗法之中，比如，结构性失业、住房问题，或是歧视单亲父母（Waldgrave，1990，1991，1992）。

超级妈妈玛莎

12岁的富兰克林是菲律宾裔美国人，被警察移送到一所青少年服务机构。迪恩在那里见到了他和他的妈妈玛莎。玛莎是一位单亲母亲，正面临着艰难的选择。她要么把当前的工作换成低薪又没有前途的工作，这样就有时间在富兰克林放学回家时照顾他；要么继续当前的工作，但是就会错过照顾富兰克林的机会，从而证实自己是个"失败的母亲"。

在辩证的替代叙事中，对话内容从社会压力变成了工作场所中对单身母亲和有色人种的偏见。迪恩问玛莎，哪些社会信息让她感到有压力。她和迪恩都认为，一个担负着供养家庭责任的单亲母亲会遭受到这样的偏见，即追求事业的女性"在感情上抛弃了"她们的孩子。"一个女性，尤其她还是个有色人种，要怎样才能维持自己的职业路线，而不被认为是不忠诚的员工或是失职的母亲？"玛莎说出了她的担忧，她认为当她试图去平衡工作与家庭时，她作为员工的忠诚度就会被质疑，而且这种质疑会因为她的亚裔母亲身份而被扩大。她还表达了身为母亲感受到的压力，比如她的这些疑问："我必须要担当家庭主妇的角色吗？对我的孩子来说，这是最好的或是唯一的希望吗？"

对话中，玛莎认识到，这些偏见让她认定自己只是"半个员工，半个母亲"。这让她下定决心，在工作上，要比那些男性员工和白人女性员工更为努力；在照顾孩子上，要比那些双亲父母更为用心。最后，她选择了这种观点，要是自己"做得还不够"，就不能去过分要求雇主或是儿子。

整个谈话中，富兰克林一直安静地坐着。当迪恩问他对这件事的看法时，玛莎发现一件有趣的事。她听到了富兰克林"不歧视"女性的观点，这也让她感到惊讶。富兰克林认为妈妈是个完整的"人"，因为她有个重要的工作；还认为妈妈是个完整的"妈妈"，因为她照顾自己。

不再受那些单亲母亲的偏见影响，玛莎的选择变得容易了。她现在觉得自己有权向雇主表达自己的忧虑以寻求合理的解决办法。她也让富兰克林给自己一些帮助。富兰克林说自己想参加"男孩俱乐部"，放学之后可以去里面参加体育活动，这再一次让玛莎觉得惊讶。一段时间之后，玛莎经公司同意，可以弹性上班，并调任到离家较近的工作地点，这样她就不需要放弃工作了。

帮助家庭成员认识并修正他们与社会文化中导致其问题产生的因素的关系只是第一步。新西兰的贾斯特治疗中心（Waldegrave，1990，1992）还会收集有关失业、住房紧张和种族歧视对家庭成员的精神健康的影响的信息，然后通过白皮书研究报告和新闻报道让公众知晓。某些家庭还参与了相关的社会活动和倡议。

非礼勿视、非礼勿听、非礼勿说

明确揭示社会文化环境对人与问题关系的影响，有助于当事家庭和治疗师批判性地审视问题叙事，选择和发展肯定人的叙事。然后，家庭成员便可以团结一致，消除这些影响给他们的生活带来的限制。

社会文化问题是让12岁的艾玛陷入困境的主要因素。下面的故事就是关于她如何通过做实验摆脱了这些问题，也一并解决了她在学校的"名声"问题。

艾玛是个美国白人，最近刚转到一个新学校读书。老师向她的父母抱怨说，她好胜心太强了，总和同学大声争吵，总惹麻烦，同学们都不愿跟她玩了。艾玛则声称她讨厌那些同学，"就拿我的一个对头格洛丽亚来说——她很讨厌，凶巴巴的，膀胱有问题，身上还有难闻的气味。"

她的父母觉得女儿在学校的坏名声一部分原因在她自己，可是这仍然与他们所了解的她并不相符。在他们的眼中，艾玛既活泼又可爱，还很聪明。所以，艾玛为什么有那样的坏名声，他们只能依靠猜测。她的继母，达莉亚，尝试去猜测为什么，除了新学校可能让她感到紧张不适应之外，也许就是因为她个性张扬、心直口快、好胜心强。针对艾玛的问题，珍妮想到了社会文化的因素。她与达莉亚讨论，像艾玛这个年纪的女孩，会面临遵从性别角色的压力，这种压力会阻止她们继续展现自主的个性和大嗓门的自由说话。 艾玛饶有兴趣地听着她们的谈话。

接着，达莉亚和珍妮与艾玛共同讨论艾玛对领导型女孩及其嗓音洪亮的看法。珍妮问："女生可不可以既拥有大嗓门儿又可以交朋友？"这正好戳到了艾玛的痛处，因为她觉得自己与其他女孩陷入了权利斗争。珍妮接着问："一个女生可以做到在表现领导才能时，而不被朋友认为过于好胜、不被男生认为不温柔，也不被老师认为爱惹麻烦吗？"艾玛疑惑地看着珍妮。珍妮继续说："有没有什么办法可以解决这些问题呢？"达莉亚提出艾玛的另一困境："如果艾玛大声说话，就会招致负面的关注，并惹上麻烦；但如果温柔地说话，则可能会影响她天生的领导才能的发挥。这怎么办？"

接下来的会谈中，艾玛只愿意跟弹珠玩。她宣布说："我现在不想说那些事情。"最后又神秘地补充说："我决定要做一个实验，做完后下次来我会告诉你的。"

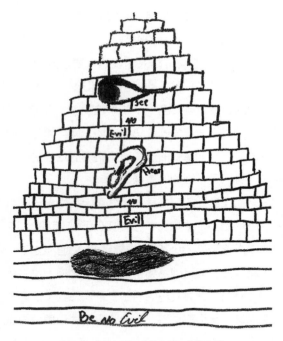

图 3.1 非礼勿视、非礼勿听、非礼勿说

　　几个星期之后，当她们再一次见面时，珍妮对艾玛说，她迫不及待地想听她讲到底发生了什么。艾玛已经准备好揭开她实验的秘密，她把这个实验叫作"非礼勿视、非礼勿听、非礼勿说"。她一边解释她的发明，一边把它画下来（图3.1）。原来，她决定做这样的实验，不论她是在哪里听到或是看到"大声麻烦"，如果忽略它，看看结果会发生什么。她刻意去尝试"不插手别人的事"，这确实帮她减少与别人的争吵和麻烦。珍妮担心，艾玛会觉得必须要降低自己的声音和压制活泼的个性。幸运的是，通过实验，艾玛已经发现只要不去管闲事，她仍然可以做自己，自己的想法仍然能得到赞美。在戏剧课上，她发现了这一点，她说那是"一个好地方"，能"尽情地演绎自己"。她参加了一个校园剧的主角试镜，还认识了另一个"个性和声音张扬"的女孩，并跟她做了好朋友。一条全新的故事线正在形成，而故事中体现出来的艾玛让她感觉更像自己。

　　珍妮提议说，和艾玛一起给老师写封信，把这些发明告诉老师，名字就叫作"改变名声的信"。"这个主意不错，"艾玛同意了，但就在她们坐下来准备写的时候，她把笔一扔，说道："不用写了，我想老师已经注意到了。"

治疗师的责任

作为治疗师，我们从不停止去审视社会文化中的偏见是如何影响叙事，以及这些又是如何激励我们坚持挑出某些事实并重视它们，然后赋予那些被忽视了的经历以意义。把自己当作别人故事的"读者"，深深地影响着我们对什么值得注意、什么才有意义的思考。心理治疗/精神治疗的处方以对个人或是家庭病症的诊断和治疗为基础，而治疗师会根据此处方判断谁需要治疗、哪些情况应当被诊断为病理症状以及需要安排什么样的专业治疗，其实这些都受制于该治疗师及其专业中的未经检验的文化、阶级和性别等方面的偏见。这些偏见会影响他如何挑选患者的叙事内容，影响他决定哪些事件需要得到"治疗性"关注，哪些应该被排除。

如果叙事的参照点被视为理所当然，那么对话、选择、分享观点或是意见的机会就会很少，甚至没有。因此我们会发现，自己竟然无意中支持了那些未经检验的偏见，进而支持了病理症状的叙事。作为治疗师，我们需要审视自己的偏见、行为以及价值观，让它们接受当事人、同事以及我们自己的评判。我们一致的目标是揭露那些压制和分化我们的问题。

在咨询室里，我们如果遇到类似种族或是性别歧视之类的社会文化问题时，会觉得有责任去解决它们。例如，14岁的白人女孩乔琳，在谈论她在学校跟人的争斗时，恨恨地骂道："那些下贱的黑女人。"珍妮觉得处理这种种族歧视问题是一种道德责任；事实上，如果她不去管，继续进行会谈，她会觉得不舒服。同时，她也知道，如果她扮演一个说教者，可能会引起乔琳的厌烦。

于是，她邀请这位年轻的来访者谈谈学校里的社交圈子和种族关系紧张的情况。她很好奇是什么样的经历会引来如此的怨恨。刚开始，她们探讨了乔琳在学校的痛苦和孤立感。难道她的"孤立感和痛苦"向她保证，它们可以让她加入一个共享"我们"和"他们"的观点的团体？

事实上，种族关系紧张、被孤立以及缺乏安全感让乔琳很难受。这引发出更多的疑问：跨种族斗争是不是导致了学校的紧张气氛？成为因伤害和恐惧而组成的团体中的一员，她感到快乐和满足吗？"痛苦"让她加入以打击其他团体为目的团体中，她感觉怎么样？"种族主义"及其鼓吹的观点是缓解了还是加剧了她的不安全感？她是否认为"种族主义"利用"分离与征服"的计谋让伙伴们彼此疏远、缺乏安全感？它是用什么偏见来施展其不正当行为的？

类似这些提问有助于引导她反思偏见对她自己的影响以及识别那些拥护这些偏见的相关事物。偏见给他们带来不幸。与其大肆谈论对与错，不如将这些"主义"的影响和运作方式进行外化，从而使它们造成的个人痛苦和人际疏离能清楚地暴露出来。

外化语言
语言怎样塑造人？

现在，我们来探讨措辞和隐喻对治疗叙事的影响。外化对话由外化措辞帮助实现。为实验倾听措辞的影响，请先阅读下面父母对8岁的塞缪尔的描述，然后思考后面的问题：

塞缪尔太以自我为中心了，又没有耐心，要是得不到想要的东西，尤其是在他想要的时候，便会大发脾气。

读完这段话之后，你有什么感受？它向你传达出塞缪尔的什么信息？又传达出父母的什么信息？有没有说明塞缪尔的父母为什么带他来寻求帮助？有没有说明怎样来帮助塞缪尔和他的家人？谁应该来帮助他们？

请阅读下面塞缪尔自己的描述，然后思考后面的问题：

我讨厌学校。他们要求我做的事情一点趣都没有，我宁愿自己玩游戏。老师和其他小朋友都不喜欢我，因为我不会假装出感兴趣的样子。如果他们来烦我，我也会去烦他们。

读完这段话之后，你有什么感受？它向你传达出塞缪尔的什么信息？它说明了塞缪尔什么样的学校生活？对比父母的描述，它多了什么或者少了什么？你觉得要怎样来帮助塞缪尔？它暗示了要用什么治疗方法？由谁来实施呢？

请阅读下面治疗师的诊断性描述，然后思考后面的问题：

塞缪尔的注意力持续时间很短。他需要进行进一步的多动症诊断。他控制焦虑的能力低于其他同龄孩子。社会环境要求他表现出符合年龄的合作能力，他所表现出的自我中心主义，属于社会环境下的发展阶段的倒退。

读完这段话之后，你有什么感受？它向你传达出塞缪尔的什么信息？它说明了塞缪尔什么样的性格和处于什么成长期？对比父母的描述，它多了什么或者少了什么？它表明要用什么治疗方法？方法由谁来实施？

最后，请阅读下面的外化叙事，然后思考后面的问题：

塞缪尔是那种对自己的需要和期望十分清楚的人吗？如果他察觉到受到了不公正的待遇，或者是事情不符合他那活跃的想象时，是不是就会被"脾气和焦虑"打败了？这是不是阻碍了他内心的平静？这是不是影响了老师和小朋友对他的印象？引起他兴趣的游戏说明了什么？

读完这段话之后，你有什么感受？它向你传达出塞缪尔的什么信息？它说明了塞缪尔什么样的性格和处于什么成长期？对比父母和治疗师的描述，它多了什么或者少了什么？它表明要用什么治疗方法？谁会是改变的有效动因——塞缪尔、他的父母，还是治疗师？

以上每一种描述有助于从不同角度理解塞缪尔，而且每一种里面都蕴含着叙事力量。外化提问的目的并不是要将塞缪尔自己、他的父母或是治疗师的描述取而代之，然后描述一个全新"真相"。它的目的是通过集中塞缪尔自己、父母以及其他善意"帮助者"的观点，然后以这些不同的观点去审视问题，并思考这样做会带来的影响。

例如，首先，把从不同角度看待塞缪尔问题的不同描述放在一起思考。然后，去除外化描述进行思考。什么被遗漏了？什么得到了强调？外化描述创造了哪些可能性？谁能够使用或是不使用外化描述来让塞缪尔的生活发生改变？

构造人与问题的隐喻

外化对话中，需要把问题与人的品性分开，而这常常依靠隐喻的方法来实现，通过隐喻去外化人与问题的关系，对问题进行命名，揭示和讨论这种关系的不同特征和影响。

叙事疗法的隐喻描述的是人与问题之间的关系，在选择或是构造隐喻时，要与孩子或是家庭进行合作，并尽可能使用他们自己的语言。在给问题命名时，我们通常会这么问孩子或者家庭，"如果需要给正在讨论的问题取个名字，我们可以叫它什么呢？"有时候，他们很快就有了主意。但是如果他们很难想出一个合适的，我们可以把其他家庭想出的给他们作为参考。我们可以这么问："你们想不想听一下别的家庭是怎样描述他们与问题的关系的？还是要继续思考？"

为了避免自己对隐喻的喜好干扰他们的思考，我们谨慎地向他们确认："这种方式对你们有用吗？""如果没有用，我们能不能想想其他更合适的描述方式？""什么方式最适合你们？""如果这个名字对问题来说太温柔了，什么才会更合适呢？""如果你觉得这个隐喻跟你的意思差的有点远，什么才会符合你的意思呢？"

问题的形式虽然多种多样，但是我们也有很多办法与它们对抗，或者说陪它们玩。有的问题可以被当作人物，有的可以被叫作二重奏里的搭档，还有的可以被视为犯罪行为的共犯。这里我们首先把焦点放在相对直接的外化上。

米兰妮的父母带着她来找迪恩，因为他们担心她"乖僻的性情"和"暴躁的脾气"。无论什么时候问她问题，无论语气多么温和，她都会把脸转开。迪恩猜测，她可能感到很尴尬，认为大家把问题看成是她的错。于是，迪恩问她的父母，如果要处理的问题是"暴躁"，她会有什么反应。当对话以这种方式进行的时候，米兰妮开始加入进来。她不再对每个问题都回答"不知道"，而是开始谈论"暴躁"是如何破坏她的快乐和友谊的。

米兰妮愿意谈论"暴躁"的转变，有助于揭开暴躁的原因。这些原因可能与悲伤失望的情绪有关，也可能存在于外部环境之中（受到虐待或是在学校遇到某些不开心的事情），或者是存在于各种人际关系之中（家庭关系或者与同龄人关系紧张），或者是存在于那些内化了的社会文化偏见之中，这些偏见让女孩会产生自卑心理。

类似脾气这样的问题，可能只需要相对简单的外化。但是，如果某个孩子长期痛苦地处在父母的离婚诉讼纠纷之中，其脾气暴躁的原因合情合理，又该如何应对呢？可能这个家庭正在遭受失业的困境，而且随之而来的经济压力使得家庭面临着破裂的危险？在这些情况下，类似"摆脱脾气"这种简单的外化，并不适用于这个遭受家庭痛苦的孩子。如果采用了这种方式，我们会被引入歧途。我们在治疗中要考虑到整个家庭，注意每个家庭成员遭受痛苦的背景。

因此，这种社会因素需要进行外化处理，对其命名，并通过外化对话对其进行讨论，例如，把它命名为"失业的影响"，探讨失业对每个家庭成员的影响。该家庭中的"冲突""紧张"或是"破裂的关系"，可以根据这个家庭面临的经济问题进行讨论。另外，让他们关系破裂的经济情况，支持他们自我贬低的文化习俗，以及随之产生的羞辱感都需要识别出来并对其命名和外化。我们还可以把人口统计资料中这些因素增加了离婚率和家庭破裂率的信息与该家庭分享。同时，我们还要探究这个孩子的脾气和无助感是怎样控制他的情绪的，以及它们在何种情况下会实现不了自己的目的。

交互性隐喻

通过隐喻，有些问题可被描述为存在于人们相互的空间之中。不仅人们之间的问题可以外化，人们相互的关系也可以外化。因此，"争斗"的问题便可以通过外化进行讨论。例如，下面的故事中，就讨论了"争斗"对母女关系的影响。

与丈夫分居的迪莉娅带着她10岁的女儿阿普里尔来寻求治疗，她说"我女儿最近好像很讨厌我。" 阿普里尔对母亲的态度很苛刻，不断威胁说要搬去和父亲住。迪莉娅哀叹道，自己跟女儿之间的沟通是如此地失败，紧张的母女关系让她感到既生气又厌烦，甚至也动了跟女儿分开的念头。

迪莉娅和阿普里尔并没有主动提供隐喻来形容她们之间的问题，因此珍妮给她们提供了其他家庭用过的隐喻，包括"无交流""会伤人的墙""鸿沟""未解之怨的历史""拒绝活力"以及"排斥"。阿普里尔考虑片刻，选择了"墙"这个隐喻。迪莉娅也同意这个选择。于是，在回答珍妮关于"墙"对母女关系的影响时，她们都觉得容易多了。她们准确地找到了"墙"的组成部分，比如，阿普里尔"对爸爸新女友的紧张感"以及迪莉娅的"排斥感"和"对单亲妈妈的恐惧感"。

沟通不畅导致互相伤害和排斥的恶性循环，这些通过隐喻得以揭示出来。阿普里尔现在能够明白"墙"正在伤害自己，希望与妈妈的关系"可以回到以前"。母女两人相拥而泣，决定一起努力打破排斥感。不久，那堵"墙"就被拆除了，而被它遮住的爱又重新回到了母女之间。

双重外化

这类简单的外化常常很有效，而且切中要害。但是，不要以为只要完成一个外化，就万事大吉了。通常，一个家庭所面临的问题是多元而复杂的，因此要随机应变，准备好去外化对话过程中出现的各种问题。

同当事家庭一起分析他们陷入的恶性循环，建立更多的良性循环，这对我们来说是一种相当有效的工作方式。下面这个例子中，一对姐弟陷入了相互伤害的恶性循环，于是治疗师使用双重外化的方式去探索他们之间的关系。

14岁的劳伦对12岁的弟弟约翰很生气，以至于说不出一件和弟弟有关的好事。而约翰也很郁闷，尽量远离劳伦，以挽回自尊。他们每一次的交流都以劳伦的消极和约翰沉默的躲避为主题。这些交流方式造成了"无法相处"的偏见。对于他们关系的看法，姐姐觉得弟弟"太孩子气"，弟弟觉得姐姐"太刻薄"。

迪恩开始与他们进行外化对话，先是问劳伦"消极"的事情，劳伦的回答让他感到惊讶，"我不能公然与他生气"。迪恩问"为什么？"她回答说，如果那样的话，他就会"挖个洞躲起来"。劳伦觉得很沮丧，因为这意味着她不能对弟弟表达自己真正的需求和想法。正是因为这些，她才溜进"消极"之中，其实，她并不想刻薄地对待弟弟。

问到约翰"挖洞"的事情时，约翰说："只要她一张嘴，我就会挖个洞躲起来。"所以，在他还没听到姐姐要对他说什么时，冲突就产生了。他们伤心地承认这些冲突正在破坏他们的姐弟关系，而在没有进入青少年时，他们都很珍视这种关系。对正在发生在他们身上的事情，两个人都感到既悲伤又痛苦。

对劳伦的消极和约翰的"挖洞"都进行外化后，他们能够退出情绪冲突，然后思考"消极"和"挖洞"是如何使坏，让他们的关系陷入这种痛苦的恶性循环中。这让他们回忆起曾经关系非常亲密的时候。共同的美好记忆鼓励着他们打破恶性循环，重建良性循环。迪恩眨着眼睛说，他们正一起挖个洞，把那些消极的东西扔进去。

关系的隐喻

早期叙事疗法对隐喻的使用倾向于挑衅和攻击问题。它们常常表达出把问题驱逐出人的生活的观点。比如：我们会说"反对""赶走""战胜""打倒"问题。现在我们认为，这些带有攻击倾向的隐喻需要进行重新审视，因为它们有支持社会关系中主宰、竞争、攻击等消极方面的倾向。可能就是因为它们的沉重感和压迫感，更为轻松有趣的解决办法便没有了生存和发展的空间。（Freeman & Lobovits，1993；Roth& Epston，1996a）。

因此，我们探索出了"与问题相关的力量"的隐喻，作为权力斗争式隐喻的替代。这种隐喻描述的是人与问题持续的关系，而不是打败它或者赶走它。与各个家庭成员商量隐喻的选择显得十分重要，因为隐喻与家庭文化和性别密不可分。例如，卡尔·汤姆（Tom，Suzuki，& Suzuki，1990）在日本说到外化这个话题时，他日本的同事就告诉他说，对抗和争斗的隐喻并不符合"日本人的基本观念，他们更倾向于与问题和解和共存"（第104页）。

也许我们需要去学习如何与某些情绪和生活环境和谐相处，而不是去假设能永久地把它们消灭。对于抑郁症，调和与平衡的意识也许比消灭的意识更有用。如果某人患有抑郁症，外化对话探讨这些内容会比较有用，比如，它靠"吃"什么为生，什么对它有利，我们可以做些什么。克莉丝汀娜·比尔斯（Christian Beels）在《考利》中（1995：74）写道：

问题在于你想怎样面对你所处的困境，你想与抑郁症建立什么样的关系？你发现了什么有用的办法？这并不是一个你死我活的情况。

如果对孩子说，他们可以永远地消除类似生气或者恐惧的人类情感，这难道不是制造令他们失望的事情吗？作为治疗师，我们需要让人们所面临的环境有意义，然后让这些意义去影响他们的生活。既然我们人类有着无限的能力去思考和选择，那么借助这些与生俱来的能力，我们可以有意识地去创造某种关系（Freeman，1979；Wilson，1993）。例如，我们可以同小孩子一起具体地探讨他们与恐惧的复杂关系，比如恐惧是怎样做到时而对孩子有利，时而又给他们制造麻烦。我们可以这么提问："恐惧什么时候是你的朋友，可以帮助你？什么时候又是你的敌人，会控制你，伤害你？"

有些生物性紊乱疾病，如自闭症，通常都不能完全被治愈。但这不意味着这个家庭与自闭症的关系就得不到改变，因为在如何对待自闭症和如何利用自闭症的意义方面是可以改变的。可以把他们对待和应对疾病的方式作为突破口。某个孩子可能没有能力摆脱哮喘或湿疹，但是，可以与这些疾病进行"协商"，用更强的意志去控制它们的消极影响。例如，有个8岁的男孩患有罕见的基因性皮肤病，需要父母或是他人每天进行伤口的包扎。对问题的担忧已经充斥着他们生活中的每个角落，光是包扎的时间一天就得占用6个小时，整个家庭几乎没有时间谈论和思考其他事情。后来，他和父母约定，要把对疾病的关注和担心都限制在一间特殊的"包扎室"里，该疾病也"住"在里面。他们都同意把关于疾病及其治疗的所有谈话都限制在那个里面。于是这个家庭重新拥有了他们的生活空间。这样做了之后，据他们估计，他的皮肤问题已经改善了80%左右。

为了找出合适的隐喻，我们以开放式的方式，与孩子或其家人一起，思考如何才能最恰当地描述人与问题之间的关系。问题是不是"绑住了他们""把他们关进了监狱""欺骗了他们"或者"限制了他们"？描述问题是一个共同合作的过程，其乐趣就像玩文字和象征游戏。

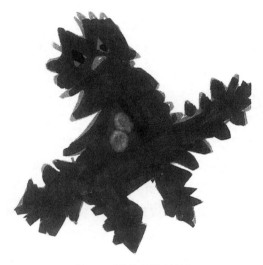

图 3.2　"糟糕感觉"的外化

对孩子来说，将问题拟人化不仅有用而且有趣，把问题当作一个人，有时甚至是一个怪物。即使这是个假想的人，也可以借助命名、画画、定位等方式变得活灵活现，使它同时具备抽象与具体的特征（图3.2）。请注意：初学者要谨防把每一种问题都千篇一律地比作怪物。怪物的隐喻有时会适得其反。因为怪物凶猛的形象有时会令孩子感到害怕，甚至使他们受到惊吓。同样也可能使治疗师过分简化当事家庭的经历。

根据问题的本质和当事家庭希望与之建立的关系，我们会创造出许多不同的隐喻（Roth & Epston，1996a）。有些问题可以用机智和幽默与其小打小闹，而有些问题则要彻底将其战胜、赶走或是消灭。

将合适的隐喻关系与问题的严重程度相联系是一个有用的方针。有些特别严重的问题，像厌食症，就需要用斗争型的隐喻，给问题贴上斗争对象的标签。例如，想象一下，在医院的咨询室里，治疗师大卫正在与一个骨瘦如柴的女生谈话，她才16岁就濒临死亡。大卫并没有极力劝说她继续打点滴，而是先给她朗读了"反厌食联盟"的某些档案资料，这些资料讲述的是女性对厌食症的反抗和斗争。然后，他问了下面的问题：

"科尔斯顿，当我们两个说话的时候，是你自己在说，还是厌食症在替你说？如果厌食症开始代替你说话或者不让你说话，你会认为自己的言论自由被限制了吗？厌食症在用说话的方式惩罚或者折磨你自己吗？你认为厌食症为什么要剥夺你的生活、自由和快乐？厌食症是基于什么理由剥夺你的自由？它对你的指控是什么？你有没有获得为自己辩护的机会？你认为你的案子会以公平正义的方式来宣判吗？"

一些问题可以被善待，驯服或是雇用的方式，以便发挥其更有价值的方面。例如，可以通过有趣的方式驯服脾气，而不是期望孩子再也不会发脾气。孩子可能更喜欢"不理睬问题"，"戏弄它"，"驯服它"，"推到它"，"安慰它"，"修剪它"；不喜欢"抵抗它"（见图3.3和3.4），"反驳它"，"进行革命反对它"，"把它送进监狱"，"给它制造陷阱"，"撵走它"，"用想象让它变形"，"把他送到外太空"，或告诉它"去自谋生路！"对有的人，与精神活动相关的隐喻也许更合适，比如"超越它"，"不管它"，或是"协调与它的关系"。我们还可能会想到"抛弃它"或者"寻求其他选择"去外化问题。

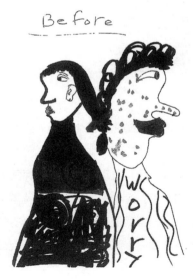

图 3.3　担忧在珍妮的背后

生命周期的概念同样也可以用作隐喻的来源；比如"从一个阶段成长到另一个阶段"或"拥抱这一过渡阶段"。对年龄较小的孩子，基于成熟标志的"改变准备就绪"的隐喻也许极为有用。针对这个年龄的孩子，我们还可以采用"你正在长大"的主意，但是不用"问题让你长不大"的说法。也可以问："随着问题的变小，你的内心有没有长大？"

如果人们认为问题是他们的"一部分"或者拒绝参与外化问题时，我们可以建议说，"怎样让这个部分变成你希望的样子"或者"挑出问题中你认为有用的部分，和想丢弃的部分"，甚至"怎样跟这一部分成为朋友"。

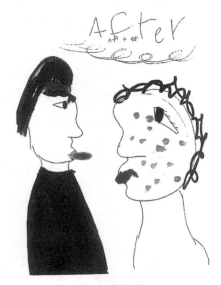

图 3.4 直面问题

当然，人的观点会随着事情的变化而变化。当人与问题之间的关系随着时间的变化而改变时，隐喻也要随之改变。例如，某个人学会了抵制专横的（内化的）"批评"，重新获得自尊之后，发现当自尊让批评变得可以容忍时，该批评中还是会蕴含一些有道理的观点。这种情况下的隐喻就需要考虑性别的作用。比如，对于年轻女孩，其与内心的自我批评或者自我怀疑的关系很可能根植于传统的性别观念之中，所以这些观念会以某些方式控制她们自己。

总　结

外化对话的作用是要让人与问题的关系得以修正，增强我们提供安全空间的能力，以批判那些想当然的假设，避免这些假设阻碍我们和当事人追求喜欢的生活（Parker，1995）。我们鼓励读者以一种轻松愉快的心情和兼容并蓄的精神去体验以上观点。同时，我们要告诫大家不要单一地把这些观点作为治疗手段，全然不考虑我们谈到的社会文化因素。

4

父母在家庭治疗中的角色

家庭治疗中，不论是孩子还是他的看护人[1]都会与他们面临的问题产生关系。本章要讲述的就是父母如何参与以孩子为中心的叙事治疗。首先，我们给出三种平行的讨论角度：（1）以孩子与问题的关系为重点的趣味治疗中父母要扮演的角色；（2）父母与孩子间的相互影响，尤其是孩子对父母的重大影响——给父母提出了强有力的挑战，所以治疗师要帮助命名和应对这些挑战；（3）社会文化中的偏见和期望对父母自我认知和行为的影响。最后，我们给出一种具体的方法解决孩子的进食问题，阐明当父母与孩子共同利用趣味疗法时，父母之前的担忧以及相关的社会文化问题是如何被化解的。

我们与父母和孩子的会面安排非常灵活。通过咨询当事家庭并对其有所了解之后，我们要决定哪些家庭成员或是其他相关人士要来参加特定的会谈。[2]另外，整个治疗过程都要询问他们希望把焦点置于何处。家庭治疗是复杂的，对特定问题和个人的各种

1.父母一词有时包括祖父母、养父母，或是其他承担照顾孩子的主要任务的人。家庭一词包括那些由孩子与单亲父母、同性恋父母、分居的父母组成的家庭或是家族式大家庭。

2.有时候，单独会见孩子反而更有利于治疗的进行，提出这一请求之后，我们会尊重家庭的愿望。虽然没有固定的规则，但是我们常常会询问家庭对于孩子单独治疗的兴趣，并与他们展开讨论。我们发现，对于那些正处于精神创伤恢复期，且目前的情况是安全和稳定的孩子，单独治疗可能会更有用。不过，如果出现的是性侵问题，正如玛格丽特·罗伯茨（1993）在论文中强烈呼吁的"不要让母亲待在等候室"，这时候需要母亲和孩子一起参加治疗会议，因为当施暴者的身份被揭露，他们亲密的关系（曾经被施暴者破坏）就会恢复。

担忧就像溪水一样，汇合，分流，再汇合。例如，第1章中本的故事，本在小狗蕾妮的帮助下，呕吐问题得到了控制，与此同时，父母对医院的担心也随之消失。第11章中将要说到一个成为"脾气驯服师"的孩子的故事，他的父母称他们的家庭生活方式中拥有"数代历史的盛怒主义"，于是他鼓励父母放弃盛怒主义，并审视和反对媒体对暴力的美化。

有些问题对父母而言非常艰难，这是可以理解的。当我们站在孩子的角度帮助她解决她的困难时，也需要倾听和解决父母的痛苦和挣扎。例如，托尼与家人的故事（第14章），他需要得到帮助以摆脱麻烦，而他的妈妈和外婆则面临着在不公正的社会中抚养一个非裔美籍男孩的困难。还有一个例子（第11章），一对面临经济压力的夫妇，他们的儿子埃文，反对家庭中的战争。

趣味治疗中父母的参与

许多来寻求治疗的家庭，其问题大多集中在孩子的身上，比如学校问题、胆小、尿床，或者是生理疾病，比如哮喘。本书中的许多案例都表明孩子在问题解决中扮演主要角色，父母则以不同方式进行参与和配合。孩子若是以自己的知识和能力解决了问题，这对父母来说是一件多么高兴的事。孩子发挥自己的聪明才智时，父母不能只是旁观者——要积极主动地参与。一般来说，父母也喜欢参与到更为轻松的交流方式之中，并贡献自己的力量。

叙事治疗中，父母可以扮演很多角色：

•可以同孩子一起讨论问题及其解决方法（例如，玛丽娜和罗伯特送若伊去学校时给了她一个装满吻的袋子，以消除她对分别的担忧——第8章）。

•可以与孩子共同商议监视或是对抗问题的计划（例如，保罗的家人支持他智胜狡猾的便便——第5章）。

•同样，家庭犹如一个团队，问题则是对手。所有成员都要积极对付问题。

•可以在游戏或者对话中为孩子的叙事增添意义（例如，杰森的妈妈看着他制作的沙盘时，帮助他赋予沙盘的象征意义——第15章）

•可以参与仪式、游戏或者"通过仪式"（例如，本章的搭桥术，第7章吉米关于诚实演讲的聚会，或者第17章的乔纳森守夜冒险）。

•可以提供与问题故事不同的相关例子和细节，以发展有希望的叙事和例外事件（例如，提供孩子过去解决问题的成功例子，或者本星期所取得的成就清单）。

•可以作为孩子新故事的观众，证实她行为上的变化，并与她共同庆祝所取得的成功（例如，若伊的父母组成玩偶思考小组来回顾她改变的故事——第8章）。

消极情绪会传染

通常父母来寻求治疗的时候都会说他们已经无计可施了。跟孩子进行沟通时，她可能会出现逃避、拖延、敌意等情况。而大人也可能因此出现愤怒、挫败、退缩的情绪。在治疗中，当父母在表达失望、沮丧、怀疑、无助等这些消极情绪时，我们发现自己容易变得沮丧或是疏远他们。不过，当我们欣然接受父母及其所有的情绪时，无论是消极的还是积极的，他们就会全身心地参与到治疗中，所有的真相也会得到揭示。只要我们不害怕严重问题的消极性，不把看护人的消极状态归为病态，希望的故事就会出现。

莱尔与肖恩

当迪恩亲眼看到莱尔厉声对他那10多岁逃课的儿子肖恩说"去吧，去当一个失败者吧，我才不会在乎"时，他控制住对这个孩子即将被自己的父亲放弃的担忧，极力保持镇静和对莱尔的信心。这么做了之后，他开始听到这位父亲表达的是深深的绝望。而令莱尔绝望是他没能够向自己的儿子正确传达应该接受教育的愿望。

当迪恩听到"他不遵守纪律，放弃了上学，只在乎那些所谓的朋友，那些无所事事的人"这些话时，他更深切地体会到莱尔的悲伤和失望，打算要进一步帮助这位父亲表达他的担忧。他发现这位父亲对儿子肖恩面对逃课问题所需要克服的困难有着独到的见解。肖恩似乎已经放弃了做一名可以成功的学生的想法。

"以他这种态度，将来肯定一事无成。他觉得整个世界都欠他，就想不劳而获"。从莱尔的这些话中，迪恩觉得这位父亲很了解他的儿子。莱尔知道儿子是个容易受到实用主义挑战影响的人。他也明白儿子逃课去街上找那些朋友是为了找到这些挑战。他还知道儿子觉得学业上的挑战并不"真实"，所以才想放弃上学，找份工作。

莱尔的话中还透露出什么会是一个对儿子的改变有意义的措施："如果这就是你的想法，至少你要去问问老师他们所教的内容有什么意义，而不是一逃了之。当你不了解某些事情的时候，你需要告诉别人你的疑惑，即使你担心这会让你看起来很愚蠢。就算你离开学校，这个问题还是不会消失。工作中同样会遇到。"

会面的最后，莱尔对肖恩说："如果学校确实不是一个适合学习的地方，而你仍然要放弃上学、通过工作来了解自己和世界，那么我会支持你的选择。我希望你去接受我曾经没有机会接受的教育，但现在看来这似乎不可能了。我希望你成为真正的自己，成为你能成为的那个人。"这位父亲的教育方式让迪恩觉得很受教。

当迪恩欣然接受了莱尔的痛苦，尊重他而不是疏远他时，迪恩开始理解这位父亲内心所有的挣扎与矛盾。他欣赏莱尔严慈并济的教育方式，既爱儿子，接受儿子真正的样子，又不会放纵儿子逃避本该付出的努力。

家庭治疗中孩子对父母的影响

家庭治疗师弄清父母对孩子的影响要比弄清孩子对父母的影响容易得多。孩子的影响力达到最大的时候就是家庭来寻求治疗的时候。治疗中不能把孩子排除在外，否则会错失父母改变的机会。家庭治疗师与父母合作，探究他们的愿望，并为他们创造讨论的机会，促进个人与家庭的改变。

例如，雷与妮可6岁的儿子凯文，曾经在学校被3个白人男孩攻击，差点窒息而死，但现在他们一家已经成功地从那件种族事件的阴影中走出来了（Lobovits, Maisel & Freeman, 1995）。他们把遇到的挑战叫作"勇敢面对歧视"，将其视为积极的家庭遗产。在一个白人为主的学校和治疗环境中，他们坚定地维护非裔美籍的独特文化身份，尽管有障碍，仍然坚持不懈。毋庸置疑，对这个家庭来说，要面临这样的挑战是一件非常不幸的事情。

在孩子受虐和施虐的案例中，我们看到父母承担起终结延续了数代的不良生活方式，比如暴力、酗酒、歧视，或是关于性别角色的刻板期望。

我们欣喜地发现父母愿意尝试他们之前为孩子开的同样的"药"。我们也见过许多父母因为孩子能够驯服脾气，直面恐惧，或者对疾病、残疾的问题比以前更有想法，而深受鼓舞。

有时候，家庭成员会要求我们将焦点放在家庭沟通的困难上，比如争吵，"不在乎"，权力斗争，等等。我们发现，只有孩子积极参与家庭问题的讨论，并且其想法得到重视之后，孩子与父母的沟通问题才能得到改善。正如查新和怀特（1989：5）说的："每个孩子为对话带来的不只是独特的观点，还有独特的沟通方式，这种方式常常以自然、及时、直言不讳为特征，发人深省，大有裨益。"除了这些，我们还想加上幽默、笑声以及促使父母成长与改变的机会。

社会对父母的期望

传统的帮助策略会在治疗中将孩子与父母分开，以纠正父母"不合适的教育行为"，为孩子提供"正确的"经历，或是通过专业的诠释，让父母了解孩子的想法。沃尔特斯（Walters）、卡特(Carter)、帕普(Papp)和西尔弗斯坦(Silverstein)（1988）曾经说过：一些心理学理论和主流文化都认为父母（尤其是母亲）应该完全对孩子的精神痛苦负责。对这些主流价值观的内化，导致许多父母在孩子遭遇问题、来寻求帮助时，总会对治疗师说自己应当受到责备。因此我们致力于揭示关于"糟糕父母"的假设对孩子问题带来的影响。一旦把这些假设进行外化，就可以对其进行评论和批评。这将会减少外界对父母的责备以及父母自我责备带来的消极影响。

此外，我们选择假设大部分父母会将孩子的利益时刻放在心上。我们认为父母通常会竭尽全力去解决问题，去帮助、爱护他们的孩子。我们试图牢记，当自己面临相似的问题时，可能并没有他们处理得好。[3]

这并不意味着父母不会偶尔采取对自己或孩子不利的看法和行为。因此，我们要做的是对这些看法和行为进行外化，探究并修正它们与父母的关系。如果我们不特别指出社会和传统治疗理论中对父母的消极假设，那么这些假设可能会影响到我们，从而继续影响父母。

当不确定父母是否有暴力或是疏忽的行为时，我们会选择外化对话来表明我们的担心。问题行为的外化有助于坦诚的沟通。例如，如果父母的暴力行为是孩子的恐惧或者脾气产生的原因，那么就需要对该失职行为及其社会文化背景进行外化和讨论，对个人责任与该行为的问题进行评论和选择（Jenkins，

3.正如迈克尔·怀特（1993:132）所说的："我正在考虑这两种治疗师，一种不会过度区分自己和他人的生活，不会排斥需要帮助的人们，另一种随时准备面对这样的事实——如果自己遇到类似的问题，可能还没有别人处理得好。"

1990）。[4] 再如，如果实施暴力行为的是男性，正如怀特（1991/1992：39）所言，这些男性肯定"认同并践行了那些对于男性存在方式的另类认识"。

文化差异同样影响着我们对父母的看法。不过认为我们可以完全理解社会、文化、经济对父母看法和行为的不同影响是不切实际的。尤其当前来寻求帮助的家庭是来自不同文化或阶层时更是如此。基于各个家庭独特的历史和传统，他们都拥有特定的思想、感情和行为。对来自不同文化的家庭，机械地去评判父母行为的好坏，是对他们文化背景的不尊重，结果可能弊大于利。因此，对这些来自不同文化的家庭，治疗师要尊重文化差异，作出负责任的判断和决定（Lobovits，Maisel & Freeman，1995；Madigar，1991；Tamasese & Waldergrare，1993；Tapping，1993；Waldergrare，1990）。

即使是相亲相爱的家庭，也会受到那些谴责父母、束缚他们改善问题的社会偏见的影响。尽管家长的本意是好的，但可能就是因为无知或者内疚导致事情变得更严重，而他们无意中参与了问题的生活，给孩子造成了伤害。我们的意思是当父母改变的选择被局限于遵从那些社会文化的期望时，他们会发现自己成了问题的帮凶。例如，要是孩子出现进食问题，根据社会对"好"父母的期望，他们应该全心全意关注她的饮食，并承担改变她饮食习惯的全部责任。不幸的是，父母越是符合这期望，出现进食问题的孩子就越难认清自己的胃口，其解决自己问题的责任感也会越来越低。

在另一个父母参与问题的生活的例子中，孩子会陷入恶性循环，因为每一次谈到孩子的 "失控"问题，都会让父母觉得如果采取更严厉的控制措施，他们就是糟糕的父母，然而恰恰这样使得孩子的问题变得更加严重。这种恶性循环很可能阻碍了解决问题的其他途径，比如保持好奇心，与孩子交流他们的思想、需求、兴趣，与他们商讨任何有用的办法。

通过外化对话，父母与问题的关系的各个方面，包括迎合社会期望的压力在内，得以揭露并讨论。例如，下面的案例中，进食问题外化之后，某些想法被搜寻出来接受检查：（1）年纪很小的孩子若是患了"疾病"，自己是无力解决的；（2）这样小的孩子没被照顾好，出现了进食问题，父母应受到谴责（尤其

4.关于更多男性对伴侣和孩子施暴的信息，可以参考艾伦·詹金（Alan Jenkin）（1990）的著作《责任的邀请函》，或是麦克里恩（Mclean）（1994）与韦德格雷夫（1990）著作中对迈克尔·怀特的采访。

是母亲）；（3）父母有责任去解决问题；（4）如果他们失败了，就必须把自己、孩子连同他们的失败交给专业人士，因为这些人会做得更好。

外化父母的内疚或自责问题，有利于帮助他们摆脱自责的困境，解放他们的创造力，鼓励他们改变以往的想法和行为（White，1991/1992）。做到这些之后，父母便不用再受到来自自身、夫妻关系或是父母子女关系的问题的困扰。此外，父母会想起对孩子的期望、传达的价值观以及坚持的文化认同，而这些都与问题及其要求无关。正是在那些期望、价值观和文化认同中，孩子的特质和父母的能力得到滋养。

搭桥术：一种解决孩子进食问题的方法

我们的理论叙述到此结束，现在给大家介绍一个拓展案例，讲述的是大卫·艾普斯顿和迈克尔·怀特如何利用趣味方法解决孩子的进食问题。我们希望阐明：

•如何同时外化导致父母自责的社会文化环境和孩子的进食问题；

•趣味方法如何"绕开"父母的自责和孩子的问题，并激发他们进行创造性的实验；

•如何在尊重父母的好意和努力、不把他们的问题病理化的前提下，审视和批评他们无意中参与问题的"生活"的行为。

以下谈到的"搭桥术"是出自10年前迈克尔与大卫未出版的手稿。我们担心随着时间的流逝，它会被灰尘所遮盖直至消失不见，这将非常遗憾，因为其中有些我们认为很珍贵的观点也会随之消失。经过迈克尔同意，我们掸去它的灰尘，修订之后纳入本书当中。

此方法是由迈克尔和大卫曾经接触到的无数家庭案例演变而来的，这些家庭面临着孩子拒绝吃饭、摄入营养不足等进食问题。这些父母来找他们的时候，已经尝试过各种专业方法以及民间偏方，但是问题却没有好转。

父母描述的病史：（1）持续的胃酸逆流异常；（2）童年疾病或药物治疗导致食欲不振；（3）摄入食物少、体重降低。经过了解，所有这些家庭，为了解决问题，都进行过医疗检查，也求助过行为心理学。但是，问题不但没有解决，还日益严重起来。

虽然进食问题有不同的表现形式，大卫和迈克尔还是在这些病史中发现了一些共同的特征。他们说家庭成员，尤其是父母，会全身心地把自己投入到让孩子接受食物的努力中。他们常常内化那些文化假设和社会期望，将错误归因于自己。他们认为孩子出现进食问题体现出作为父母的不足和失败，于是充满了深深的自责与内疚。然而，作为这些"帮助"行为的对象，孩子很少或者不会意识到那些问题是自己的问题，自己才是可以采取有效行为解决问题的主体。

父母努力帮助孩子进食的行为是完全可以理解的。如果他们孩子的食物摄入量已经降到了最低，身体状况变得非常糟糕，他们要努力改变这种局面的责任感肯定会增加。然而，家长承担了所有事情的后果就是，孩子会认为父母需要承担所有的责任，自己一点都不用承担，于是变得越来越不知道自己想吃什么，最终丧失照管自己营养需求的能力。大卫和迈克尔认为这些后果会被社会文化因素导致的恶性循环加以强化，从而使得所有的家庭成员都在无意之中参与了问题的"生活"。他们还会变本加厉地围绕着问题打转，不断陷入一个自我打击的循环之中。这样的结果只能是陷入自责、绝望、精疲力竭的境地。

这些孩子的父母实在无计可施了，就会去找健康专家咨询失败的原因。虽然这时候，作为父母的他们，大多数都会感到羞愧，但是却没有主动提出来或是被指出来。这样的结果就是父母会产生"希望被审判"的意识，也不管这是不是他们最初来找健康专家的目的（有的父母在咨询"心理健康"专家时，这些专家给出了明确而有力的病理诊断，指出他们对孩子的进食问题负有外在责任，从而证实了他们最为担心的事情）。自身的羞愧感，以及邻居、朋友、亲戚的期望和建议，使得很多父母忽视了他们曾经的成功，脱离了自己的社交网。

在与这些家庭会谈、审视哪些力量助长了进食问题的持续以及父母失败的故事的构建时，大卫和迈克尔发现父母和孩子热切地想要尝试一种新颖的解决方法。所以，在这些家庭的激励之下，他们发明了一种解决进食问题的方法，并称之为"搭桥术"。

停止内疚

搭桥术开始于内疚的停止。治疗师要鼓励父母，尤其是母亲，停止内疚与自责，放松自己。这有助于他们卸下长期束缚自己的心理负担，为探索并参与新办法作好准备。大卫和迈克尔提供了很多方法帮助父母停止内疚。

其中一个方法是利用一系列从其他家庭收集的、看似冒昧的问题来检测家庭成员的内疚情况。提问之前最好设置一个开场白。治疗师可以这么开始，"因为我之前接触过许多跟你们一样受到进食问题困扰的家庭，所以根据他们的经历，我收集了很多有关自责的情况。你们能告诉我自己有没有这些情况，如果有的话，是哪些呢？请仔细听这些情况，然后想想哪些符合自己的经历。我也想知道哪些是你们极力想要避免的。对于清单上的内容，你们能否补充其他一些你们的自责情况。"然后，治疗师就可以根据清单进行提问。例如：

- 是否曾经自责母乳喂养时间太长？
- 是否曾经自责母乳喂养时间太短？
- 是否曾经自责太早生孩子？
- 是否曾经自责太晚生孩子？
- 是否曾经自责与孩子太过亲近？
- 是否曾经自责与孩子不够亲近？
- 是否曾经自责太过武断导致了孩子的进食问题？
- 是否曾经自责因为考虑不周放纵孩子才导致了孩子的进食问题？
- 是否曾经自责过早回到工作岗位？
- 是否曾经自责因为不回到工作岗位的决定才导致了不安的感觉？
- 是否曾经自责你们夫妻不够团结？
- 是否曾经自责你们夫妻之间太过依赖对方？
  ……

以上只是自责情况的部分例子，实际上这样的例子是列举不完的（尽管大多数父母的情况会符合上面的几种情况或者全部情况）。当父母的自责得到承认并开始动摇时，他们会感到如释重负。借助反语，治疗师便可以和父母一起以一种轻松的方式谈论自责带给他们的痛苦，尤其是母亲的痛苦。

我们还可以让家庭成员挑选出那些与具体的自责情况相抗衡的事实，如那些"责备母亲"的情况。为达到这一目的，要询问家庭成员，哪些事情是能够削弱父母对自己和相互关系的充满问题的描述。然后，根据这些事情设置出进一步的问题，在细节性的对话中，引导家庭成员回顾在这些情况下，作为父母，他们是如何做到不受自责的影响的。这让治疗师和父母得以了解那些本可能自责但却极力避免了自责的情况。

例如，迈克尔问伊丽丝和拜伦，这些自责情况中，哪些是他们熟悉的，哪些不是他们熟悉的，很明显，虽然他们熟悉这些自责情况，但是作为父母，会极力避免将相互关系病理化。迈克尔又问他们是怎样在悲伤和沮丧之中做到那样的。这一成就反映了他们之间什么样的关系？在随后的重塑对话中，伊丽丝和拜伦发现他们的关系通过对"团结"的认同、"相互理解"的能力以及价值观的基础得以重新定义。随着对话的继续进行，伊丽丝和拜伦开始为他们的关系感到满意的同时，他们的自责、失败感和绝望减少了。

挑战孤立与社会脆弱性

许多父母因为朋友和陌生人总会主动提一些相冲突的建议，而远离他们并变得越来越孤立。由于孩子的情况看起来很严重，常常会招致那些明里暗里的指责，比如，"糟糕的母亲"或是"虐待孩子"等，为此他们不得不为自己辩护。当他们已经厌倦了这些之后，就会退出他们的社交圈，远离亲朋好友和一些认识的人。为了打破这一局面，大卫和迈克尔为母亲（父母）准备了一封"致有关人士"的信，最终发现效果很好。

致有关人士：

史蒂芬几乎从出生就有进食困难的问题，所以要比同龄人瘦小。现在正在接受儿科医生亚当的治疗，努力克服进食问题。以我们专业的知识来看，诺尔曼夫妇完全有能力应对这个相当困难的问题，他们也是深爱自己孩子的合格父母。我们希望你们可以尊重他们。

真诚的祝福献给你。

艾普斯顿

以下内容节选自大卫探究这封信的作用时对一些父母的访谈，结果表明这封信不仅规避了内疚和责备，还避免了孤立的痛苦。

大卫问："你们觉得我们写的那封信对你们重要吗？你们有没有给别人看过？""是的，给了，"阿莱娜答。"很好，在什么情况下给的？"他又问。

阿莱娜想了想才说："嗯，以前常常有人会对我说，'呀，他怎么了？病了吗？'然后我会回答说，'哎，他不吃饭，发育也不好。'他们又问，'你没喂他吗？你没管吗？'我知道他们可能并没有别的意思，但是我听起来很不舒服。"

她话语中传达出来的痛苦显而易见。大卫强调说："我不会责怪你的，他们看了信之后说什么了吗？你的问题有没有得到解决？"

"是的，确实解决了，"阿莱娜回答道，"他们现在什么都不说了。"她笑着说，"我把信给了我的医生看，他是个优秀的医生，他说这样做非常好。我还给了亚当医生看，他说如果你有个健康活泼的孩子，你肯定是个非常优秀的母亲。"

大卫听出了她的话外之音，于是说："对，如果孩子要是病了，可能就是你哪里没做好。"

"可不是嘛，都说是我们的错，"阿莱娜深表同意。"但根本就不是，"她愤愤地强调说。她的丈夫莫里斯补充说："我也觉得这封信对我们很有帮助，大概一星期以前，我们自己还把它拿出来又读了一遍。"

"早知道这样，应该给你们写封更长的信，"大卫开玩笑地说。莫里斯继续说："每次读它，都会消除我们对所做事情的疑虑，所以它对我们的帮助真的很大。我真的不希望别人来跟我谈论这件事，因为这跟他们毫无关系。但是朋友和邻居总给我们压力，因为史蒂芬的事情，我们已经失去了很多朋友，我们忍受不了他们的态度，只好远离他们所有人。"[5]

为孩子的内在力量命名

经过同父母的上述合作之后，治疗师要通过趣味方法发掘孩子吃饭的内在力量，包括吃饭的决心和责任。为达到此目的，通常要进行外化对话，具体探究"吃饭问题"对孩子生活造成的影响：

• 它教唆孩子去做什么？

• 它常常让孩子产生什么感觉？

• 它如何影响孩子的身体能力？

5.节选自艾普斯顿与布洛克（1989:99-100）。

- 它有没有削弱孩子的精力？

- 它有没有试图干涉孩子交朋友？

- 它有没有打算搅乱孩子与父母的关系？

- 它有没有想要去破坏孩子获得更多快乐的希望？

- 它有没有故意破坏孩子上幼儿园或是在朋友家里留宿的机会？

以上只是提问的部分例子。需要注意的是，所有的提问都要符合孩子的年纪。要是孩子年纪特别小的话，父母可以协助参与此类对话。

随着这些外化对话的进行，孩子生活中的独特意义事件或是例外事件就会浮现出来。吃饭问题企图控制孩子的生活从来没有完全成功过。因为总有例子证明，在某些情况下，孩子的意志力很强大，甚至在吃饭问题企图吞噬她的全部力量时，她仍然存有某种体力。例如，父母常常会提到孩子在很多方面都有着"强大的意志力"，包括他们对于食物的抗拒。这让治疗师很好奇，对付问题的时候，孩子的"力量"去哪里了。于是，治疗师可以与当事家庭共同思考这一反常现象。

收集了孩子意志力的例子之后，便通过提问来探讨这些例子的本质：

- 这种力量从何而来？

- 它属于哪一类型的力量？

- 这种力量叫什么名字比较合适？

在给这种力量命名时，会出现很多不同的称呼。孩子们会在不同的动物身上选择："袋獾之力""大象之力""鲸鱼之力"，等等。[6] 但是不知为什么，这些孩子都比较喜欢"老虎之力"。

按照这种方式命名这种力量为治疗师设置后续的问题提供了选择，这些问题会塑造有关孩子"老虎特性"（或者袋獾特性等）的延伸叙事及其对孩子的生存产生的重要性。随着父母和孩子的共同参与，"老虎特性"的叙事逐渐变得明朗，而问题故事就变得黯然失色了。这为孩子做好了准备，以便她和她的老虎结

6.迈克尔认为澳大利亚的孩子更偏爱袋獾的动物形象。

成更强大的联盟把进食问题赶出她的生活。这同时也为趣味性的解决方式打下基础，而这种趣味方式足以让与问题苦苦斗争，却徒劳无功以至于心力交瘁的父母如释重负。

每当我们讨论孩子的意志力时，都要提到"老虎特性"。因此在询问孩子的意志力时，总是借助老虎的隐喻：

- 你心里面是不是有一只让你变得强大的老虎？
- 发现心里有只老虎，你高兴吗？
- 你是怎样得到这只老虎的？
- 你有没有驯服这只老虎？
- 我们第一次见面时，你觉得我有没有猜到你已经驯服了心里的老虎？
- （提问父母）你们是不是早就知道了这件事，还是第一次听说？

自责与内疚的停止，孤立感和社会脆弱性的减弱，孩子与父母对话的重构，孩子力量的命名，这些都在为搭桥术做准备。

申请搭桥术

许多家庭曾经都有过家人一起玩乐嬉戏的经历，即便没有，他们也会期待这样的机会。在一段关于过去的经历和将来的期望的对话之后，治疗师开始强调家庭对找回失去已久的快乐时光的期望，或是对陌生而快乐的时光的期望。随后，治疗师便可以以轻松愉快的方式介绍搭桥术的申请了。申请的内容包括一系列提问，以确认家庭对这种趣味方法的意愿。这些提问明确为家庭提供了两种选择：一种是继续严肃地对待问题，另一种是反对严肃性，并尝试趣味性的方式。

这里我们提供部分提问的例子，对这些提问的回应必将是父母和孩子的转折点：

针对父母的提问：

- 现在，你是愿意继续探讨你对进食问题的责任的理论，还是觉得现在应该把精力投入到不同于以往的方法之中？
- 鉴于你们之前所有的经历，你认为是继续像以前一样使用一些严肃沉重的办法去应对问题比较好；还是如果有机会，你会更倾向于使用让自己和家人可以在一种轻松愉快中解决问题的方式?

针对孩子的提问,围绕她/他与"内心的老虎"的关系展开:

•谢谢你让我知道你与老虎的事情。你认为什么让老虎变得强壮?是让它吃饭还是让它挨饿?

•如果吃饭使老虎变得强壮,你是要阻止它吃饭还是站在一边让它去好好地吃饭?

•如果这只老虎是你的朋友,你应该让它吃饭还是挨饿?

•如果老虎要吃饭了,你是出来阻止不让它去,还是让它去?

最后的结果一定会是,父母放弃责备以及那些应对进食问题的压抑的方法,并表达出对更加轻松愉快的方式的强烈喜欢。而孩子则会决定让老虎吃饭对它们比较公平。只要不直接表明让他们吃饭,对于待在一边让老虎吃饭这件事情,通常他们会表达出强烈的兴趣。现在这个家庭就可以进行搭桥术了。

搭桥术

搭桥术采用的形式是一种有趣的饮食仪式。治疗师告诉父母和孩子,制作单日/双日的时间表,逢双日老虎就要吃饭。到了双日,孩子便会主动走开,这样就能遵守约定,不妨碍老虎吃饭。单日,孩子可以保持以前的吃饭习惯,但是不要指望她会吃饭。

父母要为孩子准备一套老虎服装,让孩子在老虎吃饭的那一天穿。受到老虎服装的启发,与我们讨论之后,父母还有了更多精彩的发明。比如,老虎的习惯、老虎的冒险活动、老虎的菜单等,这创造了一个活生生的老虎形象。再如,用黄色和黑色的毛线编成老虎的尾巴,用纸袋子剪成老虎的头,还有在T恤上印上老虎图案。老虎菜单是由父母协助孩子完成的。因为老虎并不是个"糊涂吃货",不喜欢死板的吃饭制度,所以菜单都是要从很多种类的食物中进行挑选。

父母还需要制造一个"老虎纪念册"。纪念册里面可以纳入老虎的菜单以及老虎吃饭那天的壮举。壮举的图片可以从电影里面获得,包括体现老虎的秘密、耐力、活力的图片。父母和孩子还可以去寻找关于老虎的物品以及大事记,并记录在纪念册里面。下次见面的时候带上这本纪念册,与治疗师分享。

服装、纪念册以及其他老虎物品创造了一个充满趣味的氛围，与之前努力改变孩子的饮食行为中沉重严肃的氛围极为不同。这让父母停止了对孩子营养不足的焦虑。在这过程中，老虎形象的引入绕开了对孩子吃饭的要求，使孩子有食欲成为可能。当然，这个食欲是老虎的，不是孩子的。对孩子的食欲外化和客观化，同样让父母和孩子绕开由食物引起的紧张关系成为可能：孩子与父母相互合作，共同关心老虎的营养问题，不再为了解决孩子的营养问题互相对抗、不知所措。

案 例

我们用两个案例具体阐明搭桥术的应用。第一个案例中，治疗师迈克尔·怀特遵循的是上面的治疗方案。而第二个案例中，治疗师大卫·艾普斯顿和他的搭档菲利斯·布洛克（Phyllis Brock）并没有完全遵循上述治疗方案，而是根据当事家庭无意中的建议，进行了一些很有创意的改动。

弗雷德

弗雷德，4岁，身材瘦小，语言能力发育迟缓，脸色异常苍白，黑眼圈很重。一位儿科医生向弗雷德一家引荐了迈克尔。迈克尔得知这位医生已经用尽了所有传统的治疗方法，包括住院治疗以及一些行为疗法来改善弗雷德自我饥饿的情况，但都不见起色，现在他非常担心弗雷德会出现严重的成长激素缺乏。

弗雷德患有肺部感染，加上一开始被误诊，所以，从出生10个月开始他的身体状况就一直很差。有一次，他的病情恶化，需要马上住进市医院的重症监护病房。因为弗雷德的家在离市医院很远的地方，所以不得不靠救护飞机送他去医院。不幸的是，由于飞机空间小，加上有许多重症监护专家，已经容纳不下他的父母。父母只好开车去医院，但是车子又在半路上抛锚，耽搁了时间，没能在弗雷德最需要他们的时候陪伴他。

弗雷德的情况一度非常危急，所幸后来逐渐度过了危险期，转到了普通病房。但在普通病房没多久，因为别人无意中给他食用了令他过敏的婴儿食品，他又转到了重症监护室。从那时开始，他就开始拒绝进食、喝水，因为他认为这些造成了生病、恶心和精神创伤（包括与父母的分开）。

在接下来的12个月里，他变得非常挑食，出现了明显的发育迟缓状况，父母愈加担心他的健康和成长。他们去医院检查，也没有查出来原因。随后，又诉诸行为疗法，但仍然是徒劳。又是两年过去了，他的情况没有任何好转，想到弗雷德那少得可怜的进食量和他的将来，父母感到了深深的绝望。弗雷德也变得越来越虚弱。

第一次会面时，父母琼和艾伦向迈克尔哭诉了这个问题的历史。虽然对咨询根本不抱有任何希望，但是他们也没有其他选择了。他们把能想到的办法都尝试过了，现在已经筋疲力尽了。他们逐渐疏远社区里的其他家庭，因为那些家庭拥有健康的孩子，随时准备给他们提各种建议。也是因为同样的原因，与其他亲戚也疏远了。琼和艾伦觉得自己是失败的父母，然而这种自责是造成严重的社会脆弱性的原因之一。他们觉得自己已经求助无门了。咨询室里，悲伤和绝望触手可及。

迈克尔猜测他们是不是对这些事情下了结论，包括对问题的负罪感和他们的身份——不仅是父母的身份还有普通人的身份。琼和艾伦听了之后都大为吃惊。迈克尔向他们表示，他要离开一会儿，一两分钟后，带回来一张清单，上面写着一些自责情况，是他过去帮助那些与他们有着类似问题的家庭时所收集的，他照着清单内容，一边读一边问他们。这时，琼和艾伦又哭了起来。迈克尔耐心等待，然后找机会问他们怎么了。过了好一会，迈克尔才得到回复。琼和艾伦说这些是得到解脱的泪水，他们对此已经期待了很久。突然间，他们感到不孤独了，别人也有跟他们类似的经历。

通过进一步对自责情况的探讨，琼和艾伦认为清单上面的13种情况中有4种不符合他们的情况。这为重写对话提供了切入点，而这种对话能够强有力地挑战他们之前对自己身份的消极描述。另外，在这种对话中，父母明显地摆脱了悲伤和绝望的感觉。随着这些替代故事的逐渐揭开，他们的心里还会不时涌出喜悦。

琼和艾伦对那些申请问题做出的明确回答，表明他们已经愿意采用搭桥术。在接下来的外化对话中，虽然迈克尔需要琼和艾伦的翻译才能弄懂弗雷德说的话，但弗雷德很快就发现了自己身上的"老虎之力"（这只老虎是从一个遥远的国度一路游泳过来的）。

"弗雷德知不知道不管是男孩还是女孩，都有吃东西会恶心的时候？"他使劲地点点头。

"弗雷德知不知道老虎吃饭时从来不会恶心呢？很多小孩都知道这个。"

在回答这些问题时，弗雷德看了看妈妈，又看了看爸爸，然后突然意识到自己对这些事情都很熟悉。没错，弗雷德准备站在一边，让他的老虎去吃饭，这样它就可以变得又大又强壮，可以去骑自行车，去钓鱼。

单/双日的时间表拟订了，制造一套真实的老虎服装的计划得到了讨论，老虎的菜单准备好了，在父母的帮助下，弗雷德创造出了关于老虎的计划的故事，这个方法的其他详情也得到了讨论。弗雷德和父母的讨论中充满了兴奋和乐趣。迈克尔发现他们其实都非常地幽默。他们回家的时候要经过动物园，这正好给了弗雷德进一步熟悉老虎的机会，也让琼和艾伦能够当即实施纪念册计划——拍一些老虎的相片，然后将其贴在纪念册中老虎长大变壮的故事旁边。

两个星期之后，他们进行了第二次会面。这次弗雷德看起来不太一样了，黑眼圈没有了，脸色也正常了。父母说他照做了自己答应的事情，站在一旁，让老虎吃饭。他们对老虎吃饭习惯中所体现出来的冒险本性十分惊讶。弗雷德几乎已经"超出了目标"，因为，即使不是老虎吃饭的日子，他都会用手抓些食物放进自己嘴里，让老虎"过来吃掉"。弗雷德把纪念册拿给迈克尔看的时候，显得非常自豪，那确实是一个伟大的作品，描述是一个关于能力与自己吃饭的替代叙事。随后，弗雷德穿上老虎服，吓了迈克尔一跳。所幸老虎又变回弗雷德，安慰迈克尔他没有危险。带着明显的轻松与愉快，琼和艾伦也加入到丰富替代叙事过程之中。

第三次会面安排在一个月之后。迈克尔发现除了弗雷德在这两次见面的中间有过一次病毒感染，总体上情况都在不断好转。他开始骑自行车了，而在6个月之前由于身体太虚弱他连踏板都踩不动。现在他开始跟其他小孩一起玩了，语言发育情况也明显地好转。琼和艾伦现在的感受也大不同从前，愿意经常外出，和亲戚朋友交往了（这些亲戚朋友大部分都认可搭桥术的宗旨并支持弗雷德和他的父母）。

后来迈克尔与这个家庭又见了两次面，18个月之后又进行了一次随访。那是一次美好的重聚。弗雷德已经变成一个健康而富有冒险精神的孩子。他的老虎在吃饭期间很少出现了，他几乎承担起了照管自己营养的全部责任。琼和艾伦认为他们全都更加热爱生活了。

尼 克

尼克来到莱斯利中心时刚好6岁半，一起来的还有他的父母和3岁的妹妹奥利维亚，治疗师菲利斯·布洛克负责跟他们交流，大卫·艾普斯顿负责观察和思考他们的谈话。[7]

与奥利维亚相比，尼克脸色苍白、无精打采。他对游戏室毫不在意，坐在椅子上一动不动，脑袋耷拉在肩膀上，整个人显得异常安静。

福斯特夫妇给大卫和菲利斯讲述了尼克的情况。尼克一岁半之前，吃饭都很正常，这让曾经是儿科护士的福斯特太太确信，比照那些众所周知的统计数据，他的情况算得上好的。谁知，突然也不知道什么原因，尼克开始不正常吃饭，只吃白面包和果酱三明治，偶尔破例吃些苹果和葡萄干。那时夫妇俩并没有向亲戚朋友之外的人寻求帮助，以为随着尼克长大，这种情况慢慢会好的。但是随着时间的推移，尼克并没有好转，父母开始着急了。他们担心这会影响他身体和智力的发育，从而影响到上学，所以在他5岁那年，他们咨询了一位儿科医生。他说，尼克除了体重偏低，其他方面还算正常，这让父母稍感安心。然后他给尼克开了一些开胃剂之类的药，尼克服用后有些嗜睡。

那次治疗之后，虽然尼克的体重增加了2磅，但是他吃饭的情况仍然没有改善，仅仅是面包和果酱吃得更多了。福特斯夫妇决定停止用药。然而尼克的身体每况愈下，对那些微小疾病的抵抗力越来越差，不能像其他小孩子一样玩耍，每天下午5点之前就困了，这加剧了他们的担心。

福克斯夫妇来到莱斯利中心之前，为了解决问题，"从威逼到利诱"，用尽了各种办法。大卫注意到他们的措辞倾向于军事方面的隐喻，比如"作战""争斗""打仗"等。另外，福特斯太太的挫败感比丈夫强烈，因为她"在前线作战的次数比较多"。她丈夫从事的是轮班工作，吃饭时间经常不在。

福特斯太太要定期地与儿子进行斗争，她解释道："他会3个晚上什么都不吃就去睡觉，然后就去不了学校，并且只吃三明治。他又赢了一个回合。"这之后战争会平息一段时间，直到她的"好胜心"回来，她又会开始下一场斗争。他们失望至极，后来听从朋友的意见转诊到莱斯利中心。

治疗师为探索福特斯夫妇自责的情况，给他们读了一些曾经在该中心治疗

7.莱斯利中心位于新西兰的奥克兰，是一个孩子与家庭服务机构，由"长老会支持服务机构"赞助。

的其他家庭的故事，这些家庭也遇到了同样的进食问题。这些故事着重讲述了其他父母是如何摆脱内疚自责的。听完之后，福特斯夫妇表示也想加入到这些父母当中。

这次会谈快要结束的时候，大家都认为在某些准备没有做好之前，事情是不会有所进展的。福特斯太太觉得为尼克制作老虎服装是一个充满希望的开始，他们还对具体的细节进行了讨论。鉴于她已经出现"战斗疲劳"，所以由丈夫来训练儿子学习老虎的吼叫。就在这个家庭快要离开的时候，发生了一件意外而特别的事情。夫妇俩给治疗师推荐了一本书，叫《来吃饭的老虎》。

第二次会面一开始，尼克通过"老虎的吼叫"来展示力量。菲利斯·布洛克（负责访谈的治疗师）吓得躲在椅子后面。尼克对单面屏风在晃动感到奇怪，菲利斯解释说"那是大卫在发抖，因为他很害怕，所以躲了起来"。当一切恢复正常后，菲利斯恢复镇定，查看了尼克的老虎装备和T恤上"凶猛"的老虎图案。

那天，还有另一个惊喜等着尼克。菲利斯创造了自己版本的《来吃饭的老虎》，邀请尼克坐在她旁边，给他讲故事。尼克很乐意，说自己对这个故事太熟悉了。

菲利斯让尼克放松、闭上眼睛："当你闭上眼睛的时候，脑海中有没有出现一台电视机？"尼克点点头，她又继续问："电视机是黑白的还是彩色的，大的还是小的？"尼克说能看到"一台大彩电"，还在上面看到了那个广为人知的故事。

《来吃饭的老虎》讲的是一只没有礼貌的老虎，擅自闯入一对兄妹的家中，而当时他们的父母都不在家。老虎的胃口大得惊人，把他们家里所有的东西都吃光了。书里配有许多插图，描绘老虎吞了一大堆蛋糕和其他的食物，喝了一壶又一壶的茶，甚至直接打开水龙头喝水。它的胃口似乎永远都满足不了，直到吃光家里所有能吃的才离开。等到父母回来时，发现家里已经没有任何可以吃的了，孩子们把家里来了个贪婪的不速之客的事情告诉了他们。父母知道之后显得很从容，只是全家人那天的晚餐要去外面吃了。第二天，他们去超市又买了很多吃的回来，期待老虎的再次造访。书中故事的结局是"老虎再也没有来过"。

菲利斯几乎逐字逐句地念完了这个故事，不过还是有一些计划好的变动。故事里老虎的每次出现被一个身穿老虎服装的小男孩所代替，比如，他有着蓝色的眼睛，金色的头发，穿着老虎服装做这做那，或是会像老虎一样吼叫。

另外，故事里的妹妹变成了尼克的妹妹奥利维亚。其他改变都与尼克的老虎有关。故事快要结束之前，菲利斯停顿了一下。这时，尼克大声地说到"老虎再也没有来过"！菲利斯拉过尼克的手，轻轻拍了拍，让他再回到脑海里的电视中看看。过了一会儿，她说："我的故事中，老虎每隔一天就会来！"

随后尼克和奥利维亚去另一个房间等候，大人就留下来商量事情。福特斯夫妇抑制不住内心的喜悦，笑个不停。他们和治疗师一起秘密商量老虎每隔一天就会来吃饭的相关计划。老虎不来的时候，尼克像平常一样吃饭；老虎来的时候，福特斯夫妇就会播放菲利斯版本的《来吃饭的老虎》的录音带，尼克换上老虎的装备，变成了那只老虎。然后，尼克被送到后门，再绕到前门让奥利维亚开门。他会用吼声来表明自己老虎的身份。接下来，老虎会得到跟书中的插图类似的食物。如果这样做有困难，可以用老虎的午餐盒代替。

三个星期之后，福特斯一家再次来到莱斯利中心。尼克的脸色变得正常了，看起来跟其他男孩没什么不一样。父母说"他现在吃饭可开心了，即使是在老虎没来的晚上也一样"。大家都很积极地为老虎编写菜单，有水果、蔬菜、肉，还有现在已经能消化的甜食。有时候，尼克还会因为抢妹妹的食物而受到批评！

大卫和菲利斯想，他的老虎这么能吃，会不会导致他超重，但是尼克表示这不太可能。他现在的活跃级别已经不是第一次见面时候的样子。他现在会满屋子跑来跑去，翻弄玩具箱，在黑板上写字，逗逗奥利维亚。父母对他现在的"活跃和闹腾"有些担心，不过他们让大卫和菲利斯放心，说这是一种甜蜜的担心，并且很愿意为此去寻找解决的办法。目前他们在逐渐延长老虎造访的间隔时间，并且认为很快老虎就不用再来了。

6个月后，大卫、菲利斯有机会得以对福特斯一家进行回访。这时，尼克的进食问题似乎已经是一件非常遥远的事了。在这段时间里，老虎来了5次，加上以前的，总共有10次。若是遇到小病，尼克可以不用去看医生了，而且他的头发现在看起来像有了生命一样，以前可是又干又卷的。现在，他还能与其他同龄的朋友开心地玩耍了。

下面是这一次的会谈摘录，其中讨论了他们第一次见面之前，福特斯太太与那位儿科医生的会面。

"那位儿科医生并不那么担心尼克。"福特斯太太开始说。"但是你们很担心，对吗？"大卫问。"嗯，我们只是觉得这可能与心理方面有关，"福特斯太太解释说，"因为不是身体或器官上的问题导致他吃不了饭。"

"嗯，尼克吃饭的情况其实也不是那么糟糕，但是我想父母还是希望自己的孩子多吃一点。"大卫若有所思地说，"生活不能只有果酱三明治，还要有胡萝卜、马铃薯、柠檬派。你们觉得他应有的快乐被剥夺了吗？"

"不是这样的，"福特斯先生突然插了一句，随之又解释道，"我认为是他限制了自己，将自己、精力和所有的东西都限制在了一个非常狭小的角落，我能看到他通过那种方式限制自己。"

大卫停顿了一下，然后问："你觉得情况为什么改变得如此之快？可以跟我们说说吗？"

"嗯，是你们帮助我们实现了……"福特斯先生说到这里时，停下来整理了一下思绪，"你们撒下了种子，提供了主意，然后我们把它付诸实践。"

"你们有没有为此表扬自己？"大卫问，"我担心父母对自己的表扬总是很吝啬。你们觉得是自己的功劳还是我们的功劳？"

"你为我们提供了办法，"福特斯太太回复说，"我们去实施，但是我们还是需要与你们保持联系，以便找到和采取不同的解决方法。"

大卫分享了其他家庭的观点："有的家庭说，'我们看待这个问题的角度不一样。'"

"对，对，对！"福特斯太太强烈地同意道。福特斯先生也深表赞同："嗯，是的，你们的方法非常不一样，就像我们之前讨论的，人都会受到自己思想的限制。"

接着大卫问尼克："我记得你在录音带上听了个故事，对吗？故事里都讲了什么？你还记得吗？故事里的老虎做了什么？"尼克回答："嗯，他会沿路走到房子门口，然后敲门。"

"你能示范一下录音带里的老虎是怎么叫的吗？"大卫请求道。尼克笑着说："没问题。"这时大卫开玩笑地问："我需要站到后面去吗？"尼克大笑，然后发出了一声强有力的吼叫。"哇哦！"大卫惊叫道。

"然后奥利维亚去开门了吗？"

尼克点点头。

"老虎进门之后发生了什么呢？"

"他会走到饭桌那里，然后穿着我的围裙。"

这时奥利维亚说："然后他吃光了所有的食物！"

"对，所有的食物。"尼克也说。

"他吃光所有的食物？"大卫惊讶地附和道。

"对，而且他是最后一个吃完的，因为我总要停下来歇个两三分钟。"

"为什么？因为要吃完所有的食物很累，所有需要休息一下吗？"

"对呀，而且吃完之后我又会吃冰淇淋，大口大口地把它吃完。"

"你觉得老虎吃光所有食物之后，是不是变得要大一些，强壮一些？"

"对。"尼克回答。

"那么你认为变大、变强壮了的老虎是不是比以前更快乐了，越来越爱玩，越来越吵闹了？"大卫追问。

"是的。"尼克微笑地说。

"真是只很棒的老虎，你觉得它是你的好朋友吗？"大卫问道。尼克点了点头。他又问："如果让你给其他小朋友说怎样成为一只老虎，你会对他们说什么？"

尼克把他的话用录音带录了下来："你先到莱斯利中心，那里的人会给你讲个故事。"

"什么样的故事，"大卫问。尼克对着麦克风说："一只来吃饭的老虎吃光了所有的食物，还很喜欢自己盘子里的所有东西。"

"你先到莱斯利中心，他们会给你讲个故事，然后呢？"大卫总结说。

尼克继续道："他们会让你去准备一套老虎服，然后让你像这样吼叫。"尼克随之发出一声强有力的吼叫。然后，他停了下来，若有所思地说道："有时当我看到它的时候，我会想'哎，我希望不再当老虎了，因为我感觉已经长大了。'"

听到尼克的话，大卫特别疑惑："你是说你不再需要老虎了吗？你已经长大了？"

尼克点点头，笑得很开心。

"你觉得老虎会不会帮助其他小朋友？"大卫问。

"当然啦！"尼克说。

总　结

过去10年里，大卫·艾普斯顿和迈克尔·怀特用搭桥术帮助了无数4到7岁的孩子，解决了他们的进食问题。搭桥术的方法总体上就是按照上文陈述的内容进行，（根据具体情况可作相应变通），到目前为止，这一方法对改善孩子的进食问题都很有效。

迈克尔和大卫提醒实施搭桥术时要注意，不能有速成的心态，不能简单地把这一方法当成一项技术。"手术"之前，要让父母作好充分的准备，比如，要让他们停止自责，否则，"手术"成功的机会就会大大降低。他们强调实施该方法之前，相关基础一定要打好，否则会影响工作的整体方向和策略。

大卫和迈克尔认为在面对孩子出现的各种问题时，尤其是那些让孩子身心严重受困的问题，他们不会放弃任何使用"搭桥"作为隐喻的机会。他们还强调，对于那些由于受到忽视、没有归属感或是受到虐待而不能健康成长的孩子，更应该使用这种方法。

5
削弱主要情节与加强次要情节

情节引领故事发展的方向，描述故事的意图，并塑造故事的意义。正是因为情节具有这些功能，我们可以说情节把事件串联成了一个有意义的故事。"事件构成了故事，从这个意义上说，情节构成了故事。"这是布鲁克斯的名言（Brooks，1984：3），它准确地描述了情节就像胶水一样确立了故事的连贯性。

布鲁克斯把"叙事"描述为一个更大的系统，我们把它用来理解我们在时间框架之中的经历，而情节则是我们整理所搜集来的意义的主要方式。他认为，情节的发展过程是"塑造叙事动态层面的过程，通过一系列线索的展示和目的的揭示，保证意义向前推进，推进故事的发展，推进读者的阅读"。换句话说，情节从生活经历中组织信息，将某些特定的时刻变成有意义的叙事。

如果我们要在困境之中合著一个充满希望的全新叙事，那么就要对问题故事的情节进行批评和修正。不过这并不太容易，就像布鲁克斯说的，情节深深地影响着我们赋予生活经历的意义，以至于我们常常把这种影响视为理所当然。他这样来描述情节，"批评常常从它身边无声地经过，因为对讨论来说，批评太过明显"。

问题的情节

问题故事有这样一个优势：它们已经流行了一段时间。其故事情节相当厚重，就像一个雪球，把家庭生活中的某些事情都裹在一起，最后将它们冻成一个坚实的冰球。那个曾经无辜的雪球变成了人人都要对付的过街老鼠。这些问题故事的说服力很强，但是影响力却是十分消极的。一旦这些故事把我们吸收进去，那些与其不相符的经历就会被忽视，任何希望和机会也会被掩盖。它们常常充满了许多未经检验的社会假设，包括性别、阶级、文化等方面，这些假设赋予了它们权威，"证明"它们的"正确性"。

问题的情节大言不惭地总结一个人的生活：他现在是什么样的人，过去是什么样，以后什么样。请思考下面的问题并对情节作出批判。

假设杰克遇到了一个问题：

• 问题会告诉杰克他是个什么样的人？杰克是怎样得出那样的结论的？

• 如果杰克完全相信问题告诉他的故事，这预示着一个什么样的未来？根据这个故事情节，他会成为什么样的人？

• 在这个问题故事中，问题会让杰克怎样评价自己（性格、行为）和他人？

• 问题让杰克怎样对待自己与他人？

• 关于杰克的个性、才能、特质，问题会告诉杰克怎样的故事，这些是如何表达出来的（如果表达得到允许）？

替代故事的情节

问题故事有大量的证据来支持它的合理性，治疗师简单地积极陈述或是再构造很容易受到忽视。因此必须要创造一个替代故事，里面的人物、意图、环境都要像问题故事一样完善、丰富、有说服力。迈克尔·怀特（1988a/1997：8）提出了一种"文学价值治疗"。

叙事治疗中一个重要的焦点是孩子（和/或家庭）与问题之间的"关系"。如果把问题拟人化，那么可以认为它拥有自己的特征，价值观和行为方式。将孩子的个性、能力、知识与问题的特征进行对比可以作为替代故事的开始。家庭成员和治疗师发现，当他们在一起分析问题病态的"价值观"和"意图"时，就不再像分析孩子与家庭的病理和病原史时那么疲倦和悲观。

替代故事的情节在对人与问题的相互影响进行反复的提问和评论中得以揭露，具体来说就是问题对家庭成员生活各个方面的影响，以及孩子与家人对问题"生活"或"职业"的影响。为了弄清孩子对问题生活的影响，我们要突出孩子的特质、知识、能力，以及任何有可能与问题的影响相抗衡的意图、承诺、想法、行为。孩子的特质，比如决心、勇敢、丰富的想象力，对探寻孩子如何从问题的束缚中解脱出来非常重要。孩子和家人在替代故事里面成为主角，克服问题或是按照它们喜欢的方式与问题共处。

再次回到杰克的故事，请读者根据下面的问题思考替代故事的特质：

• 如果杰克、他的家人和"治疗"要讲述一个与问题故事不一样的版本，需要什么样的替代故事？

• 替代故事里，杰克、家人、治疗师的想法和行为与问题故事告诉他们的有何不同？

• 替代故事的体裁是不是足够有趣和灵活，使得他们都能远离问题故事，发现与问题故事不相符的独特事件？

• 这些独特事件怎样转化成为孩子生活中有意义的事件和对抗问题的强有力的手段？

主要情节与次要情节

当把问题故事与替代故事并置时，我们要做的就是削弱问题的主要情节，加强替代故事的次要情节。削弱问题的主要情节可以通过挑战其关于孩子或是家庭的假设和"事实"来实现。同时，替代故事的情节可以通过与问题故事相抵触的积极的观点和事件来加强。下面的例子中展示的是一些支持问题故事的事实："里克和他的兄弟们总是打架"；"从不会好好相处"；"从不关心对方"；"关系不好已经几年了"；"去年打架打得厉害，我们不得不提前三天结束度假回家"；"我们拿他们一点办法都没有"；"这个家庭永远没办法交流"。请注意这些表述频繁地使用"总是""从不"这类词。

搜寻这些表述的例外情况会是一个好的开始，但这可能还不够。还需要治疗师与家人合作，把这些例外情况变成连贯的、充实的替代故事。例如，这些与问题故事相对的独特意义事件："里克和他的兄弟们小时候的关系很好"；"上周杰克逊（里克最小的弟弟）遇到麻烦时，他们都去帮他"；"这星期他们有两次和平相处，并没有一直打架"。

治疗师可以向父母提出这样的次要情节："你们说过，'里克和他的兄弟们小时候的关系很好，'其实在你的内心深处，还是相信他们是关心对方的。"治疗师可以对里克和他的兄弟们说："你们告诉过我'讨厌脾气和打架让你们的关系恶化'。你们还说，那天有人在学校欺负杰克逊，你们都冲出去帮他了。这是不是意味着你们愿意为了手足情谊共同对付脾气和打架？"

随后治疗师可以提出一些问题，引导这个家庭共同加强次要情节。"关于这些进展，我想问你们一些问题。"对孩子提问："你们喜欢在一起还是分开？你们觉得脾气和打架希望看到你们怎么做？你们团结起来对付脾气和打架，你们认为它们会怎么想？"对父母提问："儿子们能够联合起来对抗脾气和打架，你们对此有什么看法？这说明作为父母，你们要具备什么能力来向孩子们传递你们关于合作、忠诚、关心的价值观？"对整个家庭提问："这些进展预示着下个月的家庭度假会是什么样？脾气和打架希望看到的是什么？你们又希望发生什么？这个星期家庭中的脾气和打架的减少对下个月愉快地度假是有利还是有害？"

在两次会面的间隔期间，新发展的次要情节常常会遭到削弱，因为它很可能会受到旧情节的影响。为避免这种情况出现，我们有时会询问当事家庭是否愿意记录会谈间隔期间所发生的远离问题情节的精彩事件或是闪光事件（独特意义事件），然后下次来与我们分享。这样一来，次要情节便马上成为会谈的焦点。

同样，别忘了问题不可能不反抗就投降的，它的情节会支持以问题为主导的事件，把那些与之相对的积极事件变得不重要或失去意义。有些问题十分狡猾，想要"卷土重来"。事实上，这种"卷土重来"是可以预测的，它并不是问题的复发，应将其视为小问题。因此，如果这类预测成为现实之后，每个人都可以预测自己可能的反应。例如："你们觉得脾气和打架会卷土重来破坏你们的假期吗？""如果它们来了，你们打算怎么赶走它们？"

另外，如果家庭不切实际地期望把问题完全消除，那么最后可能会感到沮丧，甚至放弃任何补救的希望。遇到这种困境时，次要情节可能就需要提供一种与问题相处的全新的态度或是方式。"如果采用竞争的方式互相激励而不是利用斗争相互打击会怎么样？"

"文学价值治疗"中，新故事的构造是一项非常艰难的工作。因为要像鸟儿筑窝一样，处处小心细致，才能创造出次要情节。治疗师同家庭成员通力合作，收集并记录那些与问题故事相对的过去的事件、意图、希望和梦想。然后把那些想法和行为编成一个有说服力的替代叙事，能够与问题故事相抗衡。

本章的两个故事，在替代叙事的发展过程中，同时阐明主角与对手、主要情节和次要情节两对关系。在接下来的案例中，大卫·艾普斯顿旨在动摇对孩子个性的既定的问题描述，突出那些曾经被忽视的特质。

在保罗的故事中，大便问题被拟人化为"狡猾的便便"。保罗与"狡猾的便便"的关系则是会谈的焦点。整个对话贯穿了对保罗及其家人的特点、想法、能力与"狡猾的便便"的对比。保罗被问及一些问题，思考"狡猾的便便"对他生活的所作所为是否公平。孩子们常常认为问题对他们所做的事情是"不公平的"。而这种不公平的感觉，能够激励保罗运用自己的创造力与本领去对付"狡猾的便便"，与大便问题建立一种全新的关系。

"我弟弟不臭，你才臭！"

大卫和保罗一家会面时，参加会面的家庭成员有7岁的保罗，他的爸爸妈妈，9岁的哥哥和15岁的姐姐，大卫毫不费力地就猜出谁是最受问题困扰的人。大家都走进咨询室后，转身等待需要哄才肯进来的保罗。保罗进来的时候，痛苦地皱着脸，看起来对接下来要发生的事情显得十分不安。谁都不敢先开口说话，生怕惹保罗不高兴，让他变得更加沉默。

由于大卫在电话里跟他妈妈朱莉了解过他的情况，于是冒险先开口："保罗，有只小鸟跟我说'狡猾的便便'总是找你的麻烦，总是趁你不注意偷偷溜到你裤子里面。"大卫说话的时候，保罗调整了一下座位。他站起来，将椅子转向背对大卫和家人的方向。大卫继续说："我个人觉得它这样对你，非常不公平。我想，你跟其他7岁的男孩一样，更喜欢悄悄地把它排进马桶，冲进下水道，最后到污水处理厂。你知道它们最后会被制成肥料，让花朵、蔬菜茁壮成长吗？我不知道你是什么感觉，但是我自己特别骄傲，因为我的大便会这么有用。"这时候，保罗已经转过头来，似乎想凑近点听。"有没有人认为'狡猾的便便'对保罗所做的是公平的？"接下来咨询室里进行了一场对便便的全力谴责。

随后，大卫开始问其他家庭成员，为什么"狡猾的便便"要这么对待他们的保罗？他们知道为什么它要如此恶作剧吗？这个恶作剧是干净的还是肮脏的？它是不是让保罗的同学都故意避开他？它有没有让保罗觉得自己比实际年龄要幼稚？

在讨论的过程中，随着"狡猾的便便"对保罗的生活、自尊、成长、社交和娱乐活动（尤其是与哥哥姐姐之间的相处）造成的影响逐渐明了，保罗的愤怒开始慢慢膨胀。

"狡猾的便便"企图让保罗的父母失去作为父母的自尊和信心，好在它并没有成功。不过，他们不得不承认目前有些不知所措。这个时候，保罗把头扭得看上去有受伤的危险。毫无疑问，他听得很认真。

然后大卫问了大家这样的问题："如果保罗大便之后，干干净净的，你们会不会想要重新认识他？"大家都表示这非常有可能。"有哪些是你对他过去了解的还想知道的，但是臭味让你远离他？你们想想你们还知道哪些关于保罗的新事情？"

保罗的爸爸提出了一个相当有用的信息："只要他下定决心去做什么事的时候，他就一定会做到。"他这么说的时候，确信这是一种很坚定的信念。

"假如保罗真的像爸爸所说的那样有决心，"大卫一边思考一边说，"并且把决心用在了大便问题上，最后成功解决了这个问题。那么在保罗还没有把大便冲走之前，你们每个人会想对它说什么？"

保罗被这个问题吸引住了，差点从椅子上摔下来。"保罗，为什么不加入我们呢？毕竟，这是你的问题哦。"大卫说。于是保罗高兴地转过椅子，加入了讨论之中。当姐姐训斥便便说"我弟弟不臭，你才臭"时，保罗显得十分开心。"滚回你的下水道去，坏东西。"保罗听到爸爸这样的斥责时，大声笑了出来。

当大卫问下面的这些问题时，保罗非常配合：

· 如果你下定决心要保持干净，你觉得"狡猾的便便"还能让你变臭吗？
· 为什么你想要保持干净呢？
· 为什么你说保持干净对你有好处？
· 为什么你说保持干净对生活有好处？
· 为什么你说保持干净对哥哥姐姐有好处？
· 为什么你说保持干净对爸爸妈妈有好处？
· 为什么你说保持干净对整个家庭都有好处？
· 要是"狡猾的便便"竟然厚脸皮地跟你说应该要变臭、这对你很好，你怎么办？

　　• "狡猾的便便"是不是曾经对你说你很臭？它是不是告诉你说别人喜欢你这样？

　　接着大卫与保罗一家探讨保罗拥有哪些可以对付问题的能力。由于保罗的爸爸说过，保罗下定决心的事情一定会做到。于是大卫继续询问他们关于保罗"下定决心"的事情，并收集保罗曾经成功运用"意志力"的相关例子。

　　大卫对这些怀有极大的兴趣——保罗的"意志力"以及它改变被保罗现在视为不公平的事情的潜力。他也想将焦点放在保罗早已存在的与问题分开的力量之上。接受对孩子和家庭充满问题的描述实在是太容易了，然而这会掩盖孩子的特质并减少我们对他的尊重。通过了解问题之外的保罗，大卫可以保留对保罗是个有独特能力的人的看法和期待，而不是将其视为一个有病或是发育不健全的人。大卫将在两种力量控制之下保罗进行了对比，一种是自己的力量，另一种是"狡猾的便便"的力量。其实，可以这么认为，"狡猾的便便"夺走了保罗的意志力，现在他要夺回来。

　　大卫问保罗"狡猾的便便"夺走了他的意志力是否公平。他强烈地表示这相当不公平。接着大卫从保罗口中得知，"狡猾的便便"常常趁他全神贯注于电脑或游戏时，偷袭他。于是，它的行为模式就此暴露出来：在特定的位置（电脑）利用特定的活动（保罗打游戏）偷袭保罗。会谈的最后，大卫和保罗讨论应对策略。他们讨论的结果是，保罗在玩电脑游戏的时候，要以意志力来向"狡猾的便便"宣战。这会加强他的决心，削弱"狡猾的便便"的力量，避免忘记自己上厕所的需要。

　　很明显保罗已经勇敢地向"狡猾的便便"宣战。第二次会面时，大卫得知，在过去的三个星期里，保罗只输给它几次而已。大家都觉得相比以前，这已经改善了75%。

　　想到保罗的意志力，大卫问保罗："你是不是已经下定了决心？"保罗坚定地回答："是的"。大卫问他为什么会下定决心，保罗回答："因为它总是支配我做这做那，我要反击回去。"大卫又问："你会给被它控制的其他小朋友提些什么建议呢？"他回答："他们应该下定决心去对付它。"

　　下面是第二次会谈的摘录：

"咱们第一次见面时，'狡猾的便便'算不算是你的朋友？"大卫问保罗。

"是的。"保罗回答。"它是你的朋友，"大卫重复道，"但是你现在打败了它，你怎么做到的？"

"我玩游戏的时候会很警惕，要是感觉它要来了，我就会跑去厕所，有时候也会使劲憋着。"

大卫继续说："'狡猾的便便'以前常常在你玩电脑时偷袭你，你是怎么回击的？"起先，保罗不知道怎么回答，所以想了一会儿才说："我觉得可能就是当我跑去厕所的时候，它以为我会站在那儿玩。"

"哇，真的啊！"大卫大声感叹道，"'狡猾的便便'还以为自己在电脑旁，却不知已经快要进马桶了。真棒的回击！你给它来了个措手不及，把它甩在了身后，对吗？""那是，"保罗脱口而出。

大卫把话题从保罗转向问题，开始询问"狡猾的便便"的想法："你觉得'狡猾的便便'会不会认为你跟以前不一样了？"

"我想会的。"

"它会因为你而感到失望吗？"大卫问，试图把保罗成功的感受跟"狡猾的便便"失败的感受相对比。

"会的。"

"你为什么这么认为呢？"

"因为我在做正确的事情，不再对它言听计从了。"

"如果它是你的上司，你必须对它言听计从，它会让你做什么？"

"一直不停地玩，然后让它溜进我的裤子。"

"你现在把它冲进了马桶，你觉得它会怎么想？"

"它很失望。"

"你会在意它的失望吗？"

"我希望它失望。"

大卫想通过对比保罗的意志力和他的问题，强化他与问题的不同关系，于是他问："你是不是已经下定决心要当'狡猾的便便'的上司？""是的！"他大声回答。

"以前它指挥你的时候，你通常会怎么做？"大卫问，试图进一步比较保罗前后的变化。

"我只主动去过厕所几次，还是我妈妈提醒我的。我应该多去几次的，但是我只顾着继续玩。后来妈妈再喊我去厕所的时候，它已经在裤子里面了。"

"现在你不用妈妈提醒了，会不会觉得你比以前成熟了？"大卫问，将对比延伸到年纪与成熟上。"它是不是让你不要听妈妈的话，让你去做幼稚的事？"保罗说他确实觉得自己长大了。

"当妈妈三番五次提醒你该上厕所的时候，它对你说了什么？"

"别管她——接着玩！"

"这样对一个小孩子，太坏了！对吧？"大卫问，继续数落"狡猾的便便"令保罗生气的特征。

"嗯。"

"你觉不觉得它想让你长不大？你觉得它想让你变成几岁的小孩子？"

大卫喜欢通过这样的提问来了解问题给孩子对自己年龄的评价所造成的影响。通常问题会给孩子造成的一个较为严重的影响，那就是剥夺他们的成熟，让别人和他们自己认为自己比实际年龄小。通过提问，揭发问题想让孩子长不大的意图，能够激发他们的斗志和改变的决心。自我年龄评价的提问同时可以突出孩子的成就，比如，从问题的手中夺回自己的成熟。

"4岁。"保罗估计说。

"现在呢，你觉得现在你多大？"

"9岁。"

"所以你3个星期就长大了5岁！很有成就感吧？"

"非常有成就感。"

"我知道你的外表并没有变化，但是你的内心是不是觉得自己长高了很多？"

"对。"

"你觉得长高了多少？"

"这么高，"保罗一边说，一边用手比划高度。

"将近1米，"大卫估计说，"'狡猾的便便'会劝你回到以前并受它指挥吗？"

"不可能。"

该故事到此结束。

主角与其对手

在叙事治疗中，如果把孩子及其家庭视为主角，把问题视为其对手，那么问题的特征、动机和影响范围更能清楚地为大家所了解，而主角的特征、动机和影响范围就与问题的截然不同。当保罗被视为主角，"狡猾的便便"被视为其对手，保罗与家人就能够从"狡猾的便便"对他们的指令中解放出来，比如，"狡猾的便便"指令妈妈要不断地提醒保罗该上厕所了，或者让保罗认为自己还很幼稚。

思想和结果的彻底改变是如何实现的呢？初看上去，有些人可能会以为只要在令人沮丧的情况中找出一些积极因素就可以实现。所以，他们认为大卫只是对消极事件进行了再构造，或是讲述了现存情况中的某些事件，以便让人们从积极的角度看待这些事件而已。然而，这种盲目乐观很可能会忽视家庭及其关系的复杂性以及孩子的内心世界。

如果仅仅通过搜寻和再构造困难之中的积极因素就能成功，那我们的生活一定会容易得多。然而，孩子和大人都可能会认为这样的方法显得华而不实，太过简单。如果大卫试图用积极乐观覆盖给当事家庭造成极大困扰的问题，那么他就会容易忽视该问题的严重性以及这个家庭所经历的痛苦与挣扎。叙事访谈可以让治疗师深入调查人们与问题相关的痛苦而艰难的经历，证实他们所付出的努力的价值。

有人可能会将保罗的病理诊断（大便失禁）及其临床意义混为一谈，而很多有关大便失禁的理论会对保罗及父母的身份和动机进行暗示。比如，大便失禁可能被视为保罗不成熟的证明，他可能被视为发展阶段的退化。大便失禁也可能被视为母亲在保罗小时候对他照顾不周或是父母某种不当做法的表现。它还可能被视为不良婚姻的象征，也许是父母的婚姻问题给保罗带来了压力的表现，尽管父母否认这一点。在工作过程中，我们选择不让类似的观点主导我们的思维，避免对当事人进行病理性描述。

治疗师应该自行判断是否直接与孩子一起处理他的问题。为此，治疗师不仅要把孩子的受虐情况和发展情况纳入考虑范围，同时也不能忽视父母婚姻中的不幸。他应该要充分意识到孩子及其家庭所遭受的各种内在压力与外在压力，但是无论这些压力看起来多么严重，都要避免被其影响而变得不知所措。我们发现，如果显性的问题背后还隐藏着更多的问题，那么通过以孩子及其家人的奋斗、力量和能力为重点的外化对话，而不是以追问病症为重点的对话，更能让这些问题显现出来。

有说服力的故事

杰罗姆·布鲁纳（Jerome Bruner）（1986，1990）认为，叙事隐喻有助于理解人们以故事形式组织生活经历的认知倾向。对话则是社会活动，我们用来构建意愿的故事，这类故事可以表达我们的认知。同样的，治疗性对话影响着故事的塑造，而故事则整理当事人对生活经历的理解。

意识到这一过程的治疗师会制订出方案，引导对话有效地进行。消极认知组织的叙事容易变得被问题主导或充斥，只强调消极的经历、意图、动机和特性。充满希望与可能性的叙事则是基于个人生活中那些与问题故事无关或相抵触的特征与事件。

这些例外存在于孩子及其家人的生活经历之中，而无关他们面临的问题。虽然他们不愿意接受对问题过于乐观的描述，但还是愿意承认孩子的某些知识和能力对问题的解决有帮助。如果治疗师积极地对此进行探寻，孩子的能力就能得到其家人的强化和详细阐述，叙事也将通过这个过程获得实质的连贯性。

虽然治疗师在合著故事的过程中扮演积极角色，但其作用的发挥却是取决于借助"外化的"耳朵、倾听当事家庭苦难故事的能力。为做到这一点，他需要训练自己：

- 倾听目前当事家庭与问题之间不愉快的关系
- 以好奇的观察员身份加入家庭中，观察、思考问题的运作方式以及它是如何压迫该家庭的
- 分辨出加强问题情节的信息：那些给予问题权威、中伤家庭成员的未经检验的假设
- 弄清该家庭希望与问题建立何种关系

为促进替代叙事的连贯性与持久性，治疗师需要：

- 做一个如饥似渴的读者，找出脱离问题影响的例外
- 对孩子及其家人的能力保持好奇与兴奋，并将这些能力发展成为有说服力的替代描述

- 重视可以改变问题现状的新旧机会
- 做一个重视与问题故事相对的现存例外与可能叙事的编者
- 对比问题的行为方式与家庭反抗问题的行为方式，从而发展出一个具体的次要情节
- 最终成为一个有意义的故事的合著者，故事的内容是关于家庭生活的改变

下面的故事中，迪恩（治疗师）利用外化的耳朵认真倾听当事家庭的苦难故事。一开始，他对问题如何破坏家庭关系中的亲密氛围进行了解，还同家人一起揭示问题权威的社会文化来源。随后，这个家庭回忆那些可以强化次要情节的事件，迪恩将次要情节和问题的情节进行了对比。最后，他和他们共同创造出一个关系亲密、相互理解的连贯的替代叙事。

珍妮丝的挫折

珍妮丝，11岁，她的父母说她"又自私又自大"，还举了很多负面的例子。他们不仅讲述了自己的失望和疲惫，还向迪恩保证不是只有他们才有这样的感觉。

迪恩借助外化问题的耳朵倾听了这些忧虑，比如，把"珍妮丝很容易受挫，从来没有改变过"大声转述为（并记在笔记本里），"'挫折'经常打败珍妮丝，破坏了许多合作机会"；把"珍妮丝太苛刻了，也许是我们把她惯坏了"转述为"挫折让珍妮丝失去耐心并让父母感到内疚"；把"珍妮丝太消极了，常常破坏家庭的快乐"转述为"'消极'介入了珍妮丝和家人之间，让他们几乎没办法分享快乐"。还把珍妮丝的想法"他们都不喜欢我，我为什么要在意他们？"变成"不仅快乐没办法分享，关心也在慢慢消失"。

需要指出的是，这些经过编辑的观点，在迪恩记入笔记之前，都取得了相关人员的同意。治疗结束之后，家庭成员都表示这些修正对治疗非常有效。

为了弄清问题对家庭生活的直观影响，迪恩让每个家庭成员从1到10估计关心与快乐变化的等级。他们是什么时候发现快乐变少了？珍妮丝是什么时候发现关心减少了？大家都表示大约是一年之前，那段时间，快乐指数急剧下降，从7降到了2，关心指数也从8降到了3。

迪恩开始思考找回快乐与关心而不是重新创造是否可行。这能不能提供一个与问题故事相对的次要情节？这个家庭曾经拥有快乐和关系，却被问题所破坏，这是不是一个合适的次要情节？

追踪问题及其影响的重要性不应该被轻视，比如，它对快乐和关心的压制。如果迪恩没有准确地理解这个家庭对问题的感受，他们可能不会愿意谈论那些令人痛苦的事件。这一任务的忽视也可能使他无法了解各个家庭成员的语言习惯、想法以及烦恼的原因。

为了了解问题的情节，迪恩开始构思这些提问：

- 问题的"人物特征"是什么？
- 它的行为基于什么样的价值观？
- 它采用了哪些社会偏见蛊惑家庭成员听命于它？
- 它对珍妮丝和家人的将来有什么样的阴谋？

类似这样的提问看似奇怪，却可以提供外化的修正版，将珍妮丝及其家人的价值体系同问题分隔开。问题就像一个特洛伊木马：里面装着未经检验的性别和文化假设。

珍妮丝和迪恩都同意把问题命名为"挫折"。他们很快发现，从某种意义上说，问题不想让其他孩子喜欢珍妮丝、跟她做朋友。事实上，"挫折"跟珍妮丝说没有人喜欢她。它还吓得她的父母以为她会变成一个不愿合作的人，而这恰好达到了它的目的。迪恩对审视问题的价值观有着特别的兴趣，因为通过这一探索，他们会很快发现问题强加在珍妮丝及其家人身上的社会文化束缚。例如，迪恩很快发现了问题的一个主要观点，在优等生群体中，没有一个"最好的朋友"的女生会被认为是一个失败的人。

迪恩继续与珍妮丝探讨"挫折"与它的同伙"沮丧"和"愤怒"，就像乌云一样笼罩在珍妮丝的头上。在提问中，迪恩将珍妮丝塑造成为一个故事里的主角，这个故事讲述的是"挫折"如何把孤单和生气带到一个小孩子的生活中。为了加强次要情节，迪恩把问题的人物特征、持有的价值观、使用的方法和珍妮丝的进行了对比。

根据上面的信息，迪恩为珍妮丝设置了以下提问，以便把她的生活与问题分开对待：

- 你觉得挫折是不是希望看到你没有朋友？

- 挫折是不是想阻碍你与别人友好相处？

- 它是不是夺走了你的耐心？

- 你认为失去耐心是好事还是坏事？

- 你赞同它要让你变得孤独的计划吗？

- 你喜欢它所喜欢的东西吗？

- 你是喜欢被它控制的自己还是被自己控制的自己？

- 你愿意看到它快乐还是你自己快乐？

- 你觉得它会为你的利益着想吗？

- 它想完全占有你的事实——是不是说明它嫉妒你有自己的朋友？

- 你觉得拥有满心嫉妒、让其他人离你而去的朋友好吗？

- 如果你知道了真相，你会希望与什么样的人做朋友？

- 你会介意看到它失望的样子吗？

通过珍妮丝对上面问题的回答，迪恩得知她以前有个"最好的朋友"叫萨曼莎，但是一年前搬走了。她与萨曼莎之间有过快乐的时光，能够做到"什么都告诉对方"。这是合著反叙事的开始，说明珍妮丝有能力与别人建立亲密、愉快的友谊，也能够去友好地对待其他人。为加强这一描述，迪恩通过一系列提问，将珍妮丝和萨曼莎的友谊与她和问题的关系进行了对比：

- 萨曼莎和挫折，你更愿意跟谁一起玩？

- 挫折希望你悲伤地生活还是快乐地生活？

- 你希望生活是快乐的还是悲伤的？

- 萨曼莎希望你拥有快乐的生活还是悲伤的生活？

- 萨曼莎是你快乐的一部分吗？

- 那是不是你们在一起很快乐的原因？

- 挫折是不是你痛苦的一部分？

- 萨曼莎和挫折，谁更了解你——比如你喜欢过什么样的生活？

- 萨曼莎和挫折，谁更像你的朋友？

- 萨曼莎希望你的将来是什么样？

- 她喜欢你的哪些地方？你身上有没有什么东西是萨曼莎注意得到而挫折注意不到的？

- 萨曼莎会试图完全占有你吗？
- 萨曼莎为什么不像挫折那般满心嫉妒？
- 为什么挫折介入不了你和萨曼莎，破坏你们"最好的友谊"？
- 你是否为那些阻止挫折介入你和萨曼莎友谊的能力感到自豪？

当珍妮丝的家人和朋友看到她时，他们看到的是生气、伤害、沮丧的她。挫折通过告诉别人珍妮丝是个冷漠自私的人而中伤她。迪恩证实珍妮丝对挫折充满了厌恶。她开始抗议它破坏了自己的声誉。从珍妮丝对上述问题认真的回答中所搜集的信息，引发了一个不公平的比较——珍妮丝的"挫折避免能力"与挫折的动机的比较。

大卫希望与这个家庭合作，勾勒出替代故事的框架。每个人看起来都很热心拉大珍妮丝与挫折的距离，踊跃提供可以创造出连贯叙述的事件、意见、想法。珍妮丝的父母回忆起她制止挫折，合作和发展友谊的例子。他们现在更清楚地知道为什么她与同龄人中的友谊难以获得，以及因为萨曼莎难以取代的位置，让珍妮丝很难与某个小团体的人成为最好的朋友给她所带来的压力。他们共同讨论了这些偏见如何影响11岁的年龄群体。当这些偏见起支配作用时，标记谁可以做朋友、谁不可以做朋友的压力，会招致这个群体中残酷的成员关系。在这个过程中，一个女孩若是没有"最好的朋友"的安慰和支持，她便会过得很艰难。

最后大家得出了结论，挫折、愤怒和退缩也许是在一年前萨曼莎离开的时候，"潜入了珍妮丝的生活"，挫折保护她不受失落和残酷的同龄压力的伤害。挫折利用排斥同龄压力的策略，骗她没有人真正喜欢她、关心她，她就是个社交失败者，导致她对自己和家人都采取了敌对的态度。

迪恩认为，只要挫折的阴谋被揭示，它就没办法夺走家庭治疗中的快乐和关心，大家也都很赞同这一看法。事实上，他们都对自己的女儿/妹妹被挫折伤害感到很心疼，不过幸好他们和萨曼莎喜欢的那个珍妮丝已经重新回到了他们的生活中。

总 结

虽然我们努力奠定基调，抛开问题认识孩子，外化问题，但是问题导向、归因病症的观点还是会常常影响着父母、老师，甚至治疗师的关系。当家庭成员前来寻求治疗时，他们常常会因为问题产生的担忧、疲惫和压迫感而表达出一种强烈的需要，要让治疗师了解他们遇到的问题是如何地严重，他们遭遇的痛苦是如何地多。失望、沮丧是会传染的，即使是最有经验的治疗师也不能避免。但是，这也不能阻止治疗师倾听和外化问题描述。

叙事治疗中，当孩子及其家人被塑造成为主角，问题被塑造成为其对手时，希望、可能性和孩子的能力就会浮现出来。问题赋予主要情节的事件以力量，并利用那些想当然的文化、阶级、性别假设去描述人的个性。所以，只有对这些假设进行讨论、批评、修正才能破坏问题的情节。

这并不像一开始看起来的那么难，因为这些假设不可能完全描述出家庭经历的复杂性和独特性。当把所有不同于问题故事的例外情况聚集起来时，治疗师和当事家庭便搭建出一个窝，在里面孵化出一个替代故事，反映这个家庭的价值体系，描述这个家庭与问题之间全新的关系。

6
通过信件
建立叙事

治疗性信件与叙事治疗关系密切（Epston，1989a，1994；Epston & White，1994；White & Epston，1990b）。艾普斯顿（1994：31）用散文式的语言描述了治疗信件的基本原理：

对话从本质上来说是短暂的。在一次意义重大的会谈结束后，当事人满心欢喜地带着令人振奋的新想法走出治疗室，可是没走多久，那些想法就完全卡在了原地，已经很难再被想起……但是信件里的内容却不会像对话一样消失，它们经得起时空变化，可以见证治疗工作，并使其永存。

信件被寄到家里之后，会像家庭故事一样被一读再读，一说再说。如果你能想象一个人睡觉前、上厕所或是在树下独自读信，或者是一家人吃饭时、聚会时或是在阳台上一同读信，那你就领会到了信件的精神所在。

叙事信件的不同就在于它着重叙事而不是诊断，它讲述的是故事，而不是一堆解释说明。它提醒读者与其思考如何去论证一个结论，不如想想接下来会发生什么。从结构上讲，叙事信件讲述的是与治疗同时出现的替代故事，记录的是过去的情况、现在的进展以及将来的展望。

信的价值是什么？

大卫·艾普斯顿与迈克尔·怀特进行了一个非正式的临床调查，询问当事人对下面问题的意见：

（1）你觉得你收到的信，其价值相当于几次会谈？

（2）如果将治疗产生的所有积极效果看作100分，你会给信的作用打多少分？

关于问题1的回答，一封信的平均价值等同于4.5次会谈。关于问题2的回答，信的分数从40到90不等。美国加利福尼亚州斯托克顿市的凯萨医疗机构的保健组织也进行了一次类似的小型研究。据尼龙德和托马斯所说，这次研究的结果是信的平均价值等同于3.2次会谈（范围是2.5～10），其治疗效果的分数为52.8，而平均治疗长度为4.5次会谈。

大卫首次询问来寻求治疗的孩子这些问题之后不久，就遇到了11岁的皮特，他有严重的大便失禁问题。在与他母亲的会谈结束之后，大卫给皮特写了一封信。下面是皮特对信的评价：

我收到信的时候又惊讶又开心。它回顾了会面的所有内容，下次我们见面的时候我都还会记得。我已经读了无数次了。我为它准备了一个专用的文件夹，还有一个专用的抽屉。它有一个优点，你所写下的东西，你可以说它是错的。我看见这封信时，就知道是写给我的。当时是我拆的信，妈妈读的信，她读得很大声，之后我又读了3遍，才把它放到文件夹里面。这个月我读了好多次呢。我喜欢这封信的原因是它能告诉我大人都在说些什么。我认为它是会谈结束之后与孩子沟通的好办法。我会给它打40分，因为我的问题在两次会谈之间改善了75%。

写信的建议

对于没有经验的治疗师来说，写信是一件既头疼又耗时的事情。迈克尔·怀特（1995）有一篇文章，题目叫《重现治疗内容》，可以用来学习如何写信，上面提供了参考格式，"只需要治疗师投入极少的非接触时间，但是其效果却相当有用（第201页）"。虽然我们完全接受怀特的观点，但是在这里，我们还是想为感兴趣的治疗师提供一些自己的建议：

• 逐字逐句引述会谈记录，以便信件的主角以自己的语言和隐喻去读自己的故事，也为治疗师进入主角的世界提供更合适的帮助，还能促进各方合作和新主意的产生。例如：假设治疗师引述珍妮特的话，"我不想仅仅因为我跟男朋友吵架，就对妈妈发火"，治疗师会使珍妮特的具体陈述得到体现，也就是她会把良好的意图使用在她担心的情况中。这和以下陈述形成对比，"珍妮特最近对妈妈的态度变得友好了，"这掩盖了珍妮特想要改变的特定行为（发火）以及对这种想法的出现时间（跟男朋友吵架之后）的评估。

• 在信中频繁插入提问或是以提问来结束观点，引导当事人进行全新而多元地思考，而不是越俎代庖，得出结论。例如，在先前的引述之后附上这样的提问："珍妮特，你是不是说你更喜欢与别人友好相处，不喜欢对别人发脾气？

• 利用反身动词创造主语与宾语之间通常并不存在的施事关系，通过自己来了解和认识自己。请比较这两种表达："珍妮特，你跟妈妈相处时让自己保持了冷静，是吗？""珍妮特保持了冷静。"

• 使用动名词（以ing结尾、用作名词的动词）表示当事人的进步与意愿，这些词适用于外化，因为它们可以描述自己与自己的关系。例如：珍妮特，是你的自我冷静（self-calming）改善了你们的母女关系吗？

• 利用虚拟语气，表达希望、不确定，或是将来的预防性、可能性。请比较这些表述："珍妮特，你觉得你会不会找到一个窍门，用来判断什么时候保持沉默、什么时候说出自己的想法？""珍妮特有没有学会什么时候要保持沉默、什么时候应该说出自己的想法吗？"第一个问题给予珍妮特多种选择，她可以表示完全同意还是完全不同意，也可以把自己置于"学习技巧"的整个过程中的任何地方；而第二个问题只容许二选一的答案，学会还是没学会。

• 利用双关或者讽刺，增加新鲜的幽默感。

在叙事治疗中，信件常常可以削弱问题的情节，加强替代故事的情节。在信件中，替代故事的主角可以成为自己故事的读者。她的声音和英勇事迹在逐字逐句的引述、提问以及曲折的情节中得到重申。虽然本书中有很多治疗性信件的例子，但是以下的两个案例是专门挑选出来展示替代故事是如何通过信件得到发展和记录的。

杰拉尔德：12岁生日之前取得了11岁的个人空间

11岁的杰拉尔德是戈登一家与大卫第一次会面中的焦点。当时陪同杰拉尔德参加治疗的家庭成员有爸爸吉姆、妈妈莎伦、18岁的大哥巴里、15岁的二哥约翰尼和6岁的妹妹米米。过去的两年半中，杰拉尔德对家人非常不友好，不参与家庭活动，总是闷闷不乐，任谁让他做什么他都不会去做，父母和哥哥们都很担心他。这对戈登一家来说是一件非常不幸的事情，因为他们很看重共同的责任与合作。

大卫觉得杰拉尔德看起来确实很忧郁，与妹妹米米形成了强烈的对比，米米没花多长时间就赢得了他的好感。他们说杰拉尔德的问题是只要米米一出现，杰拉尔德就会表现出明显的"嫉妒"。从米米出生之后，他就把她当作激烈的手足之争的对手。根据这种问题情节，因为妹妹取代了他在家里年纪最小的地位，所以他要与妹妹竞争关注度。正如杰拉尔德说的，他一直在"做糟糕的事情"。虽然不断地"寻求关注"，但他采用的却是完全消极的方式。

米米和杰拉尔德看起来是两个完全不一样的人。就像巴里说的："米米很积极，而杰拉尔德却很消极。"米米很惹人喜欢，而杰拉尔德就像磁石一样只会吸引负面回应。与此同时，他的一些优秀特征，如他丰富的想象力和创造力，都被完全遮盖了。

大卫和他们试图找寻一个独特的视角来描述他们的情况，最终从"竞争"的角度，他们有了灵感，杰拉尔德还停留在家里的"6岁空间"里，而"11岁空间"则是空着的。当然，巴里和约翰尼把守着"年轻男士的空间"。他的父母和哥哥们开始意识到，过去按照米米的年纪来对待他，并没有让他们感到快乐。

每个人都确信，尽管"11岁空间无人居住"，他们非常欢迎杰拉尔德"入住"。杰拉尔德不得不承认这种角度的转变并不违背他的意愿，而米米也没有任何反对的意见。自此，兄妹俩的竞争很快成为过去式。随后，杰拉尔德明显地朝着那个方向前进，这在下文会讲到。

这场充满希望的讨论激发了莎伦的热情，于是她提出了一个非常有创意的想法，在家里为杰拉尔德设置一个地方，用来增加他独有的东西的重要性，比如，他的创造力和一群朋友/玩伴创造出来的游戏，以便让他回到他本来的地方。每个人都很赞成她的提议。事实上，这一提议也很快让他们从兄妹两个的竞争僵局中解放出来。

这次会面之后，大卫参照他在会议时所作的记录，给他们写了一封信。信里面穿插的评论是关于他在会谈中的思维过程。

亲爱的戈登一家：

认识你们很高兴，要是每个家庭都像你们一样，那我的工作也就容易多了。虽然我这样说，但我绝没有轻视你们担心杰拉尔德的意思，我知道你们担心他

"闷闷不乐、拒绝别人希望他做的事情"，这是过去两年半中你们大家都注意到事情。巴里、约翰尼，你们知道杰拉尔德似乎更喜欢消极行为，你们也都知道这是如何让你们反过来消极地回应他的，但这并不是你们所愿意的。正好相反，我们都觉得米米很吸引人，不仅你们被她吸引了，我也被她吸引了。正如巴里你说的那样，"她知道如何去博得别人的关注"，我们都觉得，这是因为她出色的"沉着"。巴里还说"米米很积极，而杰拉尔德很消极"。巴里、约翰尼，你们都表明更愿意尊重成熟的杰拉尔德，而不是停留在6岁的杰拉尔德。杰拉尔德，你也说你喜欢被当作米米的哥哥而不是竞争对手。

外化问题的情节。大卫在信中接下来的部分，开始外化与"竞争"相关的"消极行为"，把它们同米米讨人喜欢的"积极行为"相对比。杰拉尔德开始意识到大家没有责怪他的意思，是争夺"6岁空间""诱使"他实施了那些"消极行为"，他坦率地承认了这一点，并且很快找到了摆脱它们的办法。摆脱办法——他的创造力——最终目的地——"11岁空间"，这些逐渐明朗的细节吸引着他和他的家人。

传统的内化对话中，杰拉尔德对寻求"消极关注"的方式的描述，包括拒绝别人的任何要求、拖延家庭作业，都会被视为令人羞愧的自我检讨。而在外化对话中，被视为"检讨"的描述却变成了杰拉尔德的专家总结，其内容包括问题的行为方式以及对他生活的企图和影响。

大卫同时发现了一些重要的行为和事件被编进了替代故事之中。比如，过去的几个月中，家人朝他大吼的次数从3次降到了2次，大吼是他们为了让他听话被迫采取的方式。最近，杰拉尔德还让它降到了1次。替代故事的次要情节就要依靠这些既存的变化来加强，尽管这些变化表明看起来非常不起眼。

杰拉尔德，你觉得只要米米一出现，你就会"嫉妒"她。你认为是不是嫉妒唆使你变成了米米的竞争对手？鉴于她"知道如何依靠积极行为博得别人的关注"，似乎垄断了市场，你是不是觉得你难以获胜？杰拉尔德，这是不是让你以为利用"消极行为"获得关注是你唯一的选择？如果是的话，这种方式对你起作用了吗？还是说它对米米更有用？你认为呢？

杰拉尔德，在我们谈话时，你似乎对这种想法感兴趣——住进自己的11岁空间，把6岁空间留给妹妹。很显然，她比你更适合6岁空间。当我们谈到"做糟糕的事情"时，你有没有意识到那些事情会给你的家庭造成不好的影响？你确实找到了一种吸引别人注意的方法："除非他们吼我，否则我不会做任何事情。"但是为什么你决定把大吼的次数从3次降到2次再到最近的1次？你是不是觉得这会为你赢得更多哥哥和妹妹的尊重和父母的疼爱？如果你已经尝试过了，这是不是比"做糟糕的事情"更能赢得关注？下次见面的时候，请一定告诉我，因为我特别好奇。

你还发现"不写家庭作业、慢吞吞地取出书本文具"能够引起别人的关注。不过，你认为，如果你的年龄从6岁一下变到8岁或者9岁，取出书本文具的时间只需要1分钟。如果变到11岁，则只需要半分钟。你也考虑过像哥哥一样照顾米米，这样她才会尊重你。如果米米开始把你当成哥哥、尊重你而不是与你对立，你会有什么感觉？约翰尼，要是他6岁的习惯还是会"告诉"他，他比实际年龄要小，你会很失望吗？我不记得是谁提出要用"说一次，然后提醒一次"代替"斥责加命令"的想法。

利用成熟事件加强次要情节。大卫利用一种年龄评级系统，让杰拉尔德评估自己在不同的"年龄"某些活动所用的时间，比如从事"取出书本文具"和写作业。具体任务与自我定义的"年龄层"相结合，为他提供了一个努力的方向。

大卫问杰拉尔德，"问题告诉你，你的年纪是多大？""上一个生日又告诉你，你的年纪是多大？"大卫发现，问题把他分在6岁的年龄层。它不仅降低了他的年纪，而且阻止他变回本来的年纪。杰拉尔德反抗问题阻止他长大的事情可以发展出一个次要情节吗？如果可以，这将大大地加强次要情节，削弱主要情节。

大卫猜想杰拉尔德一定不会完全待在6岁的空间里。基于这种假设，他试图探寻任何与6岁不相符的例外，包括意图、行为、想法、希望、情绪等方面。在找到一些相关例子之后，大卫让杰拉尔德对这些"成熟的事件"进行年龄评估。

你们大家提到了一些杰拉尔德"自我管理"的例子。比如，他对迟到的自我管理。就像杰拉尔德你自己说的："我制止了自己总是迟到。"甚至你们大家都认为这已经称得上11.5岁的行为了。杰拉尔德，你也认为这能够使你得到其他人的认可。你说，"他们肯定会积极地看待我了"。巴里、约翰尼，耐心提醒是不是比大吼大叫要难？

大家发现确实存在着一些11岁的旧"东西"之后，齐心协力思考哪些东西可以用来扩展11岁的空间。接着他们又思考，如果他愿意居住在其中的话，他们要如何去引导他。

我们大家都开始讨论如何在你们的家里建造一个11岁空间，以与米米的6岁空间、巴里和约翰尼的青年男士空间以及莎伦和吉姆的大人空间和睦相处。莎伦，你的主意太棒了：因为杰拉尔德"有很多有趣的事情要说——极富创造力的游戏，等等"，他可能需要"倾听一些真正感兴趣的"。杰拉尔德，你说过"我所需要的2分钟或5分钟就足够了"。然而，你却很乐意大家轮流询问（当你需要别人帮助讨论创意时——当然，创意是很难向别人解释的事情）和记笔记。我必须向你坦白，我对一个11岁孩子的创造力十分感兴趣，因为我正在写一本关于这方面的书。大家都认为这样的主意不错：确保米米在晚7点上床睡觉。因为不这样的话，会破坏其他人的作息时间。而杰拉尔德，你的睡觉时间是晚上8:30。

杰拉尔德，你答应了要去照管家里的11岁空间，并且告诉我空间是不是足够大。期待下次见面时可以与你进一步讨论这件事情，另外，你可不可以把你的笔记也一同带来呢？

真诚的祝福送给你。

大卫

5个星期之后，大家又见面了，谈论杰拉尔德找回了多少岁，有没有住进11岁的空间。他长大了很多，11岁的空间都不太够住了。幸好，12岁的生日解救了他，让他在家里拥有了更广阔的"空间"。

亲爱的戈登一家：

杰拉尔德，你已经过了12岁的生日，不仅把6岁的自己甩在了身后，也超过了11岁的自己。大家也都这么认为，甚至包括米米。正如你说的，"我要努力去获得积极的关注"，但你发现这有些困难。你有没有想过，只要你下定了决心，事情真的就会变得容易？巴里，你观察到杰拉尔德"不用提醒就会去做事"。杰拉尔德，你说这就是你前进的方向，并且你有信心做到。你甚至说"下个月之内就能摆脱所有消极的关注"。杰拉尔德，谁知道呢？你也许想回到某个年龄，再试一次。米米说过她开始有些尊重你，不想与你对立了。我问她为什么，她说部分原因是"他有时候做作业不会抱怨了"。杰拉尔德，你第一次因为努力学习数学而获奖与12岁有关系吗？

替代故事逐渐产生。大卫和他们回顾了这些变化之后，都觉得他消极关注追求者的名声已经得到改变。然而，大卫关心的是如何巩固和维持这一成就。治疗过程中这样的现象很常见：虽然达到了一个目标，但这是短暂的，一旦下一件消极事件出现，重申这种或那种问题的影响力时，所取得的成就可能就会消失。

只有孩子的能力得到充分重视时，强化的次要情节才能发展成为一个连贯的替代故事。即便问题再次出现，孩子及其家人也可以镇定自若地运用这些能力加以应对。治疗师要通过有趣的复述方式在访谈时发掘这些能力，对当事人现有能力与知识的发掘和认可终归要好过治疗师训练出新的能力。过去，杰拉尔德陷入与米米的竞争中，想象力得不到表现，现在，他已经长大了、成熟了，他那活跃的想象力和创造力开始得到发挥和发展，也得到了家人的认可。大卫希望继续强调杰拉尔德的能力。

莎伦，你不得不承认杰拉尔德的"头脑里面装着一个精彩的世界"。在大家没有问他之前，你知道这件事吗？其他人呢？巴里，你知道吗？是不是因为你像他这么大的时候大脑中也有这样一个世界？约翰尼，你说得非常好，"杰拉尔德就是个想象大神"。这一点充分地体现在他与朋友共同发明的掷骰子游戏中。杰拉尔德，你说，目前你的大部分想象都用在掷骰子上，特别是在关灯后、快要入睡的时候，也就是半睡半醒的时候。莎伦，你认为，杰拉尔德现在会"为自己着想"了，而且会"为自己做的事情感到满意"。杰拉尔德，你对你自己满意吗？还是只有妈妈对你感到满意呢？

大卫回顾了想象力的历史之后，将叙事转向了特殊能力的历史及其在戈登家里受到压制的情况。想象力丰富的孩子需要发挥的空间，莎伦和吉姆担心杰拉尔德的空间不够。对此，他们有着充分的理由——吉姆的经历。

吉姆，你说你还是孩子的时候也像杰拉尔德一样充满了想象力，因此这是你担心他的原因。你是不是认为在你小时候这些特殊能力没有得到认可？它们被压制了吗？你担心同样的事情会发生在杰拉尔德身上吗？吉姆，你与莎伦组建的家庭与你的原生家庭有什么不同？请仔细想想，你那个时候希望自己和那些"怪异能力"得到什么样的认可？你是否认为你的家族中拥有"怪异能力"的血统？吉姆，如果是，在你之前都有谁呢？这些能力是得到了认可还是被驱逐了。

信的末尾是对话的总结，包括杰拉尔德与两个哥哥的关系，以及他住进了12岁的空间，远离了消极关注。

巴里，你认为像父母一样去对待杰拉尔德是不起作用的，约翰尼也一样。约翰尼，你提出的主意很棒，"只有靠他自己才有用"。大家都很喜欢星期四晚上杰拉尔德自己管自己的主意。杰拉尔德，你也喜欢吗？还是你更喜欢让别人来管你？期待下次见面的时候与你讨论这件事。

令人啼笑皆非的是，大卫现在又开始担心杰拉尔德12岁的空间吸引了他太多的积极关注，导致给予米米6岁空间的积极关注不够。所以他在信的末尾中写道：

米米，没能给你足够的关注，我感到很抱歉。如果下次我还这样，请一定要提醒我。

真诚的祝福送给你。

大卫

不要对自己保守秘密

下面的故事中，大卫给一个陷入麻烦中的15岁女孩连续寄了很多内容简短的信。在一次会面结束的时候，这个女孩给了大卫一封密封好的信作为回应。

尤兰达11岁的时候，她妈妈盖尔觉得管不住她了。盖尔咨询过一个精神病医生，医生给尤兰达开了些药，向盖尔保证说只要尤兰达一直服用，她就会好起来的。问题是怎么样才能让尤兰达吞下那些药片，毕竟，几乎任何事情都会使得她大发脾气。

过去，盖尔不断地受到女儿的伤害。现在尤兰达已经15岁了，盖尔仍然需要定期让警察来她们家维持秩序，保护她和其他孩子。不幸的是，时间长了，警察已经不愿意搭理她们了，因此盖尔只好带着另外两个孩子住进收容所。尤兰达不仅伤害了她的家庭，还严重地伤害了她的友谊。她太孤单了，甚至在学校假装胳膊受伤来博取同情。

大卫见到他们一家时，事情已经发展到如果尤兰达再次攻击盖尔，她就只能选择把她送进少年法庭的地步。大卫应邀参加了一次会议，与会人员还有警方和新西兰青少年服务机构的代表。当会议决定把尤兰达送进法庭时，尤兰达目瞪口呆、一言不发。这时，大卫突然意识到，尤兰达竟然超过5分钟没有发脾气、骂人、逃离房间，这是他第一次看到尤兰达这样。捕捉到这一特别的事件，大卫指出了它的不同寻常，他问："有人知道刚刚发生了什么吗？"没有人知道。于是，他转向尤兰达说："尤兰达，这是你第一次控制住自己的脾气，你怎么做到的？"尤兰达怒气冲冲地回答："关你屁事！"大卫语气平和地说："我不会怪你的，让你现在说这件事情这确实太快了点。你可以向别人保守这个秘密，但是不要对自己。"她的怒气慢慢变成了疑惑。"三个月之后你再揭晓你的秘密，"大卫继续说道，"到那时候，你再让我们相信你的秘密武器起了作用。"

大卫问尤兰达是否愿意在《脾气驯服档案》中记录那三个月她如何控制脾气的秘密。大卫没想到她竟然同意了。但事情可能不会那么顺利，尤兰达和盖尔还面临着很多潜在的风险，所以大卫决定随机写信寄给他们，维持成功的希望。

下面是部分信件：

亲爱的尤兰达：

　　你的秘密武器有没有带给你力量？如果有，希望这种力量一直伴随着你！我一直担心你没有把它放在安全的地方。如果我猜的地方是对的，那你可要放些樟脑丸在它旁边，不然虫子会把它吃掉的。

　　另外，我很喜欢你的新发型，看起来非常亲和。

　　真诚的祝福送给你。

大卫

　　注：我希望你暂时不要把信给妈妈或者妹妹看，因为我不希望她们说我自寻烦恼。

亲爱的尤兰达：

　　昨晚我做了个梦，醒来之后很害怕。我梦见你发脾气了，还打了妈妈，她只好去控告你。然后我才意识到这不是真的——只是个梦。

　　梦里面，你把你的秘密藏在瓶子里，埋到了花园中。有个园丁在花园里碰巧发现了它，就把它带回家给自己的女儿，控制她的脾气。当你需要用它来保持冷静时，它已经消失不见了。我希望你不要把它埋在花园里，要放在一个安全的地方。

　　真诚的祝福送给你。

大卫

亲爱的尤兰达：

　　我希望我的信没有打扰到你，如果打扰到你，请告诉我，因为那并不是我的本意。

　　你知道，我的上一封信中提到说新西兰陆军是不是对你的秘密武器感兴趣。你觉得先于海军和空军之前把你的秘密提供给陆军公平吗？这样做会不会太过偏袒某支军队？你有没有更好的办法？也许你认为应该都给他们一个机会？也许你可以把它出售给出价最高的一方？我猜这可能会让你大赚一笔。不过谁知道呢？我从来没有发明过一件武器，所以我也不知道他们会出多少钱。尽管如此，这应该值得你去找到答案。

真诚的祝福送给你。

大卫

亲爱的尤兰达：

上次见面时，你说你交了一些新朋友，而且他们对你们的友谊很满意，这让我感到很惊讶。更让我惊讶的是，你跟我说你提前成熟了，已经迈向了交男朋友的阶段。我想知道更多关于他的事情。你对他有没有用过秘密武器？如果有，你觉得不经过他的同意就那样做公平吗？恐怕他还没有机会知道。你说过你已经告诉他了，但你告诉他的足够让他充分意识到，在你的秘密里面他所要面对的是什么吗？我的建议是不要对他隐藏你的秘密——这不公平。

同时，我仍然要建议你在三个月内对家人保密，这是我们说好的。那时，只能到那时，你就应该公开秘密。我都等不及了！

真诚的祝福送给你。

大卫

这些信件为当时差点走向犯罪的尤兰达提供了及时的鼓励和幽默。在保守秘密的3个月中，她没有实施暴力行为。她还为以前的暴力行为努力地去补偿妹妹和妈妈。补偿行为的高潮是她与两个妹妹合作，给妈妈策划了一场惊喜——"感激妈妈的派对"。像这样的姐妹协作在她们家里还是第一次。

尽管这样，她还是不情愿说出秘密。她希望再延长3个月，因为她还不是很确定自己可以保持非暴力的状态。在和平之中，6个月过去了，尤兰达在一次会谈结束时给了大卫一封密封好的信。她要求不能把这个秘密告诉她的家人。信的内容是：

亲爱的大卫：

我写这封信是想告诉你我是怎样控制脾气的。去年年底，我被送到了寄养中心，那时我开始意识到我已经失去了对生活的控制。我的家人已经忍受不了我和我的脾气了。当时，我以为他们不爱我，但是现在我知道他们所做的都是出于爱我。

我觉得自己能控制脾气是因为害怕，我害怕被送到一个没有爱、没有关心的地方，一个我一点都不想去的地方。当警察和社工告诉我，我会被送到另一个寄养家庭或者精神病院时，我就决定要证明他们都错了。我知道，我属于我的家庭，只要他们是爱我的，无论他们怎样对我，我都不会介意。我不再担心把我控制脾气的方法告诉你，因为我知道我可以相信你。我希望这些方法可以帮助到其他人，我不希望这脾气再伤害任何人。非常感谢你在我需要的时候做我的朋友。

真诚的祝福送给你。

尤兰达

7
发布新闻

许多叙事实践都包括向相关人士传播改变和替代故事的讯息。为了巩固替代故事在孩子及其家人的生活中的地位，让治疗圈之外的人了解那些改变的故事通常会起作用。此外，如果别人的观点可以促进某个特定的叙事，则可以对这些观点加以调整并利用。某些重要人士可能成为显著进展的听众，治疗师可以邀请他们为替代故事作出积极的贡献。再者，搜集信息与他人分享的过程能够创造更多的意义，从而加强叙事。通常这些新的意义会被记录下来，记录的方式也许会是治疗师的信件，这种方式使得这些意义被当事家庭持久地被这种有形方式记录下来。

弗雷德曼和库姆斯（1996：237）认为传播替代故事的吸引力在于：

在主流文化中，治疗过程常常是保密的，但是在叙事治疗这样的次文化中，来寻求治疗的人们却很乐意让其他人了解他们治疗的过程。我们认为外化与反对病理化的实践让人们拥有了不一样的治疗体验。如果在治疗中，人们可以构建一个喜爱的自我，他们就没什么可隐藏的，反而有了很多想要展现的。

比尔·欧汉隆（1994：28）指出，如果当事人在喜爱的故事中成为主角时，她披露自己的故事是会有回报的："治疗过程中，作为主角的人们希望自己的英雄事迹可以得到社会的认可。他们非常乐意与别人交流，分享他们自己的故事。"

咨询你的顾问

搜集信息、与听众分享的过程开始于某些前提条件，例如，孩子已经在修正与问题的关系上取得了重大成就，并且因此获得了相关专业知识，可以帮助其他遭遇同样问题的人。大卫·艾普斯顿与迈克尔·怀特（1992，1995）设计出一套咨询当事人的方法，用以"记录他们如何抵抗并战胜生活中的'主导故事'，也就是那些围绕问题、症状和病理的故事"（Epston，White & "Ben"，1995：278）。

这种方法包含对孩子的访谈，具体为探询并记录他的"替代知识"。例如，某个男孩成功地控制了脾气，就可能受邀分享通过努力获得成功的知识。尽管这样的访谈可以在治疗的任何阶段进行，但它可以作为结束治疗的一种方式。相比把治疗结束比作"失去意义上的结束"，大卫、怀特更喜欢把它比作一种"过渡仪式"（Van.Gennep，1960）。他们认为（1992：280）这种过渡仪式对当事人是种鼓励：

成功地从新手过渡成老手，从当事人过渡成顾问。这种方式避免了当事人对治疗师与其他权威人士的"专家知识"的依赖，让他们能够诉诸释放在治疗过程中重现或/和产生的"特殊"知识与替代知识。

在此过程中，有很多机会去证实并庆祝孩子的新身份。

当其作为顾问时，孩子们扮演的是一种非传统的角色：

- 他们作为自己生活的权威人士接受咨询。
- 他们既存的和新获得的知识与能力很有效，值得重视。
- 他们的思想意义非凡，值得记录和流传。

孩子通常很乐意"展示和讲述"他们的知识和能力。可能这是因为分享自身经历帮助别人能让他们收获利他满足感。

虽然最后的会面通常会包括"咨询你的顾问"的访谈，但是这类访谈从第一次会面开始就是司空见惯的事情。孩子会被问到整个治疗中出现的有趣的技能或是知识的事情。访谈过程本身是极具价值的，即使搜集到的信息最后没有得到传播。最大的受益人可能就是治疗师，因为在这个过程中，她的工作受到了鼓舞，知识储备得到了扩充。

孩子及其家人的想法与知识可以传播给遭遇同样问题的群体。麦迪根和艾普斯顿（1995）为这样的群体取名为"关怀团体"。例如，"反厌食反暴食联盟"（Crowleg & Springen，1995；Epston，Morris & Maisel，1995；Madigan & Epston，1995）的成员会分享他们修正与厌食、暴食的关系的挣扎与想法，包括与问题相关的社会、性别、文化知识。他们选择在修正主流文化对该问题的定义中扮演积极角色，例如，通过高中教育计划的方式。

把个人运动上升到团体运动，不仅对个人还是社会的改变都是一个强有力的方法，而且这也是一种高道德标准的价值追求。当然，这需要当事人的知情首肯以及高度的团结协作。

本书中的许多故事都包含了"咨询你的顾问"的访谈及其记录，这些访谈记录在治疗之外的人群中得到了传播，也包括您，本书的读者。本章要介绍的是如何确定访谈的重点，以及如何负责任地传播这些信息。

新闻嗅觉

治疗师如何才能以负责与合作的方式搜集、传播关于个人和社会变化的重要信息？描述叙事治疗师如何从事这项工作，用新闻媒体进行打比方是一个有趣的方式：

- 治疗师有3种职责：作为记者，共同编辑，共同发行者。
- 孩子及其他家庭成员也有3种职责：作为新闻制造者，共同编辑，共同发行者。
- 治疗师/记者从当事人/新闻制造者身上获取"新闻"。
- "读者"就是获知孩子及其家人在生活中改变的新闻的听众。
- 新闻在"发布"之前，要经过治疗师和受访者共同编辑。
- 新闻被视为具有报道价值之前，需通过其他来源证实其准确性。
- 新闻故事需要选定发布载体，比如信函、录音带、绘画等。
- 新闻要向相关的听众传播。

搜集新闻

访谈构成搜集新闻的基础。治疗师必须培养敏锐的嗅觉，以捕捉具有报道价值的新闻；必须培养娴熟的访谈技巧，以引导受访者意识到并认可自己的发明与成就。

以下是一些提问范例（针对年龄较大的孩子或青少年），用以搜集有新闻价值的信息传播给其他患有哮喘的人：

- 你知不知道还有其他的孩子在同哮喘作斗争？
- 如果我遇到了其他患有哮喘的孩子，为了帮助和鼓励他们，想把你的经验与他们分享，你会介意吗？
- 在击败哮喘的所有方法中，你最喜欢的是哪些？
- 如果有个孩子希望像你一样战胜哮喘，你想给他什么建议？
- 当哮喘完全控制你的时候，它给你制造了什么样的痛苦？它是怎么做到的？
- 哮喘有没有让你相信自己就是个"病秧子"？
- 你会不会觉得自己太温顺了？
- 哮喘是怎样蒙骗你，让你甘愿长时间忍受痛苦？
- 哮喘心里希望你有什么样的将来？它是把这种想法暗藏心里还是大肆宣扬？
- 你发现它的阴谋之后有没有想些对策作为反击？
- 在没有战胜它之前，你有没有"监视"它是怎么破坏你的生活的？
- 它有没有极力劝说你完全依赖你的父母，因为他们如此可靠？
- 你依靠什么能力和方法战胜了哮喘？
- 当哮喘夺走你的身体力量时，你有没有发展一种精神力量去与它抗衡？
- 回顾如何从哮喘手中夺回自己的生活之后，你希望说些什么来鼓励其他孩子，给他们希望？

共同编辑新闻

从搜集新闻的记者到为如何组织故事提出建议的共同编辑，对治疗师来说，最棘手的是这两种角色转换时容易混淆。记者出现角色混淆时，常常会超越受访者。访谈过程中，任何搜集到的新闻都要经过新闻制造者再三确认才能进行编辑。我们的原则是："不要被故事内容所影响，要仔细核对事实内容。"

我们发现下面这些指导方法对治疗师明确自己的身份、站在新闻制造者身后大有裨益。下面的例子，是对一对父子的访谈，其部分目的是代表他们向青少年法庭出具证明信。

• 采访者实施任何行为之前必须取得受访者的同意。"唐，你与爸爸之间的关系正在发生变化，我可以问你一些相关的问题吗？"

• 信息搜集的原则要求优先对待新闻制造者的语言和隐喻："你把这种变化描述为'说话不吵架'，正在'通往更好的路上'。"

• 记者在修正某种语言之前，应该先告知新闻制造者他要转换到共同编辑的角色了："我可以这么认为吗？你所说的[1]'说话不吵架'是你们的关系摆脱脾气影响的一个例子吗？"

• 记者要随时准备好接受与自身观点不同的回答："你认为你与爸爸之间'说话不吵架'并不是战胜脾气的例子，而是'进行建设性争论'的例子，对吗？"

• 不问复杂而难以回答的问题。记者要乐于告知其问题的依据，包括个人感受或个人偏好："我很担心你们争吵，非常希望你们的沟通没有一点争论，但是这种想法可能让我看不到你们在'建设性争论'和'破坏性争吵'之间所作的重要区分。"

• 新闻角度本身要随时进行讨论或者修正："你说'作出回应'之前，会花时间倾听爸爸的观点，而且我还注意到，你们两人都把彼此的观点描述得很详细。你觉得倾听彼此的观点是使'建设性争论'和'破坏性争吵'产生区别的原因吗？

• 最终的故事是共同协作的结果，其在传播之前要交与新闻制造者进行最后的核查："我们在信中对青少年法庭这样写准确吗？'唐和他的爸爸都踏出了相互理解的第一步。他们作出回应之前，会花时间倾听彼此的想法，因此他们会以建设性争论而不是破坏性争吵的方式进行沟通'，对吗？"

识别听众

听众可以分为两种人：一种是常常出现在孩子的生活中的人，另一种就是假定群体中的人，比如，"面临同样问题的同龄孩子"。这些听众或许在孩子及其家人思考问题的时候出现在治疗师的脑海之中，或许被邀请参加治疗会谈，或许孩子通过信件或者其他"媒体"与他们联系，或许孩子及其家人在某个地

1.韦德格雷夫（1992）对治疗师的道德义务进行了强有力的论述，以阐明社会政治领域中的心理健康问题。罗博维兹，梅塞尔与弗雷德曼（1995）讨论了治疗中行为道德。

方拜访他们，比如，学校会议室。我们可以给这些听众分别取名为"已知型听众""假想型听众""引入型听众"。

"已知型听众"的特征为：认识孩子，对孩子的情况有所了解，能够被邀请见证孩子的变化并拓展该变化的意义。为了找出这些听众，我们可以问孩子或他的家人，他们觉得哪些人需要知道这些变化，或者哪些人的观念已经过时，需要更新。这类听众可能包括亲戚、朋友、老师，或是专业人士，比如医生或者学校其他工作人员。

面对邀请时，有些听众回应积极，很乐意为发展中的叙事出一份力。有些听众则会表示出合理的怀疑，或是陷入充满问题的叙事。例如，某个孩子在班上曾经是个麻烦制造者，他的老师对他感到十分头疼，如果想让这位老师相信这个孩子已经不再是麻烦制造者，就需要提供一些证明。在重说故事的过程中，有礼貌地邀请这些人士参与进来非常重要。我们可以协助孩子写这样的一封信：

亲爱的普洛斯洛先生：

我是伯特，今年"麻烦"唆使我给你和同学们制造了很多麻烦，我向你们道歉。我现在意识到"麻烦制造者"的名声是我应得的。

我遇到迪恩先生时，他问了我很多问题，经过思考，我决定要找回我的"好"名声。我不期望别人把它送给我。因为我知道这需要自己去挣回来。我不知道要怎么去做，所以求助了迪恩先生。他问我妈妈，我在家里有没有留下任何好名声。妈妈说我是个园艺帮手。然后他问我，学校里有没有施展园艺才能的机会。我说有的。他又问我能不能向他保证分得清楚花和杂草。

我不指望你一下子就改变对我的印象，但是当你看到没有杂草的花坛，你就知道我是认真的。要摆脱麻烦也不是一个晚上的事情，如果你觉得我做得还不够好，请一定告诉我，我保证不会生气的。

伯特

注：迪恩先生打印了这封信，还问了我很多问题，但是我发誓，这些问题的答案都是属于我自己的想法。

再注：迪恩先生希望附上一个他问过的问题，而这个问题使我想笑，他问："你是愿意杂草被赶出学校还是自己被赶出学校？"

当老师受到我们所传递的新信息的影响，忽视孩子以前的坏名声时，他认知和行为的改变能够有力地证实孩子的改变故事。没有比让曾经的怀疑者改变观念更有价值的事情了！他的认知改变之后，甚至可能会给孩子写信，进一步证实孩子的变化。

有些忙碌的治疗师对这些做法表示担忧：时间，我没有时间做这些，尤其现在都是管理式医疗了。针对这种担忧，我们想简单地分享自己的看法。其实，我们花时间与当事家庭的关系网合作是一个高产的投资。因为治疗师的作用本身就是传播内容的一部分，而这会在当事家庭的关系网中留下良好的印象。另外，伴随这些努力的通常还有额外的推荐。

"假想型听众"的特征为：是当事人思考问题时想象出来的，比如，假想朋友、已故却活在当事人心中的重要人士[2]，或是喜爱的玩具、宠物。例如，一个8岁的小女孩，晚上怕黑，治疗师通过一些提问让她想象，在宠物狗的眼中，她在夜晚的房间里是什么样子："昨天晚上，你一边抚摸着小狗，一边让自己保持冷静，没有被恐惧所控制，如果你的小狗会讲话，关于这件事情他会说什么？看到你像他一样勇敢，他会为你感到惊讶吗？你有没有从他身上学到任何勇气？"

最后一种是"引入型听众"，比如可能出现在咨询室里的思考小组的成员。虽然我们在这里不深入探讨这个话题，但是思考小组对叙事治疗的发展有很大帮助。当然，治疗小组的成员也是另一种很有价值的潜在听众。[3]

社团、联盟和计划

治疗师可以通过信函、内部通讯或其他媒介引入关怀团体。这些群体"能够使正在创作当中的替代故事增值，并为改变问题故事，也就是将人等同于问题的故事，提供自身的知识与技巧"（Freeman & Lobovist，1993：222）。

怀特与艾普斯顿（1990b）是第一个组建社团的，比如为受脾气困扰的孩子而建立的"脾气驯服社团"。艾普斯顿还首次建立了交往活跃的关怀团体，比

2.有一种询问法叫"假如你是他"（Tom，1989），这种方法尤其适合对这类观众的采访。孩子会扮演他内心深处重视的人，以这个人的身份接受采访，就像这个人在治疗一样。例如，如果汤米的外婆已经去世了，可以让汤米想象，如果他是外婆，会说些什么。随后治疗师问汤米（作为外婆）："外婆，汤米这星期在学校的表现，让你最骄傲的是什么？"汤米（作为外婆）回答："嗯，我最骄傲的是，他在学校帮助了一个受到欺负的孩子，他总是坚持做对的事情。"

3.更多关于叙事反映小组的细节参见弗雷德曼与库姆斯（1996），弗莱曼（1995），以及怀特（1995）。

如，"反厌食联盟"。自此之后很多类似的团体都涌现出来，为许多孩子及其家人提供知识、信息和社交行为等支持。比如，"直面恐惧与停止忧虑社团"，"和平家庭计划"，"拒绝完美主义社区"。

在认识并处理问题及其相关社会文化因素的过程中，这些活动可以让治疗工作从一个家庭的努力扩大到一个更有力量的团体的努力。当孩子及其家人被邀请加入或是创造一个社团时，他们会成为别人故事的听众，而当他们作为专家和顾问为其他孩子提供服务时，自己的故事也会随之得到证实。

证实新闻

传播新闻的好处之一是它可以为新闻制造者的故事提供证实的机会，而证实过程本身又可以增加新发现与新认识的意义与正确性。而证实可以让更多的人理解新闻制造者，还可以让新闻制造者的故事发挥更大的作用。证实的主体可以是直接与孩子接触的、见证孩子变化的人，也可以是被相同问题困扰的人，还可以是对问题的改变持怀疑态度的人。这些人常常就是新闻制造者身边的人，他们可能来自家里、学校（如老师、副校长），或者社区（如监督官）。[4]

证实可以通过不同的方法和不同的人来实现，比如，写信或访谈。例如，如果孩子要申请加入"美国脾气驯服者社团"，申请步骤可能就包括一封推荐信（图7.1）。

美国脾气驯服者社团

推荐信

申请人：

介绍人：

· 在申请人与脾气（生气、争吵、打架等）以前的关系中，你处于什么身份？

4.参见弗雷德曼、罗博维兹与伍德（1985）。

- 依你看来，在那些情况下，脾气让申请人变成了什么样的人？

- 你能提供至少一个例子证明申请人驯服脾气的能力吗？

- 在那些情况下，申请人展现出了什么样的力量或能力？

- 在美国脾气驯服者社团中，其成员将会得到授权，与那些同样被脾气困扰的人分享控制脾气的技能。你能推荐申请人加入其中吗？

图 7.1　推荐信模板：美国脾气驯服者社团

新闻媒体

传播故事的媒体有很多：文章，信，清单，访谈录音，证书[5]，声明（图7.2），美术作品，诗歌，文稿，等等。这些媒体可以针对个人，比如，"身份证明文件"（White，1995：144）；也可以面对大众，比如，《重生温哥华反厌食反暴食联盟杂志》。

西蒙一家的和平声明

鉴于西蒙一家曾经的争吵损害了家人之间的沟通，带走了他们之间的爱和尊重，给他们造成了极大的痛苦；

鉴于西蒙一家已经宣称他们是个和平的家庭，并通过吃饭时不争吵，证明要把争吵消灭于萌芽之中的决心；

鉴于每个家庭成员都承诺过，只要他们认为争吵开始靠近他们的沟通，无论它以什么方式，就要利用自己的知识和力量向大家发出警告；

5.证书和信件的例子参见怀特与艾普斯顿（1990b）。

> 首先，要把声明贴在显眼的地方，比如冰箱、壁炉架、电话上；
>
> 然后，一旦出现需要警告的情况时，任何家庭成员都可以向全家人宣读声明；
>
> 最后，每个家庭成员都要承诺仔细倾听其他人的宣读，确保争吵和敌视的结束，合作与和平的恢复。
>
> 1996年6月10日在加利福尼亚州伯克利市阿拉梅达县签字并见证。

图 7.2　西蒙一家的和平声明

对于年龄较小的孩子，清单和图表是记录其变化的有用媒体。某个特殊计划就可以用清单的形式保留下来，比如，"弗吉利亚·西蒙斯与卡丽的勇敢计划"（Freedman & Combs，1996（232-236））。清单的另一种用途是汇编孩子问题之外的成就。例如，治疗师可以问孩子："最近你有没有做什么事情让6岁的自己感到骄傲？有哪些事情是我一下子猜不到的？"当事家庭通常很乐意提供体现孩子成长中的能力的实例，而清单则可以为孩子解决问题的能力故事提供参照点。接下来，可以着手制作另一张清单，汇编孩子解决问题中所取得的特殊成就。例如，"我们在你从6岁步入7岁的自豪事件清单中加入你自我冷静的新技能，怎么样？"

关怀团体的成员之间可以通过不同的媒体取得联系（Freedman & Combs，1996；Lobovits，Maisel & Freeman，1995；Madigan & Epston，1995）。这些媒体包括个人信件、诗歌、艺术作品或者访谈录音，通过治疗师，它们在两个或多个关怀团体的成员间得以分享。例如，对别人与坏习惯（强迫症）抗争的信件，倾听并回复必定是个鼓舞人心的经历。该团体里面的每一个人可能都会阅读和评论这些信件。以信件交换开始的《重生温哥华反厌食反暴食联盟杂志》，为此提供了一个相当纯正的例子。

手册：记录不同的登顶旅程

几年前，珍妮问自己："如果治疗师保留的是问题而不是病人的档案会怎么样？"这一想法促使她发明了一种手册，用来记录孩子与问题相关的知识与成就。孩子及其家人可以在这些手册中记录自己的故事，或是给未来的读者分享自己的成功和提供建议。他们还可以阅读在他们之前的人是如何解决相同的问题的。

邀请孩子及其家人编写手册可视为"咨询你的顾问"的一种形式。孩子可以只把自己在某个方面的知识写入手册中。或者，如果合适的话，在孩子的记录中，可以引入一个潜在听众，因为"我（治疗师）将来可能会遇到其他面临类似问题的孩子，而你的发现可能对他们有所帮助"。

这一项目的目标是：

• 授予孩子权力，并尊重他们，邀请他们为其他有同样问题的孩子提供建议；

• 证实他们奋斗与成功的故事；

• 让他们能够在展示自己的成功和自我的超越中获得快乐；

• 保留这些记录作为参考和激励，以防日后问题的卷土重来。

孩子们在没有线条的手册中写下或口述自己的故事、疑问、声明或诗歌，同时辅以图片、漫画、示意图或者图表等作为补充说明。珍妮还为这些手册增添了许多有趣的图片和漫画。这些手册后来传播到其他治疗师手上，他们用来帮助来访的孩子，然后，那些孩子又在上面增加了自己的故事。例如：《小小脾气驯服师手册：如何保持冷静》《直面恐惧与停止忧虑手册》《和你的想象做朋友》《睡得安稳手册》《摆脱坏习惯手册》《不一样的教材》。图7.3和图7.4是其中两本手册的拼贴画封面。

How to Cool off and be cool: The Temper Tamer's Handbook.

Cool Cat

图 7.3 《小小脾气驯服师手册：如何保持冷静》

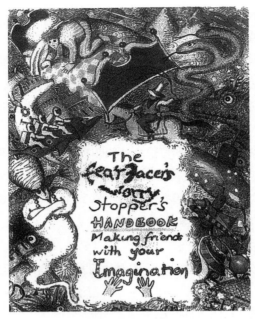

图 7.4　和你的想象做朋友

　　需要注意的是，编写手册的初衷并不是为了记录孩子成功的经验，然后给那些没有经验或能力不足的孩子作为指导或指南，这并不是手册的真正精神。尽管在治疗中，治疗师有时候会向孩子提供一些其他孩子的故事，因为这个孩子正在走的路是这些孩子已经走过了的。这时，需要这些故事的孩子常常会通过高度的兴趣表示出他们的需要。然而，我们认为手册的主要价值是在记录孩子的故事时，让他参与进来。许多孩子对记录自己的故事不感兴趣，所以不会花时间去阅读前人的故事。不过，如果一个孩子确实读了前人的故事，那么他常常会受到鼓舞，从而想要记录自己的故事。

　　手册就像一本"登顶日志"，被放在山顶上的一个密闭容器里面。登山者登上山顶之后，山下景色尽收眼底，"登顶经历"让他激动和骄傲，随后他会阅读那本日志，并把自己的旅程经历记入其中。登顶日志的乐趣大部分在于记录自己的故事。有些记录被当作旅途结束的声明，而有些则是被当作沿途的里程碑。每个攀登者的旅途各不相同，因为他们攀爬的路线、遭遇的天气以及其他情况都会有所差异；每个攀登者对登顶经历也都有各自的看法和感受。手册就像这种日志，记录着孩子如何改变与问题关系的旅程。

治疗师是孩子叙事改变的共同创作者，为手册发展新内容的技能证明了他是个合格的治疗师。然而，如果治疗师利用手册取代了他的引导技能，可能会令孩子产生害怕或厌烦的情绪。通常，孩子会被邀请根据独特意义事件来编写手册，以便发展并证实改变的故事。

下面是摘自《睡得安稳手册》中的5岁的瑞秋的故事：

我以前总是希望有人陪着我，因为我害怕床底下有怪物，所以常常跑到妈妈的床上，然后她会很生气地把我送回我的床上，因为她并不想起床。后来，我想出了一个办法，开着收音机睡觉，有时候会在凌晨4:44醒来，然后听听收音机又睡着了。早上6点的时候我会去妈妈的床上，这是我们已经说好了的。现在，我和妈妈都比以前开心，而且喜欢在早上6点钟一起待在床上。我为自己感到高兴和自豪。对了，把泰迪熊的小灯开着也会有用！

另一个5岁的孩子向治疗师苏珊娜·普莱格森口述了自己早晨起床的故事，并画了一幅相关的图画（图7.5）：

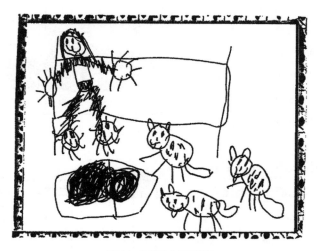

图7.5 我很开心自己睡觉

在祖母的帮助下，我可以一个人睡觉了。6点钟，我就会准时起床。起床之后，我会去看我的小狗，因为妹妹还在睡觉。我在学习一个人如何睡觉。我和我的妈妈都很开心，因为我可以一个人睡了。

另一个7岁的孩子依据自己的经验为克服夜晚恐惧给了一些建议：

我发现了一些让自己喜欢床的办法，比如用枕头、毛绒玩具和仿制薄纱之类的东西营造一个舒适的床。在这样的床上，就不会做噩梦。如果半夜醒来，就听听轻松舒缓的音乐。

下面是《小小脾气驯服师手册》中的两个故事：

我觉得玩比生气要好。如果你在玩的时候，脾气出现了，你不要理它，走开去做其他的事情，一直等到它离开，自己冷静下来。（里莎，6岁）

我找到了摆脱脾气的方法，现在随时都能打败它！我会监视它。以前它是直线式的从我后面爬上来，自从受到监视，就变成螺旋式的了。我会故意捉弄它，等它慢慢靠近，然后一吹哨子，它就会吓得落荒而逃。有时候我会骂它："你这个讨厌的笨蛋，滚开！"然后它就灰溜溜地离开了。有一次，妈妈和爸爸晚上要外出，但妈妈弄错日程安排，只得另找一个临时保姆，我本来会很生气的，但是我用那些方法让自己冷静了下来。爸爸妈妈还不知道这些呢！我真是太冷静了。（玛利亚，8岁）

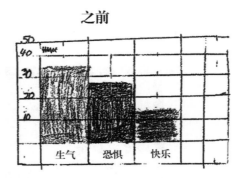

在《直面恐惧与停止忧虑手册》上面也有玛利亚的足迹，她在上面画了一幅图，描述的是她生活中快乐与恐惧、生气的赛跑（图7.6）。

"三种颜色中，红色代表生气，黑色代表恐惧，黄色代表快乐。以前，在跑道上，20秒内，生气跑得最多，恐惧次之，快乐最少。现在，快乐跑得最多，生气和恐惧都只跑了一点点，快乐把它们远远地甩在了身后，大获全胜。"

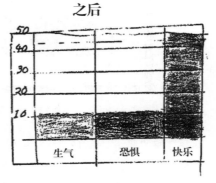

图 7.6　玛利亚画的生活中快乐、生气与恐惧的赛跑图

毕业典礼、坚信礼、庆祝会

"结束"这个词听起来是不是就像用在家中害虫身上的字眼？孩子毕业时要参加毕业典礼；正式成为基督教徒之前，要接受坚信礼；当孩子的生活中发生了重大变化时，就会举行类似的过渡仪式。过渡仪式是一种隐喻的说法，可以让孩子与他的团体分享他变化的成果。在治疗结束的时候，孩子及其家人都非常享受这种仪式。通过"咨询你的顾问"的访谈，或是编写个人档案，总结孩子的成就，在积极与肯定之中结束整个治疗。然而，有些治疗师倾向于乏味的老式聚会，在这样的聚会上，回顾变化，颁发证书，读信或读诗，或摆放庆祝沙盘和食物。

吉米的诚实演讲

12岁吉米的治疗结束仪式是举办一次诚实演讲的聚会（Segmour & Epston，1992），确定客人名单时，大卫问吉米："你觉得谁会非常想庆祝你回归诚实？你认为谁曾经非常担心不诚实给你和家人的生活带来影响？对你不诚实行为的受害者，你有没有想过邀请他们来参加并弥补他们？"

吉米说他的祖父母是很重要的客人，但是，他们却参加不了聚会，于是大卫提议："既然他们参加不了聚会，那聚会结束后找他们怎么样？"诚实聚会的重头戏当然是"诚实演讲"。吉米让父母为演讲录音，这样就可以给他的祖父母拷贝一份了。下面就是演讲的内容：

大家都了解以前我的所作所为，我现在觉得那些行为真的是既愚蠢又自私，真的很抱歉。我的妈妈和爸爸带我去看了艾普斯顿先生，他是一位家庭治疗师，他建议我进行了一个诚实测试的项目，这些你们也都知道的。通过这个项目，我向自己和家人证明了我能抵挡得住诱惑，不拿不属于自己的东西。现在，我已经完成了测试，所以才有了这场聚会。我要谢谢你们大家对我的支持和帮助，我明白了曾经的那些行为都是不对的。将来，我会依靠自己的能力去挣钱，再也不会不劳而获了。

总　结

对新闻制造者的访谈、新闻的搜集以及向合适的听众传播是叙事疗法重要的特征，它要求治疗师：

- 善于识别孩子与问题斗争的技能与知识；

- 提问要能很好地引导孩子将这些知识描述得丰富而详细；

- 编辑和补充孩子的替代故事；

- 不断地与孩子、其家人及其他相关人士检查其观点的准确性；

- 识别合适的听众，包括现实存在的和虚拟想象的，以便向家庭内外的人传播故事；

- 设计适合听众参与的传播方式（信函、档案、手册、证书、艺术作品等）；

- 共同建立各种关怀团体，并提供后续支持（社团、联盟、社区等）；

- 共创毕业典礼、坚信礼、庆祝会等过渡仪式。

8
艺术与文学
价值治疗

通过对问题的外化，许多孩子克服问题的冒险精神被激发，从而愿意敞开心扉参与言语对话。但是，我们都知道，孩子喜欢通过多种方式表达自己，而不只是坐着谈话！在儿童治疗领域中，许多著作都表明了言语交流的局限性以及发展多种交流方式的必要性（Axline，1987；Brems，1993；Case & Dalky，1990，Combrinck-Graham，1989；Gil，1994；Moustakas，1973；Oaklander，1978）。很多有趣的替代交流方式都可以很轻易地融入到叙事治疗之中（Barragar Dunne，1992；Freeman & Lobovits，1993）。

本章中，针对关注非言语信息和提供表达艺术与游戏治疗的重要性，我们会提出一些观点。随后，我们会借助一个较长的案例阐明表达艺术如何融入到叙事治疗之中。最后，我们会详细阐述用艺术拓展叙事对话的多种方式。

父母知道艺术或游戏治疗不仅有趣而且能够帮助他们有效交流之后，会主动寻求这类治疗。大部分的孩子也会欣然接受以不同方式交流的机会，比如，油画或是玩偶，即使是那些对言语交流感到轻松自在的孩子也不例外。如果不给他们提供多种表达方式，某些孩子独特的"声音"就会被排除在家庭治疗的对话之外。

游戏治疗和表达艺术治疗可以用于：

• 言语交流有困难的孩子，包括说话害羞的，母语是其他语言的，年纪太小还不会说话的，语言能力有问题的；

• 视觉型、动觉型的孩子，他们更偏爱美术、沙盘，或者舞蹈作为表达方式；

• 语言表达遭受过压制的孩子，比如曾经受到虐待，以及对"言语治疗"不自在的孩子 (Barragar Dunne，1992)；

• 在家庭风格或者文化表达上，治疗师与孩子有差异的家庭，以及父母希望用合适的方式促进孩子交流的家庭。[1]

例如，我们可能会注意到这样一个现象，有时候，父母会期望孩子与权威人士（包括治疗师）交流时，要表现得恭敬顺从，比如，有限的目光接触或礼貌而简洁的回答。治疗师遇到这种情况时，可以询问这些举止并对其进行仔细观察，也可以在尊重的前提下询问改变这些举止的可能性。例如，我们可以先称赞孩子的礼貌行为，然后问父母是否同意采用绘画或者日记之类的方式与孩子交流。

孩子沉浸于问题的情感体验之中时，用语言表达自我可能有着极大的困难，但是，他们却可能通过非言语方式来表达感受，比如，面部表情、身体姿势、动作等。对于沉浸于此类情感体验的孩子，我们应该如何把握好言语交流与非言语交流之间的配合呢？

关于问题的信息可能存在于孩子的身体上，即使有时候这种信息很少被注意到。因此要通过适当的方法将这种体验变成焦点。在其他地方，我们把这些叫做"身体对话"（Freeman & Lobovits，1993：198）。[2]

在以上情况中，非言语表达既表明孩子的接受，又提供了替代交流方式。

身心一体与表达艺术

在幼时的一段时间，婴儿会在没有语言的社交环境中展开学习与交流。正如米尔斯和克劳利（1986：92）曾说过："尽管婴儿在这段时间里面没有语言能力，但是他们仍然可以表达出一系列的特质、情绪和需求。"当孩子学会说话之后，越来越多的感官输入会被大脑组织成为叙事形式。

1.虽然我们愿意向这样的家庭提供一个较为合适的参考，但是这个家庭可能并不愿意接受。

2.梅丽莎（Melissa）与詹姆斯·德雷福斯（James Griffith）发现，在处理基于身体而产生的问题时（例如，所谓的"躯体形式障碍"），"无法用言语表达的困境"会使得言语沟通不稳定甚至无法进行。对身体姿势和活动的关注意识，有助于言语沟通的稳定，改善这一困境，从而解决问题。

当我们考虑到认识和理解世界的复杂性之后，我们工作的意义才会浮现。如果我们对一个人生活的认识，仅仅局限于语言所传达出的信息，忽视思想与身体的整体性，可能会陷入笛卡尔哲学的二元论。语言描述就像地图一样，不能完全展现生活经历的所有领域，包括视觉象征过程的丰富性、情绪、感受和知觉。表达艺术治疗则可以覆盖视觉、听觉、动觉以及情感等方面。当我们关注非言语信息，并通过能够唤起各种感觉的表达艺术促进表达时，生活经历的全新方面就会出现，它们不仅具备艺术价值，还使得我们与孩子的交流有效进行。

表达艺术

治疗师可以邀请孩子及其所有家庭成员利用表达艺术展开叙事对话，比如：素描或油画、漫画、诗歌或日记、雕塑、导向幻想、图表或示意图、沙盘、玩偶剧、角色扮演与戏剧治疗、运动、哑剧、制作面具等（Barragar Dunne，1992；Freeman & Lobovits，1993；Smith & Barragar Dunne，1992）。

尽管本章描述的许多方法都是用于孩子身上的，但是如果其他家庭成员感兴趣，也可以用来促进家庭成员间不同形式的交流，比如，家庭绘画、玩偶剧或沙盘游戏。

在叙事治疗中使用表达艺术，治疗师并不需要成为一位艺术家或者进行专门训练。实际上，很多简单的方法都可以拓宽表达。例如，治疗师可以邀请孩子利用素描或者漫画的形式表现问题或对抗问题的看法。我们没有必要去成为表达艺术或游戏治疗的专家，因为孩子就是游戏方面的专家，只需简单的引导，他们就能走得很远，大人只需要紧随孩子的脚步，理解孩子所表达出的意思即可。

表达艺术治疗与叙事治疗有许多共同点。虽然这两种治疗方法背后的理论可能不相同，以艺术形式"表达"问题与外化问题在本质上却是相同的。以绘画、雕塑、表演来表现孩子与问题关系的过程，能够很自然地唤起孩子对问题的内心感受，并将其反映出来。从这个意义上讲，这种表达行为本身是有益的，因为通过象征却又可以亲身体验的方式，准确地"表达"经过外化的问题，孩子会觉得这是一件轻松的事情。这可以让他们"看见"问题，思考解决办法更容易。就像他们独自玩游戏时所做的那样，喜欢以间接的方式创作和修正故事，而不是直接谈论事情，比如，玩偶剧。

在某些表达艺术治疗中，孩子会为问题创造出象征意义，将其概念化为自身的"一部分"，并与其进行对话。比如，某个孩子将她的问题拟人化为"批评家"，并将其画出来，开始与其建立一种更容易相处的关系（McMurray，1998）。我们发现，在表达艺术治疗中对问题的艺术表达所带来的效果，与叙事治疗中对问题的外化所带来的效果是类似的。

表达艺术治疗（Weller，1993）和叙事治疗都会邀请当事人为自己的表达创造意义，而不会用于客观诊断和解释的目的。这要求治疗师保持好奇心，帮助当事人拓展其喜爱的意义，而不是对其艺术作品冠以专家意见。

意义的展现

叙事治疗师重视"新意义的展现"（Bruner，1986；White & Epston，1990a/1997），因为这有利于共同创作替代故事。我们使用语言积极地塑造意义，进而塑造经历，而不仅仅只是展现或描述意义。正如迈克尔·怀特（White & Epston，1990b：12）所说：

如果我们愿意通过讲述故事的方式去讲述人们的生活经历，整理并赋予这种生活经历以意义，并且愿意在展现这些故事的过程中，让他们有所选择地表达出生活经历的某些方面，这些故事就会塑造他们的生活和各种关系。

这一观点呈现出表达艺术治疗的新方面。新的意义或是涵盖不同表达领域的故事的"展现"有助于巩固新的体验。为了看清一幅图，不同的视角可以为意义的展现增添感觉维度。例如，某个孩子会这样来描绘自己，先描绘问题眼中的自己，再描绘自己希望看到的自己，从而获得没有问题的自己，与新兴的替代故事相搭配。

孩子们常常热衷于利用戏剧或者玩偶剧来展现他们与问题关系的新故事。请想象一下展现意义的特别方案，比如，将孩子或家庭喜爱的故事录制成"纪录片"，内容包括访谈、推荐书、诗歌以及绘画或者沙盘中有意义的形象。

在这些艺术形式中，意义的展现若是结合言语评论和提问，就会变得多元化，并因此得到充实。

艺术价值

艺术表达本身就让人觉得其有益身心，具备治愈性。在表达艺术治疗中，重点不在于作品的艺术价值或是高超的技巧，而是在于创造的过程。当我们表达艺术与共同创作叙事相结合时，会邀请孩子参与到替代表达形式之中，礼貌地探询她所表达意义中的细微差异，让我们的想象与她的重叠，而不是解释和评价她的作品。

保罗·科尼尔(Paolo Knill)，海伦·尼恩霍思·巴尔巴(Helen Nienhaus Barba)，与马尔戈·福克斯(Margo Fuchs)（1995：71）特别提到过令人满意的艺术表达的价值：

此处我们会使用这样一个术语，"艺术反应"，它指的是身体上的一种独特反应，其对象是想象中的事情、艺术行为或对艺术作品的感知。当这种反应意义深远、震撼心灵时，我们把它描述为"感动人心"或者"激动人心"。我们的语言体现出与这种印象有关的感官效果，希尔曼说，那是我们遇到美好的东西时，在急促的呼吸中（或灵感）表现出来的感受（1994）。

依据孩子的创造力与兴趣，多种模式或联合模式的治疗可以让她在多种方式中直接自由移动（Knill，Barba & Fuchs，1995；Robbins，1994； Rogers，1993）。当各种感觉器官得到充分利用，并产生深远的影响时，大家就会收到满意的结果。这种模式可以随意用在叙事治疗中。例如，通过写诗或写故事反应沙盘的意义。它的意义还可以在移动中得到进一步发展，比如将诗歌或故事转变为油画或雕塑。

孩子或者其他家庭成员知道可以使用不同的表达方式之后，可能会在治疗过程的任何阶段选择这些替代方式。有时候，孩子的重要意义可能与这种艺术体验一同出现。11岁的亚丽安娜通过游戏、绘画、阅读来进行治疗已经有几年时间了，现在已基本摆脱了严重的身体虐待和性虐待带来的影响。有一次，她走进游戏室，小声地打了招呼之后，便径直走向沙盘。她把手指放在沙盘的中心，聚精会神地画螺旋，直到螺旋覆盖了整个沙盘。她邀请珍妮来参观制作好的沙盘，但是并不打算马上谈论它。在一阵温柔的沉默之后，珍妮建议她利用其他方式来表达想法，比如，为沙盘写诗或作画。于是她坐在地板上写下了一首诗。

她给珍妮朗读了这首诗之后，珍妮又问她是否想继续表达自己，以及想用什么方式。她觉得自己可能喜欢写日记或在手册中分享自己的知识。她得知自己的作品将来会分享给其他人之后，又为这首诗写下了下面的评论。

螺旋状的沙滩

——亚丽安娜，11岁

我走进了螺旋状的沙滩

里面藏有珍宝若干

珍珠母、贻贝，我都很喜欢

其他的贝壳也很好看

我捡起一块石头扔向沙滩

它是沙漠

却没有仙人掌

它是天空

却没有天使

它是我们的世界

但是没有战争

它无人居住

没有敌意

它是爱

永不停止

改变恐惧

这首诗描述的是一个女孩走在一个无边无际的沙漠里面，就像是无边无际的恐惧一样，但是女孩发现其实那是一个美丽的地方。她发现自己并不孤单，每一粒沙都像珍珠一样宝贵。那些河蚌和贝壳不再是死去的动物，而是有生命的宝物。

我已经学会积极地而不是消极地利用自己的敏感了。别人再辱骂我的时候，我不会再选择哭泣，我会告诉自己"那只是你的问题"，然后一笑而过。恐惧和敏感一样，你得改变它。恐惧实际上是被隐藏的勇气。恐惧像一支箭，具有指向性，可以成为你的朋友。恐惧有两种类型：（1）愚蠢的恐惧，当你恐惧你的感觉时，你就会有受伤的感觉；（2）合理的恐惧，怎样同愚蠢的恐惧区分呢？只需要倾听你的感觉，遵循你的心声，而不是恐惧告诉你的。记住，必须要用心听。

珍妮一想到在她们合作的过程中，当任何与恐惧或虐待有关的事情出现时，分散注意力似乎是亚丽安娜主要的选择时，就会被她生动与优秀的表达所感动。

詹娜与神殿

下面我们为读者介绍一个较长的故事，让读者进一步感受孩子如何利用多种艺术媒介表达自己的创造之旅。故事的主角是詹娜和她的妈妈瑞秋，珍妮是她们的治疗师，在治疗的两年中，她们断断续续地进行了多次单独会谈和共同会谈。

詹娜，8岁，具有非裔美国人与犹太人的血统。妈妈瑞秋带着她来找珍妮，因为"她爸爸吉恩一年前患癌症去世了，她似乎并不能很好地面对这件事情"。瑞秋说，吉恩是詹娜的主要照顾者，所以詹娜跟他特别亲密，但是长期的患病让他容易疲倦，也容易发怒。他们的家庭面临着双重危机：瑞秋才刚刚结束癌症治疗，吉恩就被诊断患上了癌症。幸运的是，瑞秋现在的病情有所好转。瑞秋描述女儿是个"艺术型的假小子，活力四射，富有魅力"。

詹娜遭遇了极大的悲伤和恐惧，情绪不稳定，容易发脾气。她还经常尿床，晚上从来没有好好地睡过觉，噩梦醒来之后就会大喊大叫，变得非常难以伺候。这对瑞秋来说是个非常严重的问题，因为她身体非常虚弱，需要良好的睡眠来保证健康。她感觉每一件事都变成了一场战争，很难决定"在自己的需求和女儿的需求之间，应该在哪里划出界限"。

詹娜现在被恐惧所控制住，她没办法去上学，也不敢阅读或观看电视中任何"可怕的"东西。珍妮问她，恐惧给她的生活以及人际关系带来了什么影响，她抱怨说"它让我没办法看书，不能跟朋友一起出去玩"。瑞秋和詹娜都希望在没有吉恩的日子里仍然要好好地生活，不能让恐惧控制了詹娜的生活。她们已经想出一些让詹娜冷静下来的办法，比如晚上听听音乐。

瑞秋想让詹娜使用艺术疗法，因为她知道这是女儿最喜欢用来表达自己的方式。于是珍妮与她们共同制订了一个宽松的计划，将治疗分成共同会谈和单独（艺术/游戏/对话）会谈。涉及叙事对话时，瑞秋和詹娜都参加；涉及表达艺术时，詹娜单独参加，不过，晚些时候妈妈也会了解她的作品和想法的。

詹娜去世的爸爸吉恩，一开始就被包括在治疗当中。在珍妮的建议下，瑞秋和詹娜带来了他们的家庭相册，并回忆了吉恩生前的故事。[3] 为了让吉恩参与她们的生活，她们举行了一些简单的仪式，比如，在那些吉恩应该与家人共度的时刻，会点上蜡烛纪念他。珍妮问她们，吉恩对詹娜的期望会是什么？他会给詹娜的恐惧或者其他问题提些什么建议？他会对詹娜的成功说些什么？他会怎么为她庆祝？詹娜激动地说想让爸爸知道她取得的进步和成功。

詹娜对恐惧的外化感到很满意。凡是涉及生气和挑剔的行为都被称为"恐惧"或"挫折"。后来，她还想出了"骗子"这个词，专门用于特别烦人时的恐惧。为了解决母女俩之间的争吵和挫折，珍妮建议她们在房间里面对面坐着，一人拿一个大玩偶，共同审视这些问题。从联合的角度出发，她们决定组建一个"抗挫小队"，以便共同阻止挫折力量增大，并讨伐它。这种观念的转变让她们的关系有了改善。

曾经，詹娜的悲伤是一件她难以谈论的事情，直到珍妮建议她把感受画出来。在她的画里（图8.1），莲蓬头中的水倾泻而下，"就像一桶眼泪"倒在一个女孩的头上。她平静地说有一部分是妈妈的眼泪。这让她开始说出她的感受，妈妈的悲伤让她觉得很恐惧、压得她喘不过气但却无法表达出来。

"我只要提到爸爸，她就会泪如雨下，哭得撕心裂肺，令人毛骨悚然，"她解释道，"看到她如此悲伤，

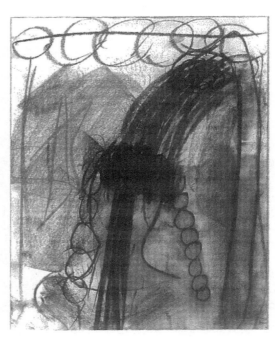

图 8.1 詹娜的画

3.珍妮让吉恩参与治疗的想法，一定程度上是受到迈克尔·怀特（1988b）的一篇文章的启发，文章的名字叫《再说一遍哈喽：失去导致的悲伤，失去来治》，它利用"哈喽"，放手和告别的隐喻，作为溶解失去导致的悲伤的办法。

我都快疯了。"詹娜准备在下一次共同会谈时把这幅画给妈妈看。这幅画对瑞秋来说，传达着女儿感受的千言万语，也促使她和珍妮去思考表达悲伤时要怎样做才不会让詹娜感到恐惧。詹娜问妈妈，她能不能帮助她减少悲伤与哭泣。

几个月过后，詹娜画了一幅彩虹图，并在珍妮的建议下为它作了一首诗：

暴风雨天的彩虹

我是暴风雨天
拥有黑色的闪电
在我的天空
充满很多种颜色
深绿、浅紫、品红、粉红和桃红
连在一起
就是一道彩虹

我是暴雨和暴风
轰隆隆，轰隆隆
我是暴雨和暴风
自恋思想特别重
哐啷，噼啪
这是阿拉巴马的闪电
粉、红、紫、棕
聚在一起
就是暴雨和暴风

事情变得容易起来，瑞秋与詹娜开始讨论詹娜与恐惧和忧虑的关系，思考可恶的恐惧是如何破坏她们的睡眠的。她们发现忧虑原本一点也不令人惊讶，但是慢慢变成了"过度生长"的恐惧。令詹娜特别愤慨的是，这让她没办法看书或跟朋友一起玩，因为恐惧电视上或者书上会出现吓人的东西。她说："它就是个骗子，骗你认为自己没有能力，是个愚蠢的人。"詹娜回答珍妮的问题时说，自己的生活被"骗子恐惧"不公平地控制了，她现在要制止它的行为。她们觉得第一步是要让詹娜区分恐惧和忧虑的不同，能划得出它们之间的界限。

在珍妮的建议下，詹娜又画了两幅图（第三章中的图3.3与图3.4）表示她被忧虑打败的时候以及她打败忧虑的时候。珍妮记录了她对图画的解释：

忧虑有好有坏

一开始，忧虑赢了，最后，詹娜赢了。你知道是怎么回事吗？不是它嘲笑她，而是她嘲笑它。而且她再也不像以前那样担心了。她很喜欢现在这样。忧虑应该被单独拘禁起来，以便你需要的时候可以随时找到它，比如过马路的时候。如果呕吐的时候，你还是应该担心。如果你没有，仍然去上学的话，可能会让别人生病，或者自己会病变得更严重。

瑞秋鼓励詹娜进行了这样的区分，她还与詹娜一起回顾了詹娜"现实的忧虑"，并仔细思考了当忧虑变成骗子恐惧之后要如何应对。现在，她们已经知道骗子恐惧的力量依赖身体的紧张得到壮大，所以她们采取的一个应对措施是，找到并发展"放松的朋友"，比如，音乐、深呼吸和肯定，还有詹娜的勇气和力量。当詹娜需要它们的时候，就可以把它们叫来帮助她放松，打败恐惧，而不是在夜里吵醒妈妈。詹娜自己还产生了一种新想法，发明"一个假想的大脑传输器，当大脑被恐惧的骗术关掉时，用它来重新启动大脑。"

瑞秋则认为自己想要设立一些限制。她采用了一个历史悠久的图表系统，在早睡和一觉睡到天亮的日子用星星贴纸进行标记，每周为成功进行一次奖励。

瑞秋和珍妮用心帮助詹娜去发展关于控制骗子恐惧的能力的故事。当她们又一次见面时，詹娜兴奋地宣布她现在已经开始看"可怕又有趣的电影，比如《番茄杀手归来》"。瑞秋也补充说，她注意到詹娜现在对自己不想看的会坦然地说出来，这让瑞秋很高兴。有一次在朋友的聚会上，大家邀请她看《惊魂记》，她毫不犹豫地拿上一本书到另一个房间了。

珍妮希望可以通过其他感官来加强次要情节或丰富替代故事，比如，触觉或者视觉。鉴于詹娜与恐惧斗争的信心与日俱增，珍妮邀请她制作"一个恐惧面具和一个自由面具"。詹娜最后做了3个面具，她赋予了每一个面具独特的声音和故事，并与他们进行游戏。珍妮用这些问题采访了每一个面具："你叫什么？你是做什么的？你的人生目标是什么？你是怎么去打扰像詹娜那样的孩子的？你要怎么去帮助詹娜那样的孩子？你想让我们了解你的哪些方面？詹娜要怎样才能与你和平共处呢？"詹娜为面具写了下面的故事：

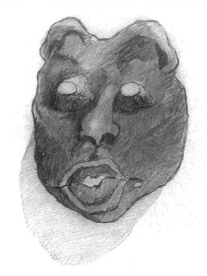

图 8.2　恐惧面具

　　我的恐惧面具叫瑞奇，他有一张恐怖而空洞的脸——被快乐包围着。他眼神空洞，很悲伤，因为快乐包围了他。他现在被叫做恐惧。我对他说："你不再是个无名氏，无名氏让人很难认识你。有了名字，你才会被认识，被战胜！"

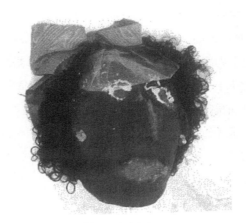

图 8.3　自由面具

20岁的时候，我就是我，有着一头卷曲的短发，是一个家庭医生，而且很热爱这个工作，与室友一起同住。既风趣幽默、喜欢玩游戏，又能坦然面对生活中的快乐与难过。妈妈待在家里。我可能会被叫做莎拉·李，一个目标明确、是非分明、能掌控自我生活的女孩。她不再恐惧，她很幸运。即使是在约会和结婚时都不会恐惧。

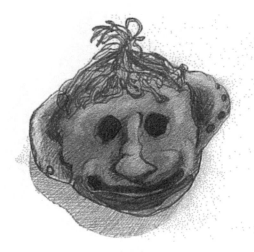

图8.4　另一个未来面具

他，20岁，有着红蓝相间的头发，是个摇滚迷，喜欢摇滚音乐，是一个乐队的指挥。他希望自己再大一点的时候能拥有一个不一样的职业。那是我所向往的生活，因为听起来很有趣。那一定会是个多彩的人生。

几个月之后，詹娜对忧虑和恐惧的控制得到了检验。有一次，她放学回家，发现妈妈不在。原来妈妈遇到了堵车。詹娜没有恐慌，而是镇定下来，给妈妈的朋友打了电话。然后妈妈的朋友就来到她们家陪伴她。珍妮想把这样的突破编入她摆脱恐惧的新故事中，那是个充满勇气、幽默与自由的故事。她还建议詹娜寻找一种艺术形式来庆祝自己的进步。詹娜非常开心地创造了一个沙盘，这是她最喜欢的方式之一（图8.5）。后来，她还为这个沙盘写了一首诗。在她写诗的时候，珍妮写了一封信。

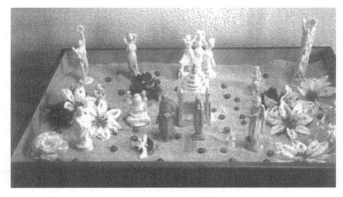

图 8.5　神殿

下面是詹娜的诗：

神　殿

众神在神殿里守护着万物，

维纳斯、佛陀等，

老虎代表着勇气，对抗生活中的危险，

镶有宝石的青蛙代表生活中的爱与美。

维纳斯、佛陀，还有其他天神都在守护着万物。

食物代表健康，圆锥体代表财富，花代表爱，

镶有宝石的青蛙代表美，

老虎代表勇气与生命，

这就是天神所要守护的！

　　下面是珍妮的信，它是在她们下一次见面之后完成的，詹娜还对它作了评论：

亲爱的詹娜：

　　正如我们之前说好的，在我们谈论要完成你的故事的最后一部分时，要这样说，"这是一个女孩的故事，她的生活面临着如何处理恐惧的挑战。在意识到自己能够照顾好自己，以及别人也能照顾好自己之后，她重新找回了勇气和信心"。

你以前和恐惧打过交道。你说你最近发现，你总是担心如果妈妈不在你身边，万一有什么事情要处理的话，你照顾不好自己。但是，最近发生了一件重要的事情，它向我们——还有你——证明了你可以照顾自己。这件事情给了你摆脱恐惧的信心，也让你知道你正在学习照顾自己。

你告诉我，那次你放学回家，发现家里没人，你本来会恐慌的，但是你保持了镇定，还积极地去思考如何解决问题。最后你决定打电话给妈妈的朋友。这件事情告诉你，"我有应对突发事件的能力，要是有时候妈妈有事情不在我身边，我可以照顾好自己"。你说，"我知道了我可以做到清晰地思考问题，提前思考问题，乐观而不是害怕地应对一些意外情况——这让我知道我是个勇敢的人，可以照顾好自己，我知道现在我已经不再需要恐惧了"。

詹娜，你以前在什么时候还拥有过像这样的自由？还有没有其他表明你不再需要恐惧的迹象？也许你的妈妈或是其他人可能知道其他跟你有关的信心与勇气的故事？你认为安娜知道你像她一样拥有这些能力时，并不会感到惊讶。

当我问你这些认识对你和恐惧的关系有什么影响时，你说："我现在的睡眠比以前好了，生活不再受恐惧控制了，而是由我自己来控制。"

詹娜，我们以前说过，你的爸爸去世以后，你必须重新找回勇气和信心。你说过爸爸一定为你感到自豪的！也许你和妈妈都还记得过去一些有关勇气和信心的故事，爸爸可能也知道这些故事或是其中的一部分？我也相信，他肯定很想知道，你正在学习相信自己，能够坚持不懈地摆脱恐惧的控制——能够自信地享受与歌颂生活。

我们谈论过这些之后，你制作了一个非常特别的"神殿"沙盘。它会使你想起自己的故事，那个关于信任、信心和勇气的特别故事。

相信你是自由的。

珍妮

随　访

在本书准备故事的阶段，珍妮再次见到了瑞秋和詹娜。谢天谢地，瑞秋的身体仍然不错。詹娜已经14岁了，不论是在家还是在学校，她都表现得很不错。在本书的后记中，收录了一首她13岁时写的诗。

本章剩下的内容重点放在表达艺术和叙事治疗的结合上。首先，我们会介绍如何引导孩子使用表达艺术，然后，会介绍一些可以把艺术治疗和叙事治疗结合起来的方法。

引导孩子参与游戏与表达艺术治疗 [4]

从孩子走进治疗室的那一刻起，非言语信息可能就向治疗师暗示要转移到其他交流领域。如果治疗师注意到孩子对语言交流感到不舒服、害羞或者坐立不安、不回答问题、情绪不好、表达困难，或者对艺术材料很感兴趣，就应该考虑提供其他的表达方式。治疗师可以先问孩子："有些事情用语言不好表达，我们选择其他的方式怎么样？"或者问："我们有很多种交流方式，你比较喜欢哪一种？"

珍妮有时候会挑选出一个玩偶，让它与孩子交朋友。她为孩子及其家庭成员提供玩偶，以便他们可以确立一种不同的交流方式。

从对话转换到艺术活动之前，可以做一些准备活动，比如引导孩子去放松心情，玩一下想象游戏或者运动游戏（Barragar Dunne，1992；de Mille，1976；Oaklander，1978）。

为了找到合适的表达艺术，我们可以问孩子自己或者其家人：

- 你/你们认为这个问题看起来/听起来/感觉起来像什么？
- 你可以用漫画或绘画，或制作一个面具把它表示出来吗？
- 它看起来像其中的一个玩偶吗？你愿意借助玩偶来谈话吗？
- 你可以把你的意思在沙盘里面表示出来吗？
- 你可以通过跳舞或是移动来表达你被问题控制时的感觉吗？

艾玛的决定

珍妮与12岁的艾玛曾经有过一段艰难的单独会谈时期，艾玛决定不了到底要不要去看望妈妈。由于艾玛受到家庭虐待，她被带离了原来的家，妈妈对她的监护权也被剥夺。虽然艾玛和她的临时看护人都认为是时候作出决定了，但是她不知道自己是否做好了准备。几个星期过去了，她仍然没能脱离这个困境。

艾玛坐立不安。很显然转换话题或者玩棋盘游戏更容易一些。珍妮知道决定

4.我们提出"绕过协议"的概念，指每个家庭成员都有权不回应有关表达艺术活动的提问或是建议。（Chasin & Roth，1990；Rogers，1993）。

的两个方面都有风险，于是引导艾玛思考她所处的"困境"。"困境让你没办法理清自己的思绪，对吗？"她问。"困境让你觉得去和不去都会受到责怪，对吗？"艾玛用力地点点头。"它让我做不了决定，"她说。"但是又不知道要怎么说，"她愁眉苦脸地补充道。随后是一阵意味深长但并不尴尬的沉默。

珍妮让艾玛思考一下，如果不用谈话的方式，有没有其他更为有趣的方式来看待困境，并探索决定的两个方面有何区别。"你希望怎样摆脱困境，做你想做的事？用玩偶或者绘画怎么样？"她问。于是，艾玛跳起来，跑到房间的另一边，抓了两个玩偶、一条龙和一只蝴蝶。然后她回到座位，满怀期待地说："现在要做什么呢？"经过一阵较长的沉默之后，她提出："嘿，它们可以对那两个方面进行辩论！"珍妮觉得这个想法具有极大的潜力，并提议制作一张彩色图表，将其分为两个部分，分别记录玩偶对她决定的正反两面的辩论。两个玩偶各自在图表的两边画了图，写下自己的论点，揭示了艾玛之前没有表达出来的想法和感受。她现在弄清了自己所处的困境，并打算与家人分享她的担忧。第二天早上，艾玛便作出了决定。

探究孩子与问题相互影响的有趣方法

孩子可以直接与"被人格化了的问题"互动，让自己与问题的关系戏剧化。例如，把玩偶、面具或者图画人格化，赋予它们声音，采访它们的计划和意图。一个孩子受邀制作出一个"问题面具"之后，也会受邀创造出一个解决办法或者"个人代理面具"（Barragar Dunne，1992），以便发展替代故事。

面具可以被带入对话，以探索和拥护孩子喜爱的关系。例如，9岁的杰里米做了一个恐惧面具和一个勇气面具。当他扮演恐惧时，珍妮问他："恐惧，你是怎样让杰里米不能开心地生活的？"杰里米代替恐惧面具说："我喜欢悄悄地在他耳边说晚上到处都是鬼魂和强盗。"然后，他带上勇气面具，变换了角色，珍妮问："勇气，你想对恐惧说什么好把它吓走？"杰里米回答："恐惧，你根本就是胡说八道——你只是想编出那些东西来吓唬我而已。你还用电视上的恐怖节目来吓唬我，但是那些节目其实是用来吓唬你的。我才不会听你的！我们有保护系统的，对吗，妈妈？……而且，我一天比一天更勇敢！"

另一个例子中，米奇在学校遇到了很多麻烦，他采用的表达艺术是漫画。他回答问题时也是用漫画，比如，"告诉我，'麻烦麦斯特'说你是个什么样的人？如果它把你画在漫画里面，它会画一个什么样的你？"米奇在漫画中为"麻烦麦斯特"配上了文字"为什么要给米奇的学校生活制造麻烦？游手好闲的家伙！"

为了进一步揭露出问题的这类"动机"，治疗师还可以这样提问：

- "麻烦麦斯特"想让你做什么？

- 在学校，它是怎样让你听命于它的？

- 它想对你的将来做什么？那对你公平吗？

然后，为了表明米奇希望与问题之间建立什么样的一种关系，米奇受邀画出了另一幅漫画。课间休息时，他自己在一旁玩耍，而"麻烦麦斯特"则被扣留了下来。

- 你喜欢这幅画上的自己吗？跟你匹配吗？

- 你是怎样把"麻烦"赶出漫画（你的生活）的？

- 在画中反击麻烦，展现"没有麻烦的你"是不是很开心？

问题的情节和替代故事的次要情节还可以用地图来描绘。利用沙盘或者绘画制作有形的地图，这对喜欢冒险故事和魔法的孩子很有吸引力。地图可以描绘出领土，通向自由的路，等等，充满了无限的可能性。例如，一个想要借助魔法追寻勇气或和平的孩子，他会创造出《恐惧之湖》《追寻幸福的勇敢之队》《和平草地》《胆小疣猪的小窝》等。游戏也可以用来表明家庭与问题之间的关系（David Cohen，私人谈话=，1995）。[5]

下面我们会详尽地阐述几种具体的表达艺术法，[6] 并提供相应的叙事应用案例。

沙盘游戏

凡是那些记得微型人物及其所创造的虚拟世界的魅力的人，都可能会被沙盘

5.为发挥那些生动有趣的形象在"绘制人与问题的相互影响"过程中的作用，珍妮用大脑构图法进行了实验（Buzan，1976）。大脑构图法是指通过视觉形式获取信息的方法，任何知道了解这一方法的人应该也会喜欢把它用在叙事上。把问题置于画纸中间，在问题周围画一些彩色线条作为主线，再画一些线条作为支线，表示相关行为和想法，通过这样来讨论有关问题的所有事情，比如它的运作方式，产生的影响和计划。随后，创作另一种地图，地图的中心是替代故事/结果/办法，同样的，利用它来讨论那些鼓舞人心的事，独特的结果，等等。

6.关于把戏剧扮演同叙事疗法结合的研究，有许多创新的著作，比如巴尔格尔·邓恩（1992），蔡辛与罗斯（1990），以及蔡辛与怀特（1989）。

游戏激起兴趣。一个孩子或是一对母女，甚至是全家人，都可以在治疗性沙盘中进行游戏（Kalff，1971）。孩子们通常都会被成排摆在架子上等候挑选和安排到沙盘里的微型人物所吸引。对那些认为自己并没有艺术才能的孩子，具备象征意义的沙盘游戏则是一种方便而又实用的交流方式。[7]

一个叙事环境中有多种方式可以着手沙盘游戏。例如，治疗师可以让孩子或者整个家庭创造一个问题主导的沙盘："问题的世界是什么样子的？""有没有一个人物可以让你想起这个问题？""它怎么生活的？""它的同伙是谁？哪些东西为它提供支持？"

沙盘里的世界可以用来描绘问题的影响："你愿意向我展示一下问题是怎么控制你的吗？""你可以在沙盘里把它画出来或是用符号来表示吗？"将问题可视化之后，孩子会发现描述问题的影响变得更容易了。

治疗师会让孩子选择是愿意保持问题主导的沙盘原有的样子，还是愿意引进一些改变元素创造一个"转折盘"：

- 你希望沙盘维持原有的样子还是改变它，或是创造一个新的沙盘？

如果孩子选择改变沙盘，就可以拿掉或移动沙盘里的东西，或者增添新的东西。治疗师可以问孩子：

- 你想添加些其他的人物进来还是改动一下里面的东西？
- 你觉得是拿走一些东西还是添加一些东西比较好？
- 怎样才能让情况好转？

针对那些独特意义事件，我们可以问：

- 你在生活中做了哪些事情以至于问题在这种场景中改变了运作方式？
- 你能展示一下你是怎么夺回自己的生活的吗？
- 你能展示一下当你变成问题的领导时，发生了什么吗？

随着对话的继续，治疗师可以引导孩子或者整个家庭创造一个或一系列关于替代故事的沙盘，通过其象征意义去描绘他们与问题是如何发生联系的。沙盘可能展示的是战争场景，或是战胜了问题的场景，也可能是不受问题影响的将来的生活场景。通过制作不同的沙盘，以这种可见的形式展现新的意义时，孩子的感

7.此处的沙盘游戏是以叙事疗法为背景的，它不同于荣格（Katff，1971）与英国学派（"世界技法"的创始人是劳恩菲尔德，参见鲍耶，1976）的沙盘游戏。虽然珍妮也是开放和探索式的使用沙盘游戏，但是这里我们把它限制在叙事疗法的特殊使用中。

受也会随之改变。

如果孩子已经准备好设想一个新故事，而不是首先描绘问题，也可以创造一个替代故事的沙盘。针对这种沙盘，治疗师可以提出类似这样的"奇迹问题"（de Shazer：1991）："如果一切事情都如你所愿，沙盘中应该呈现出什么样的景象？"

在会谈中，沙盘可以用来表示前一次会谈所取得的进步或探索遇到的挫折。有时候，当孩子安全地绕过问题之后，描述问题主导的沙盘就会更加轻松。第15章中，杰森的故事就是一个例子。

相片和幻灯片可用来把沙盘保存记录下来，以便作为叙事变化的见证。孩子们通常会挑选一个微型人物来代表自己或是自己的团队，并且这些人物都会有神奇的特质。这些沙盘的故事和象征意义也会用作参考，编入未来的对话或艺术形式，比如，叙事信件的内容。

治疗师可以让孩子和家人"用地图描述它是如何运作的"或者"在沙盘里面把它表示出来"。在孩子独自开始制作沙盘之前，治疗师要告知她一些可能用到的方法：他们可以一边制作，一边讲述其中的故事；也可以安安静静地完成制作之后，再给治疗师和家人讲述故事。沙盘图应该得到尊重，就像对待其他艺术作品一样。在没有得到孩子的邀请参与进来之前，不应该去触碰它们，也不应该当着孩子的面将其拆除。

若伊甩掉了恐惧

在一次治疗中，珍妮遇到了一个7岁的小女孩，她要帮助这个女孩克服离开父母的恐惧。珍妮在会谈中提到了她以前遇到的一个孩子，她用袋子存放克服烦恼的好想法。事实上，她的父母先前也发明过这样的做法，送她去上学时，给她带上"一袋子的吻"。然而，恐惧仍然努力让若伊相信放学的时候，她父母不会再回来了。后来，珍妮和他们想出了"一个记忆袋"的主意，袋子里面装有一个代表勇气的试金石和多个可以让她想起父母关爱的挂坠。这是为了证实通过对独特事件提问所获得的发现，另外，这些"记忆"在她的生活中是已经发生过了的。虽然并没有制作出一个真实的袋子，但是第二个星期，若伊非常积极地想要报告她回想起来的日子，这加强了正在发展中的新故事，也就是关于她既存的勇气和信任的故事。

在最后3次（总共6次）会面上，若伊一边制作沙盘（图8.6），一边讲述一个连载故事。珍妮让若伊在沙盘中展示她是如何从问题，也就是她称作"恐惧"的手中夺回自己的生活的。首先，她挑了一条蓝色的巨龙代表恐惧，并将它放在沙盘中央。然后，开始谈论它是如何影响自己的生活的。在被问到是想保持沙盘的原样还是想做些改变时，她又挑了一个人物来代表自己，还组建了一支由各种动物和许多有魔法的人物组成的队伍，共同嘲弄和恐吓恐惧，并将它逼到了墙角。在下一次会面中，有些队员还把巨龙埋起来，坐在它的头上。

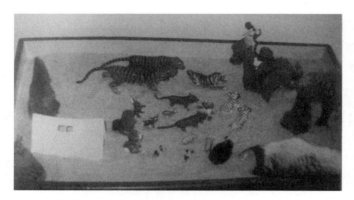

图 8.6　若伊制作的沙盘

这支庞大的队伍还建立了自己的会所，会所有专门开会的空间，大家在那里商量如何对付恐惧。在那里，他们想出了用"快乐的再见"取代"悲伤的再见"的主意。过去几个星期里，若伊实践了这个伟大的想法，可喜的是，"快乐的再见"已经改变了她早晨与父母分开的体验。最后一个沙盘故事的结尾中，这支队伍占领了大片空间，建造了一个"游戏室"，尽情享受快乐，不用再担心恐惧了。更多的队员，坐在巨龙的头上尽情玩乐，包括一只小鸡和猫头鹰。

当父母见证了这样的故事之后，通常会受到鼓舞，想要展现自己的意义。若伊讲完故事之后，她的爸爸罗伯特，就开玩笑地说："恐惧被困在那样一个无聊的地方，就算他不打算退休，也该考虑放个长假了！"然后，若伊，玛丽娜（妈妈），罗伯特，还有珍妮，他们每人拿了一个玩偶，在对话中把所有这些进展都表演了一遍。

以下是来自苏珊·安德里亚·韦纳针对沙盘所写的信。苏珊作为思考小组的一员参加了此次家庭的治疗会面，这也是她职业训练的一部分。

亲爱的若伊、玛丽娜、罗伯特：

　　几个星期之前，在珍妮的办公室见到你们非常开心。谢谢你们给了我这样一个机会，让我可以见识到若伊和她的团队对付恐惧的那些绝妙的计谋。若伊、玛丽娜、罗伯特还有若伊队伍中的成员，就像我之前说的，就算恐惧有3个脑袋，他也想不出办法来阻止若伊的成长和享受成长的过程了。

　　若伊，你的那些计谋真的非常棒，特别是让会飞的独角兽给恐惧喷洒催眠药粉，"让他永远待在笼子里睡觉"，还有使用香味怡人的玫瑰"让他变得神志不清，这样他就会忘记"要去阻止你看望朋友的计划。若伊，你真是招募了一群聪明能干的队员呀！

　　玛丽娜、罗伯特，你们对若伊溢于言表的爱与支持，还有与她一起发明方法以驯服和摆脱恐惧的努力，都给予了若伊莫大的帮助，让她能够把恐惧困在笼子里面，交给忠诚的老虎来看守。若伊最近能够在分别时放轻松、想办法开心地说再见，关于这些能力，你们注意到了什么呢？你们想出的那些妙计中，比如把拥抱和亲吻装在她的口袋里，那些她一直在使用呢。恐惧有没有试图再次来打扰若伊？你们还想出了什么妙计来智取恐惧？

　　既然恐惧已经被困在了墙角，是不是快乐地告别的空间就更多了呢？我猜，当你们把若伊送到学校后，你们之间的再见变得越来越快乐了，因为她会甩掉恐惧的那些卑鄙把戏，悄悄溜走去找朋友，对吗？在众多主意中，她使用了哪些来增强信心，让她相信可以放轻松，放学时爸爸妈妈会来接她？

　　若伊，恐惧还在笼子里睡觉或是打喷嚏吗？还是你已经让它溜走了？真希望它不会去打扰其他孩子，对了，若伊，我可以把你的计策分享给别人，防止它破坏别人的快乐和友谊吗？你有没有像我一样注意到说完"再见"之后，说"你好"——向学校里与朋友度过的快乐一天说你好，向新的体验说你好，向口袋里咯咯笑的拥抱和亲吻说你好，向放学接你回家的爸爸或妈妈说你好？对学校说你好是不是变得更容易了？爸爸妈妈知道你的一天里面充满了这么多你好，有没有很开心？

　　若伊，你有没有提醒自己恐惧用的都是些"愚蠢的小把戏"，因为你拥有一个强大的后援团队？如果你要是想跟我分享你和父母用来阻止恐惧破坏快乐的任何妙计，你需要做的就是给我打电话，然后说——你猜到了——"你好"。

再次谢谢你们与我分享你们的妙计与强大的力量。

苏珊

在8个月之后的一次随访对话中，玛丽娜说若伊的生活中仍然有恐惧的存在，但是他们一家人有很多办法可以对付它。若伊说现在很喜欢去上学。当提到恐惧的话题时，她咯咯地笑着说她正在想象把两个手指伸到恐惧的头后面，比划成它的耳朵——"取笑它"。

活动与身体知觉

在动觉领域，我们关注的是问题的表现及其解决方法。一个人"被问题控制之后"，出于本能反应，会从舞蹈、运动或姿势中寻找解决办法。通过运动，她可以在与问题的关系中通往自由的旅程（Smith & Barragar Dunne，1992）。

治疗师可以让孩子去留意，紧紧抓住自己的问题故事对身体、姿势、呼吸以及活动有什么影响。她可以尝试"站在问题的立场，从它的角度看待事情"（Clover Catskill，私人谈话，1991/4）。她也可以和家人通过玩游戏、跳舞或身体姿势探究问题对身体所产生的影响。

例如，问一个和"自我怀疑"作斗争的女孩这些问题：

- "自我怀疑"住在你身体的哪个地方？
- 你被它控制之后，它让你的呼吸、走路、站立以及运动都变成了什么样子？
- 它希望你有什么样的表情？
- 它让你在世界上采取什么样的姿态/姿势？
- 它怎么影响你的各种感觉？
- 上课的时候，"自我怀疑"是怎么影响你的身体的，你能表示出来吗？
- 那时你是什么样的感觉？
- 你其实更喜欢什么感觉？
- 当你感觉很放松、很自信的时候，你是怎么走或坐的？
- 如果你强烈反对"自我怀疑"对女生的看法，按照自己的想法走路、说话，会怎么样？

接下来，治疗师可以在过渡性的身体活动或姿势中，引导她探索摆脱问题影响的方式，逐渐展开自由的活动。这些自由的身体活动或姿势会变成提醒标志，提醒她采取不同于问题故事的立场。家庭成员可以以哑剧的形式，尝试摘下问题的面具，或将它从他们身上抖落，或是发自内心地将它从个人身上或人际关系中去除。

年纪较小的孩子喜欢"监视"问题的计策，比如，监视问题如何欺骗他们或是如何影响他们的一举一动的。不论是在会面中还是会面的间隔期间，都可以去留意问题故事影响身体的方式。我们通常会建议孩子记录下她的发现，就像任何一名优秀的侦探所做的那样，并且把这些内幕信息带到下一次会谈上。当问题的阴谋被揭晓时，她就可以通过改变自己的身体姿势、面部表情、调整呼吸以及坚定的决心去战胜问题。

丹，朱丽娅，以及"问题的压迫感"

下面是一个使用身体知觉来进行治疗的一个8岁男孩的案例，但是他并不完全属于欣然接受"舞蹈或运动治疗"主意的类型。在珍妮与丹和他妈妈朱丽娅的第一次见面中，当朱丽娅描述他频繁打架、骂脏话时，他坐在一旁，扬起下巴，两只胳膊紧紧地交叉在胸前。珍妮试图外化生气或打架的问题，但都没办法成功进行，因为丹不断地翻白眼或是生气地反驳，还用网球鞋来回摩擦地毯的边缘。"是他先开始的"或"那不是我的错"，他不断强调这些话为自己辩解，寻求公正的对待，这似乎显得他在生气或者吵架问题中没有一点责任。

珍妮觉得有必要对这个家庭中的争吵和指责进行全面审视，包括可能存在的虐待问题。为了实现这一目标，她继续尝试进行外化对话，但还是没有成功。最后，她问："咱们可不可以换一种聊天方式，让丹离开指责的尴尬位置，并让生气和打架问题坐在上面呢？"朱丽娅同意了，但是丹仍然表示出漫不经心又小心提防的样子。珍妮想了一会儿之后，问他是否明白她的意思。如果不明白的话，她能不能示范给他看。

珍妮站了起来，慢慢地走向丹，然后问他，她可不可以拿一本书靠近他的胸前。丹同意了，于是珍妮走近仍然坐着的他，把书拿在离他身体几英寸的地方，说："假设这本书就是打架问题，它压在你的胸口上。你知道它让你陷入麻烦、身处困境，还让别人觉得你应该要受到责备——它是不是让你觉得很有压迫感？你是不是感觉责备重重地压在了你的身上？"丹点了点头。

"要是我们把它拿开，远离你的胸口，并且放到地板上，这样每个人都可以看到它，会怎么样？"珍妮一边问，一边将书慢慢从他的胸前挪开。"你觉得那是个好主意吗？"丹再一次点头。珍妮装作书很重的样子将它挪开，然后砰的一声把它扔在地板上。这时，丹发出了一声如释重负的叹息。珍妮指着地板上"外化了的"问题，再次问丹，"打架问题一直压迫着他，不断让他陷入麻烦之中，这是否公平"。"不，这不公平，"丹重重地说，同时愤怒地对着那本书晃了晃脚。

把问题从身体上挪开带来的身体知觉似乎可以帮助他放松。他舒展了一下身体，然后又坐回椅子上，当妈妈开始用同情的口吻讲述打架给他的生活造成的影响时，他将身子微微地转向她。一场热烈的讨论终于拉开了帷幕，丹和朱丽娅开始思考"打架和脾气"是如何在他们的家里肆意妄为，以及他们能够做些什么去对付这个问题。

在安全与轻松的气氛中关注身体因素，为激动人心的信息可以成为对话的一部分开辟了通道。像丹这样的孩子，只要他们放松下来，不再有抵触情绪，类似虐待这样沉重的话题，就很可能出现在对话中。

格里菲斯夫妇（1994：66）曾经在著作中写道："情绪状态如何既可以开启又可以终结治疗对话的可能性。"他们从行为学上对平静状态和活跃状态进行了区分。活跃状态在行为上表现为"探索、调查、表示担忧、爱动、准备攻击或防御、追踪、逃离。"它在语言上则表现为"辩解、嘲笑、羞辱、控制、疏远、抗议、争辩"。平静状态在行为上表现为休息、凝视与游戏，而在语言上则表现为"反应、倾听、怀疑、创造、沉思、幻想、白日梦"。

这些观点为家庭治疗提供了有用的指导。如果我们能够去留意当事人刚进入治疗室的状态或是在对话中出现的状态，并利用我们的能力去促进治疗室中的平静状态，紧张与不安就会在安全的氛围之中逐渐消失，当事人也会愿意放松下来，敞开心扉地进行对话。

当任何交流方式都遭遇失败

当所有新颖有趣的提问，以及言语和非言语的交流方式，都不起什么作用时，该怎么办？虽然不断尝试各种方法让孩子表达自己是很诱人的做法，但这样做很可能制造不必要的压力。

如果替代交流方式并不是很成功，还可以用其他方式。即使在与孩子缺乏直接交流的情况下，大卫也有办法让对话继续。他并不是一味地去寻求孩子的反应，而是把关注点转向治疗室中的其他参与者，向他们询问孩子的情况。这反而可能引起孩子的全新回应，她或许会去倾听并理解对话的内容。例如，他会问吉尔的妈妈："如果你是吉尔，你会怎么来回答这个问题？"然后，再转向吉尔，问他："妈妈扮演的吉尔与你的吉尔有多接近呢？在妈妈尝试去扮演你的过程中，如果你觉得接近的时候，点点头表示正确，如果差得远时，摇摇头表示不正确，可以吗？"

珍妮则是利用交流暗号的方式。例如，一个男孩谈到问题时，情绪容易激动，所以不愿意说话。珍妮注意到，虽然他不愿意说话，但是他会利用头部动作来回答问题。于是，珍妮提议，共同发明一种暗号，这样他就可以不用说话来回答问题了。对珍妮的这一提议，他"嗯"了一声，并微微地点了点头。珍妮问他这是不是表示同意，他再次"嗯"了一声。就这样，按照这种方式，他们继续发明其他暗号。最后，他们想出来一个暗号系统，包括"嗯"一声表示"是的"，摇一次头表示"不是"，挥一下手表示"我不知道"，眼睛朝下看表示"我不想回答"。这使得他可以继续进行对话，只需要通过这些暗号回应珍妮的提问和猜测就可以了。建立了这种暗号系统之后，珍妮接着便让他把对自己与问题之间的相互影响的感受画出来，或者选择其他的表达方式。结果证明，这种方法比让他开口说话容易多了。

有的孩子匍匐在毯子下面，只露出手指，用拇指朝上或者朝下来回答我们的疑问。而有的孩子选择通过玩偶来说话，虽然玩偶只能通过摇头或者点头来回答大人的问题和猜测。

然而，有时候情况却截然相反，有的孩子说话的热情过于高涨，导致我们没办法与其他人进行必要的交流。如果在家庭会谈中，孩子做不到依次发言，这时候就可以借助一种"插话卡片"（Jeffrey Kerr，私人谈话，1996/8）。可以交给她一些不同颜色的索引卡片，让她在上面写"插话提示"，等轮到她说话时，用来提醒她想说的重要事情。我们与其他家庭成员交流的时候，还可以让孩子在一旁绘画、写诗，或者做其他的事情，满足她表达自我的欲望。

9
没有执照的
辅助治疗师

在许多孩子的故事当中，他们都在那些非人类的朋友身上得到了帮助，比如：小狗、小鸟、海豚、天竺鼠、自己的宠物、填充玩具以及假想的朋友。试想一下，如果卡尔文没有幻虎霍布斯，克里斯多夫·罗宾没有小熊维尼，蒂米没有灵犬莱西，麦克斯没有他的野兽，他们会怎样？

许多家庭治疗师都曾在著作中写到玩偶和玩具在治疗过程中对促进与孩子进行沟通的价值（Barragar Dunne，1992；Brems，1993；Gil，1994；Oaklander，1978）。利用这种间接的方式来进行交流，有利于让孩子放松下来。正如奥克兰德尔说的：

对于一些难以表达出来的东西，孩子会觉得直接说出来不如利用一个玩偶间接地表达来得容易。玩偶为孩子提供一个安全的距离，让他可以放心说出自己内心的想法。

身为治疗师的我们，有谁不希望获得帮助、放松或新见识呢？那就找一个假想的或者非人类的辅助治疗师吧！玩具、玩偶这些有形的东西，甚至是假想的、虚构的东西，都可以充当辅助治疗师，为治疗师提供支持，让对话变得生动活泼。叙事治疗中，首先公布了这种实验的是维恩·麦克劳德（Wayne Mcleod，1985）和安德鲁·伍德（Andrew Wood，1985），前者利用填充玩具组成治疗小组来帮助他，后者虚构出一只住在洞穴里面、喜欢跟孩子通信的"老虎王"作为朋友和同事。

我们当中有些人梦想着要是一直都有辅

助治疗师在身边就好了！虽然思考小组的使用在不断增加，但是让人充当辅助治疗师参与所有的治疗会谈，这不太现实。不过，我们可以邀请家庭成员或是参与会谈的其他人拿起一个玩偶，组成一个思考小组。玩偶思考小组会为治疗室带来各种不同的声音。想象一下一个由聪明的猫头鹰、蜗牛、巫师组成的队伍，或是一个由国王和王后、龙、青蛙组成的队伍！

　　每个治疗师对于辅助治疗师的挑选都有各自偏好的人物表，他们的游戏方式也不例外。珍妮的办公室里有一排大小不一的玩偶和玩具，正耐心而急切地等候召唤。有时候，珍妮或是孩子会注意到某个玩偶似乎有些局促不安，好像想要参与他们的活动。例如，莱斯卡尔，一只棕色的小狗，身体坐在后腿上，脸上的表情显得有些机灵、警觉，甚至还有点调皮。它擅长恶作剧和制造麻烦，而且对受到这些困扰的孩子很是同情。然而，它变成了摆脱麻烦的专家，并且会好奇地询问孩子制造麻烦的方式。

　　对于害羞的孩子，有时蜗牛会慢慢地伸出触角与他们交朋友。有时是朱诺，一只友好的英国牧羊犬，一对眼睛埋在了蓬乱的毛发下面。它除了要求给它挠肚子的时候有些不招人喜欢之外，其余时间是一个优秀的倾听者，它会耐心地听别人讲述他们的悲伤与欢乐。哈勃，是一匹河马，极具幽默感，擅长把严肃的困境轻松化和开问题的玩笑。这些辅助治疗师经过多年与各种各样的孩子打交道，积累了丰富的经验，变成了优秀的提问者和思考者。他们可以担当听众、档案管理者和孩子知识与成就的传播者，能够分享其他孩子的技巧和故事，那些孩子都是过去与他们一同玩耍过的。

　　选择一些普通的玩偶也是个不错的主意（比如，一个简单的玩偶布偶或是没有表情的兔子），治疗师并没有赋予这些玩偶完整的"特性"，而是给孩子提供机会，让他发挥想象去为自己制造出一个"朋友"（Sallyann Roth，私人谈话，1996/8）。

会倾听的兔子

　　有时候，即使是经验丰富的辅助治疗师，可能也帮不上忙。在达娜的例子当中，没有一个玩偶能与她交谈，倾听她的悲伤。就连充满魅力的莱斯卡尔也不行。7岁的达娜不仅对父母的离异、祖母的新近离世感到悲伤，还常常发出阵阵尖叫声，叫喊着没人倾听她、理解她。这种认知强大到，无论谈到什么样的话题，只要有轻微的感情刺激，她的情绪就会立马崩溃，双手捂住耳朵，大叫"你根本没有在听我说话"！这些变故给达娜造成了巨大的痛苦和孤独，而这也常常把她妈妈的心推到崩溃的边缘。她讨厌不得不给女儿"隔离处分"，让女儿冷静下来之后才能跟大家待在一起。爸爸妈妈都希望可以帮助她控制脾气，找到一种大家都可以接受的沟通方式。他们软硬兼施，试过外化脾气、孤独和探究她对无人倾听的感受，但都在她极度敏感的情绪之下，很快宣告失败。只要提到任何有关问题的事情，她的手就会飞快地捂上耳朵，让尖叫声充斥整个房间。

达娜的父母反思了离婚时和离婚后不断增加的责备、羞愧和批评对所有家庭成员的影响。随后，他们进行了家庭反吵架的计划，但是达娜对该计划的兴趣却没有大人的浓厚。他们努力去控制脾气和尖叫，而在这之前，害怕增加达娜的羞愧感的想法阻止了他们这么做。这种与羞愧和责备无意中的合作强化了这些想法，达娜被离婚的事情深深地伤害了，她没办法接受爸爸的新恋情，以及必须要温和地对待她。她对那些相关话题所产生的反应，都不断地证明她的脆弱。

当问题故事逐渐丧失能力，不再让父母产生内疚感或将达娜描述为过度脆弱时，达娜开始形成和展示自我镇定的能力。这让事情开始向好的方向发展。不过，当大人试图提到那些不开心的事情时，谈话仍然会因为尖叫声而中止。

一天，珍妮正在努力思考与达娜的沟通方式，突然头脑中闪过一个想法。于是，她立即把手弯成杯子形状，并靠近达娜的耳朵，然后轻声对达娜说，刚刚有人悄悄告诉她一个想法——她应该制作一只会倾听、会魔法的兔子。达娜微笑着答应了。兔子的头，很快就做出来了，用的是白色的斯卡皮牌黏土[1]。它有着长长的耳朵和温柔的笑容。在那个星期里，兔子那短小而毛茸茸的身躯和尾巴也做好了。

当达娜再次开始紧张并大叫"你根本没有在听我说话"时，这只神奇的手指兔子就会从珍妮的口袋中伸出头来，告诉她它是只会倾听的兔子。兔子对达娜说："脾气和羞愧不仅剥夺了你的话语权，还试图让你相信没有人听你说话、没有人了解你，这对你太不公平了。我来就是要施展魔法，帮助你从羞愧那里拿回听和说，让它们再次变成你的东西。听着，无论什么时候你需要我，我都会利用魔法去倾听你的想法，并且会帮助你去记起那些关于听和说的事情。看看我的耳

---

1. 斯卡皮是一个（美国）塑形泥品牌，它的可塑性与橡皮泥类似，但是可以通过烘烤变硬。

朵，是不是优秀的倾听者的耳朵？"达娜害羞地笑了。"你喜欢被倾听吗？你看我可不可以作为你的倾听者和理解者呢？"达娜再一次微笑并点头。这只是个开始。

珍妮的新辅助治疗师解决了她的困境：一个没有谈话的叙事治疗怎样进行下去？先前那些尝试谈话的沟通方式都失败了。只有这只会魔法、会倾听的小兔子所带来的惊喜和吸引力让人难以拒绝。通过这只小兔子，信息得以传达，达娜也对它产生了好奇心，并渐渐放松下来。无论什么时候当谈话中出现曾经的紧张情况时，珍妮只要把小兔子叫出来，问题就能得到解决。

那只会倾听的兔子出现不久，达娜就说要做一只自己的兔子。她的兔子会"与第一只兔子做朋友，它们两个会互相倾听"。两只兔子的确做到了，它们可以在信任和轻松的氛围中互相倾诉心声，并且让脾气和责备远离他们的谈话。这两只会倾听的兔子之间的关系在慢慢地改变着达娜。我们可借用琳妮娅·沃什伯恩在一张明信片上发现的话来描述这种情况：

我们安静地坐在那儿，就像白昼与黑夜的相遇。

"听，"他说，"你听到了吗？"

"我什么也没听到，"我回答。

"有时，一切都好，也是一种声音。"

"我真希望自己听得到，"我轻声地说。

然后，当我不再强求去听时，好像也听到了。

凯文的第一份工作

凯文是一只脾气暴躁的猴子，他花了好长时间才得到第一份室外工作。不过，从他第一份工作的表现来看，大卫觉得他的职业前途一片光明。[2] 大卫从美国朋友戴安·巴坎和露西亚·盖特恩那儿获得凯文一年之后，就遇到了杰姬和她的3个孩子，即将9岁的布拉德，7岁的杰里和5岁的苏西。凯文具备一种特殊能

2.在凯文之前，还有只叫鲁伯特的熊，辅助大卫的工作。大卫1981年在澳大利亚的东南部的一座港口城市，阿德莱德遇到鲁伯特。有人可能会猜测，经过长达15年的工作，像鲁伯特这样的无证治疗师可能已经能量耗尽了，如果非要这么说的话，他确实变得比以前容易发热了。鲁伯特能加入大卫的工作是因为索菲亚·福格特，她说："我把自己的一部分放进了鲁伯特，他生来就带有爱，所以，他不再是个没有生命的填充玩具，而是一个有着很多人类特征的小生命。他有很多的故事，若是你想听，你需要做的是选择正确的倾听方式——不是用耳朵，而是用心。如果你能用这种方法跟他交流，你会发现他会给予你很多东西。"

力，只要他的手被按到，身体就会开始摇晃，并且发出奇怪的噪音。他的另一只手上，捧着一颗又大又红的心，上面写着"你惹恼我了"几个大字。

杰姬与当时的丈夫生活了很多年，一直处在一种虐待的关系之中，用她的话说，已经"麻木了"。最后，在她母亲和医生的帮助下，她结束了那段关系。她说那是"一件关乎生与死的事情"。

因此，为了弥补孩子们在那些虐待之下所受到的伤害，杰姬会满足他们所有的要求，这一点也不奇怪。但是事情并没有像她期望的那样好转。杰姬开始意识到没有惩罚并不能弥补或取代虐待性的惩罚。面对孩子们不断的打架和攻击行为，以及其他危险的迹象，杰姬无助极了。布拉德受到轻微刺激就会发怒。有时候，孩子们的怒气会触发家庭虐待的警报。布拉德有一次就是这样。杰姬、她的妈妈和她的医生注意到了他的怒气发出的警报。布拉德的弟弟杰里的情况同样也很糟糕，只不过不是发脾气，而是任由狡猾的便便对他为所欲为，一天要把裤子弄脏四五次。

大卫决定向他们一家介绍猴子凯文，凯文就坐在大卫旁边一张辅助治疗师专用的椅子上。大卫按了一下凯文左手掌的按钮，给他们一家展示了凯文尖锐的喊叫和急促的呼吸。他们每个人都被凯文大发脾气的样子逗乐了，还惊叹它看起来就像一只真正的猴子。

这让大卫想出了一些问题问布拉德。"你以前见过猴子吗？"大卫问。布拉德说在本地动物园和印度尼西亚的巴厘岛上看到过，还描述了猴子的滑稽动作。"你觉得你的脾气让你在家人、同学、朋友面前看起来像一只猴子吗？"大卫又问。布拉德说好像是的。"你觉得猴子表现得像猴子合适吗？"布拉德说合适。大卫问最后一个关于猴子的问题："你的脾气让你表现得像一只猴子，你有什么感觉？"

大家都知道第二天就是布拉德的生日。于是，大卫问他是否觉得这些发生在一个即将9岁的男孩身上是不公平的。布拉德把脸转向另一边，好像在作深入的思考。他说这的确不公平——让一个只差一天就过9岁生日的孩子像一只猴子，太可恶了。"明天，你会把成熟送给自己当生日礼物吗？"大卫问。虽然脸上看起来不确定，但布拉德说会的。

布拉德思考问题时，大卫就同他的辅助治疗师谈话："凯文，对于一个只差一天就满9岁的男孩，他的脾气把他变得像一只猴子的事情，你怎么看？"凯文是个害羞的人，只愿意在大卫的耳朵边小声说话，所以大卫要替他传话。"凯文对我说，要是你的脾气让你很烦恼，他可以把你的脾气拿走。他并不介意脾气会让他变成猴子，因为他就是一只猴子。事实上，他喜欢做一只猴子，因为猴子可以爬上高大的棕榈树，在上面大喊大叫，其他猴子也不会介意，因为那本来就是猴子的样子。"大卫转而问布拉德："你希望让凯文拿走你的脾气吗？还是说你希望留给自己、家人和朋友？"布拉德大声说他不想再要它了，希望凯文把它拿走。听到他这么说，大卫继续问："你想让我去问问凯文如何才能转交脾气吗？懂我的意思吗？只要你不想要脾气的时候，就把脾气转交给凯文。"

布拉德恳请大卫快点去问凯文。于是大卫向凯文转达了布拉德的请求，但是凯文只愿意悄悄在大卫耳边说。凯文说得特别详细。大卫对凯文的提议非常满意，以至于凯文还在他耳边说的时候，情不自禁地称赞说："太棒了！这真是个相当有趣的主意！所有的猴子都像你一样聪明吗？"终于，大卫了解了凯文全部的计划，然后向这位对该计划非常感兴趣的小伙子转述道："布拉德，凯文的意思是这样，他会把自己借给你带回家，在你感觉脾气要来临时（或者别人在你之前察觉到时），就去找凯文，按一下他的手，把脾气转交给他，然后你往后退，以免受伤。他还说，如果这让他表现出猴子的那些滑稽行为，希望你不要取笑他。"凯文随布拉德离开的时候，大卫朝凯文眨了眨眼睛。

这次会面之后，大卫有7个星期联系不上杰姬一家，因为他们搬到她父母那里了。那段时间，布拉德表现得很好，真正地成为一个9岁的孩子，总共只发了两次脾气。发脾气对于他和家人来说，似乎已成为历史，但是他还是愿意"记住一些"把脾气转交给凯文的经过。这是第一次转交脾气的经过："我走进妈妈的房间，按了一下凯文的手，脾气就到凯文身上去了，然后我走过去把凯文放在橱柜里。"布拉德继续说："然后心情就好了，感觉自己又长大了一点。我摆脱了不好的品质。他（凯文）送给了我好的品质。"大卫问："凯文给了你多少好品质？"布拉德的回答出乎大卫的意料："有一整个房间那么多。"

杰姬非常赞成布拉德这么说，因为"他确实改变了很多"。她和她父母对这样的变化都非常惊讶。"你有没有准备好和凯文分开呢？还是你觉得还需要凯文继续待在橱柜里？"布拉德非常自信地表示他一个人就可以控制脾气了。然后，大卫对他说，这是凯文的第一份工作，并问他，要是以后凯文要去帮助其他被脾气控制的孩子，他觉得凯文的职业前景怎么样。布拉德说他一定会给凯文写一封很好的工作推荐信。

那天会谈结束的时候，大卫发现这7个星期以来，杰里只被狡猾的便便打败过两次。在第一次见面的时候，大卫就告诉杰里，凯文同样是谋划方面的专家，能帮助他对付狡猾的便便。如果他想对付狡猾的便便，只需要让凯文靠近自己的耳朵，然后问他有什么样的计策。令大卫惊讶的是，他并没有咨询过凯文。根据杰里的说法，他只是"开始上大号"了，并不想小题大做。

圆满完成第一份工作之后，凯文回到了大卫的办公室，坐在原来的地方，耐心等候着下一个任务。

10
怪异能力

10岁的艾米丽[1]，兴奋地同大卫说着她最近晚上与吮拇癖斗争的进展。在她8岁的时候，他们就见过几次面。那时候，吮吸拇指的坏习惯白天夜晚都控制着她。事实上，就没有人能想起她嘴里没有拇指的时候。她承认这令她十分烦恼。她担心自己的下巴和牙齿会因此而变得畸形，当时确实出现了这种迹象。

吮吸拇指带来的影响触怒了艾米丽，第二次见面之后，她就决定要干涉拇指的"生活"。每个人都很高兴看到艾米丽白天能够过自己的生活，尽管晚上还是老样子。现在，两年半的时间过去了，艾米丽显然对某件事情很兴奋。大卫很快就弄清了其中缘由。艾米丽说她已经连续5个晚上没有吮吸拇指了。

大卫自然非常好奇，于是请求她分享成功的秘诀。她说这一切都源自一个假想的家庭：吉姆·哈利特、吉姆的妈妈和爸爸，还有15岁的约翰和16岁的莉莎。这些假想朋友，年纪都比艾米丽大。大卫并不奇怪，因为她看起来比实际年龄成熟些。大卫热衷于与孩子谈论他们假想朋友和家庭，得知吉姆·哈利特的爸爸拥有特权，可以为新西兰拥有怪异能力的孩子指派假想朋友，他非常兴奋。

什么是怪异的能力？谁拥有怪异的能

1.这个故事改编自艾普斯顿与贝特顿（Betterton）（1993）的文章《假想朋友：他们是谁？谁需要他们？》

力？其实，就是指那些拥有怪异能力，但其他孩子和大人却认为这种能力很奇怪的孩子。这意味着，像艾米丽跟大卫说的，你会被没有这种能力的孩子和大人嘲笑、欺负和严重地误解。她还说，那些孩子的怪异能力让他们可以"看到别人看不见的东西"或者"用和别人不同的方式去看待事物……有时候，他们会觉得真实的世界并不那么重要"。

大卫决定抓住机会去了解更多关于假想朋友[2]的事情，了解他们是如何参与那些孩子的生活的。他问了艾米丽许多的问题，艾米丽都礼貌友好地进行了回答，告诉大卫那些假想朋友是谁，谁又需要他们。作为回报，大卫说将来他要是碰到那些有怪异能力的孩子，会把哈利特先生的事情告诉他们，并且教他们如何向他申请。

"你是怎样向哈利特先生提出申请，让他给你指派假想朋友的？"大卫问。艾米丽告诉他：你可以在想象中或者秘密的写作中，让哈利特先生了解你的真实年龄，但更为重要的是让他了解你在家时感觉到的心理年龄。你还要告诉他你是个什么样的人。比如，艾米丽说她在申请中告诉哈利特先生自己是个"善良、热心、坚强的人"。然后你还要告诉哈利特先生你的兴趣和怪异能力，并且你觉得这些东西要对大部分同龄人和大人保密。还有你的爱好，比如，喜欢的音乐、书籍、食物、衣服以及休闲活动。要是有照片就更好了，这样哈利特先生能知道你的长相。艾米丽觉得其他孩子还应该了解哈利特先生所属总部的位置，它是位于塔斯马尼亚岛和库克海峡之间的某处海底。

大卫问艾米丽："如果这些假想朋友数量有限，但是申请的孩子又很多，谁先得到呢？"她立马回答："那些最孤单、最怪异的孩子。"

大卫想了想，然后问艾米丽："目前为止，这些假想朋友给你的生活带来了哪些帮助？"他没想到他们会给艾米丽带来了如此多的帮助，而且这些帮助还会延续下去。"首先，"她说，"他们会在我感到孤单的时候，在学校、家里遇到困难的时候帮助我。"大卫觉得如果他提前思考，这些他本来是可以猜到的。但是，之后艾米丽告诉他的，是他无论如何也想象不到的。

艾米丽继续说："他们会帮助我写家庭作业，那些我不会做的，他们会给予我提示，但是绝不会替我做；他们还给予我力量去克服一些不喜欢或不想要的习

2.泰勒（Taylor），卡特莱特（Cartwright），与卡尔森（Carlson）（1991）指出"假想朋友的存在竟然非常非常普遍，最近的研究表明，65%的学前儿童都有假想朋友"。

惯，比如，吮拇指或者哭个不停。"

大卫没有想到艾米丽会哭个不停，因为他们聊天的时候，她都是很开心的样子。可能她那时候心情好的原因是，她知道大卫了解她是个有怪异能力的孩子。

大卫问："你为什么会哭呢？"

"轻轻打我一下或是一句不好听的话就会让我大哭起来，但是现在我正在把哭转变为笑。"

"你被嘲笑时，他们有没有帮助过你呢？"

"对于嘲笑，你自己可以看到它滑稽的一面，并展示出来……那些嘲笑你的人便没办法让你生气！"

"远离那些令你烦恼的事情之后，你的假想朋友有没有做一些事情让你的生活变得比遇到他们之前好？"

"在他们的帮助下，我变得比以前勇敢了。不再恐高，不再害怕打雷，反而会期待暴风雨时的雷鸣声。还有，也不再害怕蜘蛛了。"

"等一下，害怕蜘蛛是很难克服的一件事情，他们是怎样让你变得勇敢的？"

艾米丽说这是因为假想朋友约翰的帮助。"约翰跟我说，这种克服害怕的方法对他一天之内就起作用，问我想不想试一下。虽然这听起来很奇怪，但我还是决定试一下。他是这样做的，一只手里放蜘蛛，另一只手里放糖果，然后把手合起来，但是不告诉我具体哪一只手放了什么，然后让我伸出手。我按照他说的做了，只经过5次之后，我就不再害怕蜘蛛了。我确实甩掉了几只蜘蛛，不过它们并没有像我想的那样伤害我。

大卫问类似这样的事情还有没有。答案是肯定的。艾米丽曾经害怕石潭里的螃蟹，约翰就教她先用一根长棍去摸螃蟹，然后逐渐缩短棍子的长度，直到最后可以直接用手去抓螃蟹，又不被它的钳子夹到。这就意味着当潮水退去时，艾米丽可以从棕榈海滩惬意地一路踩着石头走到泊御湾。

大卫猜想艾米丽会把最精彩的部分留在最后说。"假想朋友最大的好处让你提前练习与朋友相处，为与真正的朋友的交往打下基础，因为他们会……假想朋友会以你喜欢的方式来对待你。"

大卫问了艾米丽最后一个问题："如果让你选择一件最想感谢他们的事情，

只是一件哦，你想感谢他们什么？"艾米丽回答说："我开始了解自己的方向和自己的缺点，比如拼写能力差，还有体育课上的胆小表现。不过我正在努力改掉这些缺点。"

对于那些孤单、还未找到朋友的孩子，艾米丽希望可以把假想朋友介绍给他们。遗憾的是，像艾米丽这样的孩子，人们总是认为他们不正常，其实他们只是拥有一些怪异的能力而已。

经过与艾米丽的谈话，大卫觉得假想朋友甚至要好过真实的朋友，他们会认可你的怪异能力，认为你是个优秀的孩子。如果假想朋友试图让你认为自己是个差劲的人或者总是给你带来麻烦，那么就解雇他们，然后像艾米丽一样，向哈利特先生申请一些新的想象朋友。

尊重怪异能力

孩子身上的能力有时候会被视为不正常。然而，对于艾米丽来说，她的假想朋友却为能够愉快地参与怪异能力的共同讨论而感到荣幸，也正是这样，她愿意去欣赏他们和自己。大卫在研究那些孩子身上的"怪异能力"时，发现不仅许多大人认为这些能力属于不正常的能力，连孩子自己也会这样认为。

那些孩子认为自己是或者被别人视为"傻子""怪人""骗子""白日梦患者"或者"活在幻想之中"，大卫想要走进这些孩子的世界，去了解他们那些不为人知的经历，想知道被误解、被轻视、被指责、被忽视给他们带来的影响。他认为谈论那些怪异能力时，要尊重它们的矛盾性：一方面它们给孩子带来意想不到的乐趣，另一方面又让孩子身边的大人视为异端。毕竟，老师和家长决定着什么有价值、什么没有价值，并以此来评价一个孩子。不过，不是所有的孩子，在他们能力受到压迫时，都只会保持沉默。他们只是从来没有想过将这些能力告诉大人，因为他们并不把这些活动视为能力。

大卫开始向孩子询问他们怪异能力的事情，孩子们的答案让他惊喜不已。孩子们说，"怪异能力的事情"，有些大人因为对其不了解所以感到害怕，而有的大人则对其感到不耐烦，认为那是幼稚的体现。他们说大人常常劝诫其改掉那些能力，越快越好（以为那是帮助孩子摆脱幼稚）。

由于这些能力常常会遭到取笑、嘲讽，所以他们会压制这些能力，只在信任的大人或者朋友面前展现出来。大卫问那些年纪稍大的孩子，他们压制这些能力大概是什么时候的事情，他们说在10到13岁的时候。

对于这些，大卫感到十分惊喜，而孩子的父母却感到有些不相信。这是他们第一次知道自己的孩子竟然会有这样的一面。他们很快也开始在自己那些被视为理所当然又未被明确指出的特殊才能中回忆并识别怪异能力的"踪迹"。有些父母甚至希望恢复那些他们曾经摒弃或唾弃的怪异能力。

那些怪异能力在生活当中得到了认可的孩子，很快参与到了大卫的游戏当中，比如穿上印有"我是怪人，我自豪"的T恤。还有些自豪的"怪人"想要组建一个怪人组合。

我们发现，对孩子怪异能力的探知，不仅能扩展我们的视野，还要求我们去证实孩子创造意义和解决问题的方式。假设某个孩子对交流没有抵触情绪或是心不在焉，只是将自己的能力隐藏了起来，我们可以这样问："令她着迷的事情是什么？"（不是问她为什么心不在焉）"此时此刻她的大脑在想些什么？正在幻想玩单手游戏？还是在跟假想朋友玩？"这些疑问有助于我们重视那些通常被视为不重要的东西。如果不问这些问题，那么我们可能永远也不会了解孩子的内心世界和特殊知识。这不管是对我们还是对他们，都是一种损失。

怪异能力可能体现在直觉、想象力或魔法中，也可能存在于孩子的特殊才能中，比如，演奏音乐、练习魔术或杂耍。如果你对这些才能追根溯源，就能找到怪异能力，例如，读心术；把自己变成一个假想的动物；用传心术感知梦境里面的东西；在争吵中听出和谐之音；利用杂耍技巧让自己冷静。

一般情况下，虽然家庭治疗会把孩子考虑在内，但是却会忽略他们的"怪异能力"。例如，一些家庭疗法的流派认为，孩子的行为只是父母行为的体现而已，所以应该去关注父母关系中的问题。于是父母关系便会成为治疗关注的焦点，孩子的"世界"则变成次要的、古怪的，甚至不相关的。

孩子的想象中也会居住着一些坏人，对她的内心世界和外部世界造成严重的伤害。因此，孩子会同时面临着善意的朋友和恶意的敌人。善意的朋友会祝福她，提供连续不断的支持和帮助，给予明智的建议和忠诚的陪伴。而恶意的敌人则诅咒她，对她进行羞辱、折磨、伤害。我们会在下一章给出后者的例子。

现实验证

当大人进入孩子的游戏世界，得知孩子的假想朋友和怪异能力之后，有时他们会表示担心。他们会问："大人参与到孩子的奇幻世界中，混淆现实，而孩子正处于现实验证的阶段，这会不会让孩子觉得困惑或者不安？"然而，恰恰相反，如果孩子觉得向某些大人分享那些朋友和能力的事情是安全的，他们会感觉如释重负。只要他们确定自己的内心世界被接受之后，就会抛弃被责怪的担忧，允许大人完全进入他们的想象世界。然后他们会号召想象为自己所用，或是收回那些为问题服务的想象。

在外化对话中，大人和孩子不仅可以了解那些经历的存在，还可以发现孩子与那些朋友和能力之间的关系。在这些关系中，令人满意的部分会受到关注和推崇，而有些部分会受到揭示和质疑，比如孩子遭到欺骗、虐待等。

有些治疗师也会担心，对那些假想朋友和怪异能力的支持态度会混淆孩子的现实世界。这种担心也许是源于这一事实，曾经大家都认为，假想朋友是专属于那些心理不正常的孩子的个人幻想。然而，自从1973年以来，研究就已经证明，创造假想世界和假想朋友的能力与区分现实与幻想的能力并不是一回事（Taylor, Cartwright, & Carlson, 1993）。根据我们自身的实践，即使是年纪非常小的孩子，也能分清什么是虚幻的，什么是真实的。想象力活跃的孩子，其情况并不会比那些现实验证型的孩子差，反而可能比他们还要好，因为他们能够快乐地想象和玩耍。

怪异能力的家庭史

在思考怪异能力的时候，大卫开始重新审视自己的童年经历，试图想起那些对自己能力的形成发挥了作用的人。他不得不重新考虑长期以来对父亲的印象，他觉得父亲是个可爱的傻瓜。大卫的父亲在一个加拿大的小镇上长大，那里的人们对他的印象是"本尼花生师傅"。本尼的名字是源于本杰明，"花生师傅"是因为他的职业，他开了个午餐店，每天在里面出售他烤的花生。下面是大卫回忆的关于"本尼花生师傅"（1991/1997）的其中一个故事，它能够证明他对父亲印象的重新思索：

15岁那年，我跟父母说，我同一些年纪比我大的朋友喝酒了，当然，这是属于未成年人饮酒。如我所料，他们表现得很平静。然而，令我意外的是，父亲却没有就这样算了。在我说完之后不久，他从卖酒的商店拎回一大袋子酒，因为父亲只在一些特殊的场合才会喝酒，平常基本上滴酒不沾，啤酒和白酒都是，所以这令我非常惊讶。我还在思考他什么时候打开袋子，就看到他把袋子里的各种各样的瓶装酒收起来，有朗姆酒、黑麦酒、苏格兰威士忌、伏特加酒、杜松子酒，我从来没有在一个地方看到过这么多种类的烈酒。

我忍不住问发生什么了。父亲告诉我，自从我说了自己喝酒的事情，他就一直想着烈酒的事情，想知道现在的烈酒是不是像他在我这个年纪的时候那样"烈"。我骄傲地回复说："那这些酒是用来干什么的？"他告诉我说："找到答案唯一的办法就是一一试验。"我必须承认父亲让我有些懵了。他邀请我加入他检测那些酒的"烈度"。"你打算怎么做？"我疑惑地问。"嗯，其实，很简单，你需要做的就是喝酒。这是唯一的办法。"

这对我来说可是件大好事——免费喝酒，父亲买单。在我的小伙伴们还要为了自己的需要而冒着风险往父母的酒里面兑水时，父亲天真的行为真是令我觉得很好笑。不过，父亲在我心里面一直都是傻傻的样子，所以这对我来说并不是什么新鲜事。

父亲会时不时地做试验，所以我们会经常在一起喝酒，比较威士忌以前和现在的烈度。在我们边喝酒边聊天的时候，他还会和我一起思考威士忌对我来说有多"烈"。我们俩常常会因此而头疼，但这恰好证明了威士忌的烈度。这么愚弄父亲，朋友都感到非常诧异，但他们似乎对我更加尊重了。

许多年之后，我才意识到本尼的"烈度"试验与我熟悉的"了解你的限度"的概念非常相似。他仍然坚持着那个试验，直到他确信我已经明白了自己的限度。因为我已经向父亲表明自己会谨慎对待饮酒习惯，即使在我与朋友外出的晚上，他也会放心地休息。

父亲的例子让大卫对怪异能力有了新的认识。他开始以朋友身份同孩子一起探索并回复怪异能力。怀着尊重与好奇的心情，大卫利用以下提问对这些问题进行强调并证实怪异能力：

- 你觉得大人只能通过自己的眼睛去看东西会不会很没趣？
- 你可以通过不同的方式去看事物吗？
- 你会觉得自己在某些事情上比其他人了解得多吗？

・大人（或者你的朋友）有没有劝你不要进行那样的想象？你的想象是秘密进行的吗？是不是只有你自己知道？

・你愿意同我分享你的秘密吗？

・你拥有魔法（想象）吗？要是你打算把这些告诉我，你觉得我会取笑你的魔法（想象）吗？

・有些人认为你是个怪人，但是如果他们了解了你的内心和外在，他们就会知道你只是拥有怪异能力而已，对吗？

・父母小时候也拥有精彩的想象经历，你会觉得难以置信吗？

对怪异能力的非正式研究

也许本章的内容已经激发了你对怪异能力的回忆，小时候你自己拥有的或是别人拥有的。随着你的成长，这些能力是已经消失了还是仍然是你生活的一部分？大卫设计了以下问题供治疗师在研讨会时使用，你可以独自或是与一个朋友或一个小组一起来探索这些问题。

・你记得你小时候拥有什么特殊但现在似乎看起来很奇怪的能力吗？这些能力给你带来了哪些令你满意和高兴的事情？你有没有利用过这些能力让事情变得更好？

・你有没有把这些高兴和满意的事情分享给别人，还是只有你自己知道？

・你能想起来某个十分欣赏你的特殊能力的大人吗？比如父母、叔叔、阿姨、祖父母、学校老师、教练，甚至街头小店卖给你糖果的人？

如果你想起了有这么一个人（或者不止一个），继续问自己下面的问题：

・这个人是怎么向你表明她知道你拥有怪异能力，而且这些能力并不奇怪的？是通过直接告诉你的方式吗？还是向你眨眼睛？她又是怎么表达对你内心世界的尊重和兴趣的？

・10岁到13岁左右时，你有没有因为老师、父母，或是朋友的批评、误解或是担忧，而否认或者放弃这些能力？或者你是因为觉得这些能力太孩子气了，才放弃的？

•成为大人之后，你有没有想过要承认或者恢复这些能力？是在什么情况下？

•如果你继续保留着这些能力，它们在你的生活中的作用是什么？你又是怎么促进它们的发展的？

•这些能力中，有没有对你的工作产生重要影响的？

如果你想不起来任何一个了解和欣赏你的怪异能力的人，那么就问自己这些问题：

•如果你的孩子就是当时的自己，你会怎样表示对那些怪异能力的兴趣和欣赏？你要怎样做才会让孩子相信你的欣赏是发自内心的？

参与调查的治疗师，回忆了过去他们的怪异能力受到的不同对待，有些人的能力受到了忽视或者压制，而有些人则得到了认可和鼓励。大卫问那些受到认可和鼓励的治疗师："你能想起那些认可你的人问你的问题吗？要是想不起来，能不能猜测一下那些人最有可能问哪些问题？"他们想起来的问题基本上都遵循下面的格式：[3]

•你一直在想些什么？

•你的脑海中有什么伟大的想法？

•你的想象力正在干什么？

•告诉我在……时，你看到了什么？

•要是……你认为本来会发生什么？

•关于……你会做什么？

•它哪里好玩？你为什么会笑？

•你觉得下面会发生什么？

•在那里，你看到了什么？

•什么让你感到惊讶/震惊？

3.大卫要特别感谢苏西·森德尔的祖父罗斯对此清单的贡献。

接受大卫采访的那些治疗师认为，这些问题没有任何质问的意思，而且也绝不会用来评价孩子的智力水平。它们只是用来表明提问者的立场——"只是好奇别人所知道的东西"。换句话说，这些提问都有一个前提，就是孩子所"知道"的东西对她自己是独一无二的，对大人则是有价值的、有吸引力的以及令其吃惊的。

罗伯特的读心术

罗伯特，15岁，因为在奥普拉·温弗瑞的节目上看到了孩子遭到性侵的事情，节目内容在他脑海里挥之不去，导致他身体衰弱，这才被转诊给大卫。罗伯特向大卫吐露，他3岁到8岁这段时间，在寄养家庭受到了长达5年的折磨。因此，罗伯特觉得要仔细判断每个答应照顾他的人的动机。了解这些之后，大卫和罗伯特便可以把别人认为的"不信任"重新描述为一种合理的生存能力。毋庸置疑，罗伯特现在非常擅长对人的评价。

当罗伯特对大卫说"我会读人"时，一种对他能力的新描述正在生成。大卫对这一能力非常好奇。"你说你能看到人的内心？"罗伯特向他保证他能。不过他同时又说这种能力没什么特别的。大卫接着问："你能看到人们内心的什么？"罗伯特平静地承认他可以分辨一个人是好人还是坏人。"你是不是会读心？"大卫问。"是的，我会读心！"这是从见面到现在罗伯特第一次饱含热情地回复和自我承认中略带疑惑地笑。

大卫打算向罗伯特介绍"怪异能力"的概念作为值得拥有的个人描述，于是问："你觉得我可以认为读心术使你有资格成为拥有怪异能力的人吗？"罗伯特赞成这一说法。大卫继续问："你觉得读心术作为一种怪异能力可以添加进你的非怪异能力中吗？"他自信地说"当然！"罗伯特称自己为有怪异能力的人。这让罗伯特确立了一种独立领域的"知识"，它不同于大人的知识，也不会因大人的知识而显得不重要。

接下来的几个月，罗伯特扩展了读心术的范围，以寻找内心充满"快乐与幽默"的老师和同学。他如此出色地为他人的"心"定位，让他身边有了许多真诚的朋友。在学校，他见义勇为、照顾伤残赢得了大家对他的尊重。

更多假想朋友——马丁与迪尔克

在下面的访谈中，大卫与16岁的马丁，探究了他与假想朋友迪尔克关系的特质。由于马丁不断地吸毒和贩毒，学校已经把他开除了，现在只能通过函授学习。父亲对他非常失望，只得通知了青少年保护机构。他们一致决定暂时把马丁送到寄养机构。

由于大家认为进行一些心理辅导对家庭和解有利，所以大卫见到了马丁。马丁是一个高个子的年轻人，看上去比实际年龄要大，他承认他父亲曾经"对我丧失了所有的信任和信心，我们没办法沟通，但是我们正在改变这些"。

就在第一次会面快要结束，大卫和马丁正在探究他"怪异能力"的性质时，马丁介绍了他的假想朋友——迪尔克，公开了自己的秘密。同时大卫也很荣幸地成为第一个知道迪尔克的人。

第二次会面一开始，大卫回顾了上一次对话："你说你喜欢成为拥有怪异能力的人，让我来回顾一下你说过的话。你以前一直觉得自己'很不正常'，但是有些人，比如彼得，却让你觉得你很独特，有着怪异的能力。你跟我说知道这些，你很开心，并且你越来越喜欢这些能力。"

大卫问他跟迪尔克成为朋友有多长时间了，他说"大概一年左右"，另外，他"穿的是第一次世界大战时的衣服，戴着一顶皮帽和一副眼镜，嘴里含着一支香烟"。

"迪尔克是自己出现的，还是你邀请他进入你的生活的？"大卫问。

"差不多一半一半吧，"马丁回答说，"我在大脑里面想出了他，然后他就出现在了我的手里——我要是把手窝成杯状，他就会在里面坐下来。

大卫好奇迪尔克对马丁的生活有没有帮助："我想问你，迪尔克对你摆脱吸毒、贩毒问题有没有起到任何帮助作用？如果没有他，你自己可以解决吗？"

"不，他的作用非常大，"马丁说。

"可以告诉我他是怎样帮你的吗？"

"他就像我的顾问。"

"你经常向他寻求帮助吗？"

"有时候是我找他，有时候只需要坐在房间里等他就好了。"

"你能想起来哪些咨询是你摆脱那些问题的转折点吗？"大卫问。

马丁回答："他告诉我，想想你的未来，想想你将来会变成什么样子。于是我想象了自己患上肺癌和脑细胞受损的样子。"

"迪尔克对你目前的治疗情况满意吗？"

"是的，他对我现在的改变还有与你的见面很开心。"

"真不错，为什么他会开心呢？"

"你跟别人不一样，有着不一样的观点。"

能与迪尔克这样的同事保持这样良好的工作关系，大卫很高兴。"你知道，"马丁继续说，"过去我常常认为自己是个怪胎，是个疯子。有一段时间，我真的非常害怕。"

大卫与马丁共同思考了假想朋友成为解决办法的帮手而不是问题的帮手的可能性。他还帮助马丁分辨什么是"疯子"、什么不是"疯子"。这减轻了马丁的恐惧，能够放心地吐露更多关于迪尔克的事情。隐藏迪尔克的事情对马丁是极为不利的，不仅会使他对自己内心体验的某个重要部分感到羞耻，还会让他损失一个与毒品问题抗争的重要资源。

为检测马丁与迪尔克的关系在他的生活中是不是一种破坏性、令人困惑的或是压迫性的力量，大卫提供了一些评估标准："如果你的假想朋友伤害你、辱骂你，对待你就像一个敌人一样，我想问你，这种朋友是你想要的吗？毕竟，有些敌人会假扮成朋友，像披着羊皮的狼一样。有没有什么证据可以怀疑迪尔克并不是一个好朋友？"

"没有，他一直都是个很棒的朋友。"

"迪尔克有没有说过你哪里做得不好？"

"嗯，有一次，有个男的喝醉了，我告诉他把手指伸到喉咙下面催吐，他照做了，但是最后住进了医院。他噎到了。迪尔克跟我说我本来应该把他送回家睡觉的。"

"迪尔克有严肃的时候吗？"大卫问。

"有过，那次我正在对着手掌大喊大叫，这时我爸爸走了进来。"他回忆这件事的时候开怀大笑。

"太有趣了，"马丁边想边说，"因为我看到他的脸色全变了，胡子都立了起来，皱纹也全都跑了出来。那就是常常让我发狂的事情，因为假想朋友并不在现场，而是在大脑里。"

"把假想朋友具体化会不会让他更加友好？"大卫问。

"在梦里，也可以看见他，我的潜意识会跟他交流。暂且说，我想是我创造了他。用他来实现我的想法和需要。"

这引起了大卫的兴趣："当你构思迪尔克的时候，你使用了哪些要素？"

马丁立即回答说："友谊、善良、尊重、帮助、笑声、幽默。我在大脑中找了个地方让他住下。我闭上眼睛，能看到为他准备的套房。他走向我的样子特别搞笑。一天，我坐下来把他的样子画了出来。"

为了确保马丁和迪尔克的关系包含自由特质，大卫问："你戒毒的时候，他会给你提什么建议？"

马丁沉思了一会儿才说："他建议我去买10条口香糖，想吸东西的时候就吃一片。他让我远离香烟，以免想起毒品。你知道，我曾经认为自己是个'精神分裂症患者'，因为我听到了他的声音。现在我接受他了，他确实属于我的一部分。"他再次陷入沉思。

大卫征求他的意见："你愿意向别人推荐这位朋友吗？"

马丁经过考虑之后答道："你可以介绍他身上的优点，比如，他提醒我要小心危险。"

大卫问了最后一个问题："我可以问你，要是没有迪尔克，你现在会是什么样子吗？"

马丁立即回答说："在接受药物治疗，或者已经死了。"

11

家庭政治学实践

许多家庭和孩子的问题并不完全因个人产生或者受个人控制。它们可能来源于社会中的不平衡，比如，重视个体多于集体，男性多于女性，金钱多于时间，富人多于穷人，等等。这些不平衡对家庭成员施加压力，试图"分化并征服"他们。恐惧、失望、沮丧会接踵而来，并导致敌意和屈服。每天的家庭活动都是在讽刺、挖苦、指责声中度过的。

对于这类情况的家庭，需要用心倾听他们的诉说，重视他们所处的个人环境和社会环境。本章内容是关于家庭治疗如何把焦点转移到个人与政治的关系上来，这是修正个人、家庭与问题的关系的前提。

家庭中的战争与和平

如果家庭结构面临着破裂的可能，那么家庭关系可能会变得极度紧张。例如，某个家庭中，由于继父母与继子女的冲突，这个家庭即将面临着婚姻破碎、孩子离家出走的威胁。随之而来的可能就是激烈的争吵或者严厉的惩罚。

当一个家庭陷入危机，被询问意见的孩子可能就会被卷入家庭政治。如果他有过被卷入权利斗争的经历，他就会知道无论自己说什么，都会被认为是支持某一方。这时他可能会选择保持沉默或者生气抗议，但这些都没有什么用。如果他选择保持沉默，可能会被大人忽视或是被兄弟姐妹欺负。如果他选择抗议，很可能被认为是利用消极行为寻求关注，从而得不到尊重，或被视为一般的行为不当。

如果孩子（或妇女）因为被拉拢或被陷于险境而遭受身体或者感情威胁，他会选择隐秘地表达自己的痛苦，因为他担心任何主张都会增加家庭动荡。这会让他压抑自己，从而不会直接评论家庭中的紧张关系和威胁行为。沉默和伤害就这样陷入恶性循环之中。例如，一个处于压力之中的女孩可能会隐瞒功课中的问题，以避免家庭骚动。当她隐瞒问题之后，时常会面临这些危险，不仅她隐瞒的问题可能会被权利滥用者发现，她自己也会被指责为家庭关系紧张的导火索。最终，一旦她糟糕的成绩被发现，她的隐瞒行为，而不是令人感到威胁的气氛，会成为家庭争吵的焦点。

通常，她的母亲也会"因为没有做好分内之事"而受到责备。当这种争吵发生时，造成威胁气氛的权利滥用行为，却会被忽视，甚至被纵容。

即使家庭中没有滥用权利的情况，孩子和妇女打破权利不平衡的隐秘方法，也会因为心理医生而妥协。例如，某个男孩，被学校心理医生诊断为心理有问题，需要进行治疗。他父亲不断地责怪妻子没有"为家庭"做出正确的选择。他说："我们的儿子需要她，家里的钱已经够用了，根本不需要她工作，她关心她那鬼工作比关心我们还多。她花了那么多时间在上面，还不是没有升职，也没有加薪。"他还说："如果她可以照顾孩子，就可以减少日托费用；如果她多打扫下房间，我们就可以不用清洁工；如果她多做饭，我们就可以节省出去吃的费用，这样我一个人的工资也能够养活一家人。"

他就没有想到，他升职加薪会那么顺利是因为职场中对男性的优待；他也没有想到，他的妻子正与玻璃天花板的阻碍(指社会上限制妇女升任高职的无形障碍)和主流文化的负面属性（职业女性会疏于照顾自己的孩子）做斗争。他只是抱怨妻子"总是忘记对我跟孩子重要的事情"。然后，理直气壮地让治疗师注意并更正妻子的"健忘和不分轻重缓急"，只有这样，儿子的问题才能得到改善。他宣称，他为她设置的选择标准是"正常的"，而且"符合所有人对一个妻子和母亲的期望"。

这位母亲说，自从儿子出现问题，她就一直"很困惑，不知所措，感觉是自己的失职"。她还说，"我最近总是忘了很多东西，我确实没有照顾好儿子。"治疗师很容易受到丈夫的要求和妻子的默许影响，从而忽视了孩子的声音。而且，治疗师要是不帮助妻子回归"正常"，会被视为漠视"她的失职"。妻子必须符合丈夫设定的作为一个妻子和母亲的标准，如果治疗师对丈夫的这一特权提出异议，他将很有可能被丈夫认为"反对"他，被妻子认为"不理解我的家庭情况"。治疗师想要兼顾和支持夫妻双方以及孩子的声音，去阐明和外化这些权利差异的影响，其处境就像走钢丝一样。

如果丈夫说服妻子接受了他的要求，孩子的问题就很难得到改善。这种公开与隐瞒的行为，很可能逐渐演变成恐惧、敌意和怨恨的乌云，笼罩着家庭生活。当这些情绪变得越来越浓厚，甚至需要用刀来削弱时，似乎严肃的态度是最合适的反应。如何解决夫妻之间的权利争斗不是本章要讨论的范围，但是为了不让读者失望，我们提供了些许想法供读者思考。

如果治疗师发现自己面临着这样的处境，他可以兼顾孩子的声音，并研究该家庭与各种社会压力的联系。例如，他可以外化性别不平等的"分化与征服策略"：基于性别的各种不平等现象，比如，职场中男女薪资和升职的差别待遇，支持和限定了男性和女性的呆板角色。这些角色向他们施加了过度的压力，男性必须是"超级"供养者，女性必须是"超级"看护者。谁都不可能完全达成这些期望，一旦任何一方的领域出现了问题，相互之间就会产生分歧。如果家庭经济出现了问题，则男方失职；如果孩子或者婚姻出现问题，则女方失职。向他们阐明该问题对家人沟通的消极影响，有助于激励他们作出改变，为问题的解决提供机会和希望。

家庭成员可以联合起来商讨出有趣的计谋或者计划，瓦解性别不平等的分化和征服策略。他们可以参考前人挣脱性别歧视束缚的经验；可以找出现实生活中积极反对性别歧视的英雄；可以猜测每个人的新角色对家庭沟通的积极影响；可以根据家庭的经济需要以及其他需要来选择自己的角色，然后与其他家庭互相分享想法。

下面的案例中，治疗师把注意力从孩子身上转移到了影响家庭沟通的权利斗争上，对此我们提出了自己的见解。在这样的气氛之下，很难想象使用趣味方法，但这的确很重要。否则，伴随社会不平等产生的权利斗争会导致忽视孩子的担忧和贡献，并强化这种不平等，从而使这个家庭失去一个创造与改变的重要资源。

埃文支持不竞争

8岁的埃文和10岁的姐姐被卷入了一场离婚的争斗之中。他们的父母都想分居，但是都坚持让对方先离开。毫无悬念，他们之间陷入了僵局。他们的爸爸因为单位裁员，下岗了，不得不从事一份收入低的工作。虽然父母两人工作的时间都很长，但是他们家的经济情况仍然非常紧张。这些经济情况的变化为家庭带来了实实在在的影响（比如性别角色的转变和婚姻关系的破裂）。在治疗中，这些问题都应该被提出来讨论，但是，不能因此就限制孩子的参与和影响。

埃文经常被发现偷妈妈和姐姐的钱。除了看电视，没有其他什么兴趣。在学校没什么朋友，表现也很差。这些都令他们感到担心。虽然父母都知道他们持续的冲突会给孩子造成不良的影响，但是他们没办法调和分歧，也做不到主动分居。

不论是父母还是迪恩的提问，埃文的回答不是"我不知道"就是"我猜是这样的"。每当埃文表态，就会立即发现自己支持了争端的某一方。例如，如果他说自己在周末划船的活动中玩得很开心，就会被指责站在他爸爸这边（划船），不站在妈妈这边（其他周末活动）。要是说自己喜欢学校活动时，姐姐又会说他"假正经"，怪他跟父母一伙。他妈妈说他爸爸是"迪斯尼爸爸"，依靠溺爱来讨好孩子，而这时，他爸爸就会看着治疗师，好像在说"你看，在她眼里，我做什么都是错的"。冲突像浓雾一样笼罩着每一个人，要是不踩到别人的脚趾，没有人知道要怎么落脚。

家庭会谈中，埃文似乎没有机会替自己说话，迪恩决定单独见他。然而，埃文的回答仍然含糊其辞。于是迪恩想到了另一种选择。为什么不忽视问题严肃性而尝试其他的方法来进行家庭会谈呢？

迪恩说出了这一想法，他们都同意试一下。于是一个每个人都能玩的游戏被创造了出来。每个家庭成员都写一些东西出来让其他家庭成员猜，比如：最喜欢的电影、发牢骚、饭店、成就或假期计划。然后每个成员都猜测并写下别人可能的回答。迪恩提供了两种具体的游戏方法供他们选择：合作式和竞争式。如果选择竞争式，就要努力把别人难倒，每一轮中，最后一名会被淘汰，最后剩下的人就是赢家。而合作式中，每个人尽量让别人猜对答案，全家人作为一个共同的团队参与活动。每一轮游戏中，记录下他们总共猜对的数目，目标是得到家庭最佳成绩。

埃文对非竞争式的游戏规则和结果有着强烈的偏爱。迪恩问他，如果姐姐说"没有胜负的游戏不好玩"，他会不会放弃对非竞争的偏爱，向姐姐妥协。埃文说他会坚持立场，不会放弃。迪恩又问，如果这会使他看起来"站在爸爸那边"，他会不会因此而放弃。毕竟，"你爸爸说过宁愿改变也不要争斗。"埃文的态度仍然很坚决。迪恩继续问："你妈妈说过你不会像你爸爸一样固执己见，而你现在却固执己见，这让你看起来似乎是站在妈妈这边，你会因此而放弃吗？"埃文的立场仍然很坚定。

随后，迪恩采访了每一个家庭成员，问他们为什么埃文不会放弃。他们一致认为埃文对家庭合作的立场十分坚定。经过这场讨论之后，他们决定两种方法都尝试一遍。事实证明，家庭精神比游戏怎么玩更重要。当大家都情绪高涨时，会不时产生有感染力的幽默，大大减少了竞争的紧张感。幽默、愉快的心情会互相传染，而矛盾和分歧也会随之减少。认可埃文的坚定立场之后，他的家庭开始向着更为快乐、和谐与合作的方向前进。

他们在家中采取的第一个行动是，选择家庭生活中的一个具体场所，并将它从争吵和冲突中解放出来。晚餐时间被宣布为第一个零冲突地带。大家达成了协议，埃文和姐姐之间的所有争吵都必须推迟到晚饭之后与甜点之前。父母就是他们俩的裁判，保证竞争的"公平"和"公正"。为了提高"裁判技能"，父母还会向埃文咨询。他们还为他俩准备了专门的铃铛和泡沫拍子。

奇怪的是，真正到了比赛时间，两个人还是更喜欢吃甜点，而不是斗争。为了庆祝这一改变，他们两个决定要"尽情享用和平的晚饭"，而不要以"公平的点心"作为结束的、代价昂贵的晚饭。快乐在悄悄蔓延，他们又创造出了新的人气甜点——"和平蛋糕"。埃文和姐姐很快就让父母宣布晚饭时间为"'工作与钱'零讨论地带"。父母愉快地答应了。

最后，并不需要迪恩太多的鼓励，埃文的父母决定，无论他们是否在一起，零冲突事件对孩子以及他们自己的幸福起都至关重要。

西蒙与变形金刚

当父母带着孩子或者只是他们自己来寻求治疗师的帮助时，他们对孩子的教育方法的意见常常不统一，希望治疗师对他们的分歧进行裁判。譬如这种熟悉的争论：你对孩子太严厉了……你对孩子太溺爱了。

讨论一开始，莎拉就告诉迪恩，她11岁的儿子西蒙越来越害羞和敏感，对交朋友和上学都没有兴趣，又不告诉家长原因。她希望迪恩可以帮助西蒙。她还说，她的丈夫杰弗里"严厉得让孩子害怕"。

另一方面，杰弗里却说，莎拉太溺爱孩子了，只要西蒙有一点点不开心，她就会对他百般呵护。他认为莎拉影响了他对孩子的教育，特别是在他批评西蒙学习成绩不好的时候。他还说，她放纵西蒙的不良行为，以及同西蒙没完没了的争论，都使得"她在西蒙面前已经丧失了威严"。

迪恩问西蒙这些事的时候，他回答说自己也不知道为什么会那样做。他说上学很无聊，而且自己是有朋友的，他喜欢看电视，玩任天堂游戏。莎伦突然插嘴说，"他的那些朋友没有一个是他的同龄人"，杰弗里也补充说，"比起做家庭作业，他更喜欢任天堂和看电视。"

迪恩陷入了左右为难的困境。如果他同情西蒙，杰弗里会把这理解为，他是站在莎伦那边的，没有正视西蒙的问题。如果他支持杰弗里对儿子的严厉教育，会让西蒙不高兴，莎伦又会认为他是站在丈夫那边的。如果他将父母的分歧当做要解决的问题，很可能又会忽视西蒙的想法。

杰弗里认为西蒙把"获得负面关注总比没有关注好"这句格言作为行为准则。"负面关注理论"认为，孩子故意实施一些不好的行为以获得关注。如果父母赞同这种观点，孩子出现不良行为时，他们就会故意忽视孩子或采取不介入态度，希望这样做可以让孩子的不良行为消失。孩子表现良好时，也不会给予奖励，因为他们认为这是溺爱孩子的表现。"为什么要奖励他呢？像他这么大的孩子都应该那样做。"这种家庭教育会使得一个家庭陷入困境。如果父母关注问题，就会鼓励孩子的不良行为；如果忽视问题，也许会错失孩子真正的"呼救"——这也正是莎拉担心的。你也许会说，是问题在寻求关注，但是，不如说孩子利用问题寻求关注有用。

"呼救理论"认为，孩子不会通过故意制造麻烦这种令人失望的方式来寻求关注，除非他确实出现了需要帮助的问题。因此，父母应该想办法让孩子表达他此种行为的"真正"意图，这样一来，呼救便得到了回应。我们发现，男性通常是负面关注理论的支持者，而女性则是呼救理论的拥护者。所以，父母常常会发现他们被这两种理论及其对应的办法所分化。

家庭治疗师经常会被要求裁决父母的分歧。如果他的观点与父母一方或者双方不同，他自己可能就会变成争议者。例如，他可能认为不应该过多宠溺孩子，或者不应该对孩子太过严厉，又或者父母的分歧才是问题的源头。

在以孩子为中心的家庭治疗中，治疗师不需要去评判对立的观点，他的任务是去引导每个家庭成员思考问题是如何影响他们的生活和相互关系的。外化对话能够让他们充分认识问题带来的影响。只要每个人都参与进来，从不同角度去看待问题的运作方式，各种解决问题的方法便能发挥自己的优势。

杰弗里认为家里人对某些问题给予的关注太多了，应该减少关注；而莎伦的经验告诉她，那些问题可能会忽略孩子的求助。西蒙理解或改变问题的观点和方法似乎显得有些不切实际和过分简单化，甚至与父母任何一个人的观点都不相关。

在这种争论盛行的气氛之下，西蒙观点的表达就仅限于不知道，甚至一言不发。虽然西蒙的这种反应很容易被描述为"不积极"或者"性格孤僻"，但这样做却非明智之举。西蒙可能拥有很多独特的资源，比如，假想朋友、奇特或者隐藏的能力、精神活动、与沙盘中的玩偶或微型人物有关的英雄或故事。实际上，他可能已经逐渐形成了自己的解决办法，只是这种办法异于大人的逻辑。因此，让西蒙参与到对话之中非常重要。

西蒙的想法在游戏当中体现了出来。他说在学校很无聊，对上学不感兴趣。他还说觉得自己是个无趣的人，难怪没有人找他出去玩。他喜欢与年纪比他小的孩子玩，因为他可以用假想游戏让他们感到快乐。

西蒙喜欢玩变形金刚（可以在机器人和武器之间来回转变的玩具），这为西蒙提供了一个很好的平台，可以展示自己的担忧和解决办法。在他玩变形金刚的过程中，他展示了自己通过想象和一些身体动作可以变身的能力。当迪恩问西蒙，他有没有在自己未曾注意的时候，利用这些变形能力来进行变形时，西蒙显得很感兴趣。当迪恩又问西蒙，他有没有试过把他的沉默转变成一种变身技巧，以及有没有想过他的变身技巧可能会引起朋友的兴趣时，西蒙自认为他给同龄人留下的无趣的印象的观点便受到了反驳。

迪恩问西蒙，如果老师不再认为他是个无趣的学生，他会不会觉得学校生活就不那么无聊了。西蒙认为这是有可能的，所以愉快地接受了迪恩的邀请，共同给老师写信，向老师介绍他对电影和电子游戏的兴趣。在回信中，老师让西蒙管理教室里的视听设备。这一工作让他发挥了电影兴趣和身体敏捷的作用。

过去，西蒙采取行动之前总是先等待父母争吵结束，才决定要怎么做。父母的争吵无意当中支持了西蒙表面上的冷淡和不活跃。当轻松愉快的沟通取代了激烈的争吵时，西蒙的主动性就成为治疗的焦点。争吵很快便成为假设：看到西蒙"最终变得主动"，西蒙的爸爸感到很开心，西蒙说"我们真的弄清了原因"时，妈妈也感到很满足。西蒙认为自己喜欢"在学校有很酷的事情可以做"，别的同学都羡慕他。

和平家庭计划

迪恩和珍妮长期招募那些受脾气、打架、争吵以及斗争形式困扰的家庭，同成员一起让家庭变成"和平家庭"。当迪恩采访了很多不同的家庭对和平的家庭生活的偏爱之后，他想出了这个想法。很多家庭表示，反对过去和现在的生活中、各种媒体和主流文化中的敌意和暴力。他们拒绝敌意和暴力对家庭生活和个人生活的干预。他们要团结起来抗议容忍家庭暴力的文化。比如，电视上出现暴力内容时，关闭电视；不去购买含有暴力因素的产品；签署"不增加不扩散暴力条约"；或者传阅表明和平意愿的和平声明。

脾气驯服师安德鲁

第二章中我们介绍了安德鲁如何成为脾气驯服师的故事，而本章中我们要介绍的是他如何鼓励身边其他人改变的故事。

安德鲁的父母，布莱恩和琼，对于脾气和攻击行为，各自都有话要说。布莱恩坦言，自己"心情不好"时，会对安德鲁失去耐心，甚至对他大声训斥，陷入与儿子的权利争吵之中。而琼说自己成长在一个沉迷于"盛怒主义"的家庭之中。他们决心要给儿子创造不一样的家庭环境。

珍妮问他们打算怎么做。他们回答说，想要从自身的成长经历当中去寻找愤怒与沟通带来的经验和教训。随后，对话很快扩展到思考他们从媒体和主流文化中所获得的相关信息。珍妮很乐意参与其中，并趁此机会向他们介绍"和平家庭计划"。珍妮问他们是否愿意参与和平家庭计划："你们愿意作为一个有潜力的和平家庭，同我一起研究你们的思想和行为吗？如果将来有机会，你们愿意同其他家庭分享研究成果吗？"他们对此非常感兴趣，从那时起，每次会谈都会留一部分时间谈论和平家庭计划。

虽然一开始是安德鲁的父母鼓励他去驯服脾气，但是，现在他却是他们脾气驯服的老师。一旦听到他们的声音出现了愤怒时，他就会去提醒他们控制脾气。刚开始，布莱恩和琼只是觉得这很有趣，后来就慢慢意识到，这还是他们通往和平家庭路上的一个里程碑。

这仅仅是他们和平家庭计划中的一件趣事：有一天，他们开车遇到了交通堵塞，琼并没有意识到自己喃喃抱怨的行为，直到后座的安德鲁大声喊道："妈妈，小心哦，脾气来找你了！"脾气还未控制她时，就被开心地溶解掉了。琼并没有变得更加"烦躁"，这得感谢安德鲁"让我意识到它在向我悄悄靠近"。

下面是一封珍妮写给这个家庭的信，谈论的是他们合作的情况：

亲爱的安德鲁、布莱恩、琼：

写这封信，一是希望这封信对你们有所帮助，再就是想更多地了解你们的和平家庭计划。

安德鲁，看到你克服了脾气最糟糕的部分，我非常开心。它以前总是让你做一些令你不开心的事情，比如，让你大发脾气、打自己的头，还让你不喜欢自己。还记得你爸爸妈妈说身边有很多人喜欢你吗？我们想，一定是脾气欺骗了你，让你说你不喜欢自己。你说过，是脾气"让你去踢石头"，是"愤怒让你大喊大叫，让你感到害怕"。

咱们第一次见面的时候，你说"我不喜欢它，我讨厌它"。从这些行为中，看得出来你想要去改善与脾气的关系：（1）你想做个大男孩，由自己来决定该怎么做，而不是让脾气来决定；（2）你觉得自己"已经长大了，所以要有控制脾气的能力"；（3）对于问题，你总是会积极地想出好办法去解决；（4）你决定要像个大人一样使用卫生间；（5）你开始像个大人一样睡觉和起床，这样就能让整个家庭都能好好休息，更为和谐。看到你这么充分的准备，并且这么快就战胜了脾气，我非常为你骄傲。你的故事会给其他想要驯服脾气的孩子带来勇气和希望，如果我想与他们分享你的故事，你会介意吗？

现在我想问你的爸爸妈妈关于和平家庭计划的情况：琼、布莱恩，你们俩都是来自脾气盛行的家庭，在那样的家庭，大家都不得不屈服于"盛怒主义"。对于个人的成长，那真的是一种艰难的生活方式，因此，你们不想再让自己也不想让安德鲁过那样的生活。你们是不是担心脾气失控会像传染病一样传染给你们年轻的家庭？确实，这些传染病好像真的会代代相传。你们的家庭深受脾气带来的"大叫和冲突"的困扰，安德鲁也因此而感到害怕。你们都说"受够了这种生活方式"。那么你们打算如何让它的影响止于你们这一代呢？

能够遇到像你们这样年轻的家庭，愿意勇敢地以和平的方式去解决冲突，令我感动和钦佩。是什么给予了你们抵制家族盛怒主义的力量？你们是怎么作出这个决定的？你们是如何相互支持的？对于和平家庭，你们目前都取得了哪些进步？哪些事情是你们想要继续坚持下去的？你们觉得这个计划对家庭的未来和安德鲁的成长会起到什么作用？

布莱恩，最近，你正在努力解决父子权利斗争的问题，这是和平计划的一部分吗？你说过，当你产生与你的父亲一样的想法时，比如"我不想被别人控制；我不要成为一个玩偶"，你发现自己会陷入一场权利斗争。是这些想法欺骗了你，让你都忘记自己的权利远远多于4岁的儿子吗？又是哪些力量鼓励了父子之间的控制欲？你也知道，控制欲导致的问题占据了社会生活的一部分，所以我很好奇人们会怎样有意识地去降低它们的影响。我很希望能够跟踪了解你的发现。

琼，你想要战胜"盛怒主义"的决心令我很感动。你与布莱恩共同约定的限制措施产生了哪些效果？他减少控制欲的努力会不会有利于这些效果的产生？这有没有减轻家庭中的紧张氛围？你说你们的家庭是能够做到相互关爱和和平沟通的，我也这么认为。安德鲁现在也有了受到重视的感觉，开始信任你和他的爸爸。这是不是为你们实现和平家庭打下了良好的基础，使得这项任务不再那么艰巨？你们做得非常棒？你明白我为什么这么说吗？你们接下来会怎么做呢？

很期待下次见面时，能听到你们和平家庭计划的进展。

珍妮·弗雷德曼

总 结

当社会压力扬言要分化和征服某个家庭时，治疗师可能会在这些压力周围拉起"专业"的窗帘，把它们同它们所存在的世界分隔开，并且舒适地待在那个"房间"里面。每个家庭中，关于孩子、孩子的父母以及父母成长的家庭，总是会有很多谈论的内容。如果治疗师不把眼光放远一些，又怎么能让对话超越当事家庭并看清其困境呢？因为社会压力已经不堪重负的家庭，治疗师不应该再增加他们的负担（Boyd-Franklin，1989；Pinderhughes，1989；Tamasese & Waldegrave，1993）。我们要做的是把个人与政治联系起来，据此来决定我们的思考和言行。这就是我们所说的行为中的家庭政治学。

12
个人想象力

我们遇到的那些受到恐惧或是其他问题困扰的孩子，通常都拥有丰富的想象力。想象力的话题是贯穿本书的主线之一，本章中我们要谈论的是关于孩子与其想象力之间关系的改变。想象力既可以为孩子带来快乐，也会让孩子产生恐惧。一旦恐惧占据和控制了想象力，孩子就会失去对自己想象力的控制。就像珍妮从收音机里面听到一位喜剧演员所说的：恐惧就像一间冲洗底片的暗室，各种黑暗的东西在里面滋生和汇聚。

我们大多数人也许都还记得自己童年时候，想象床底下有怪物、橱柜里有女巫。被恐惧控制了的想象力试图让孩子相信小偷正在房子外面徘徊，鬼魂正在卧室墙上飘荡，或是所有的狗都是随时会咬她的怪物。再加上生动的噩梦，她更加认为这些都是真的。就这样，她陷入了恐惧的深渊，被她本应很棒的想象力所压迫着。鉴于这些情况，她认为想象不再被控制是一件希望渺茫的事情，也是可以理解的。[1]

我们必须要认识到有些恐惧是来自于真实的生活遭遇，比如精神创伤和虐待。这需要我们去查明孩子曾经是否受到虐待，现在是否安全。有时，查明并解决这些问题就是我们的工作。但是，如果孩子没有这些情况或者已经处于安全的环境之中，我们要做的，是去鼓励她向虐待要求归还她的感觉和

1.儿童文学中，涉及这一话题的著作，比较受欢迎的有《我的衣橱有怪物》（Mayer，1968），讲的是一个害怕怪物的男孩最后驯服了怪物，并和它们成为朋友。

想象力，把恐惧留给真正的危险，让想象力为自己所用。

金吉尔与假想的屏幕

8岁的金吉尔常常被噩梦困扰，梦里面有只尖牙利爪的野兽一直追赶她，每次醒来之后，她都会吓得满头大汗、不能呼吸。查明金吉尔并无真正的危险，珍妮就能放心地得出结论：她的情况属于想象力受到了恐惧的控制。

她最近梦到一只凶猛而庞大的狮子追赶她。为了躲避狮子，她和一个朋友逃到湖边，坐上一只船，想逃往湖的另一边。他们来到了很远的岸边，并把船停在一个洞口前。山洞里面黑漆漆的，这似乎是危险的预兆。他们奋力地看向洞里，突然，一只可怕的鳄鱼出现在视野之中，他们害怕极了。鳄鱼已经开始游向他们，但是他们却找不到地方可以躲避。正在这时，她就醒了，也不清楚后来发生了什么。白天她讲述这些时，声音都是颤抖的，一脸害怕的样子。

为了打破噩梦的诅咒，珍妮邀请金吉尔创造一出木偶剧。金吉尔在珍妮的建议下，欢呼雀跃地创造了一出有趣的木偶剧。在这个过程中，她展现出来的即兴创作能力和丰富的想象力令珍妮赞叹不已。金吉尔的家人也见证了这一过程，并对她"精彩的想象"进行了肯定。他们还讲述了她的想象力和她对假装游戏的喜爱。

珍妮询问金吉尔的父母，她何时会受到恐惧控制，何时又能尽情享受自由的想象。珍妮又问金吉尔本人："你是希望自己掌控这一才能，还是希望让恐惧像往常一样操作一切？"金吉尔选择了前者。珍妮接着问她，是否有兴趣参与一些想象游戏，练习让想象力为自己使用，而不是被恐惧使用。在游戏开始前的准备活动中，[2] 珍妮问她，可不可以闭上眼睛想象房间里有一个电视，如果可以，能不能用大脑中的眼睛在上面看到一张图像。她可不可以把木偶剧投射到电视屏幕上？她说她可以。当木偶剧被投射到屏幕上之后，她就可以开始即兴创作了。她在假想屏幕上同时创作并观看了不同版本的木偶剧，而且整个过程一直在笑。金吉尔自由而活跃的想象让大家都很着迷。

过了一会儿，珍妮问她愿不愿意在想象中与梦里面一些可怕的形象一起做游戏。虽然害怕，但她说愿意试一下。于是她把"以前一个梦里面"的怪物投射在了屏幕上。令她高兴的是，他们进行了一些滑稽的变动。她发现自己可以任意使

2.更多关于想象前准备的信息，参见米勒（1976）和奥克兰德尔（1978）。

唤那只怪物，让它穿着红色斑点的短裤跑来跑去，让它唱戏、转圈。她和其他人都笑个不停。珍妮问她，以前有没有意识到自己是如此擅长把幽默感融入想象力中。她有没有意识到自己的想象力是如此有趣呢？如果恐惧也意识到了这些，会发生什么？它会穿着红色斑点的短裤逃走吗？金吉尔的答案都蕴含在了她的笑声之中。

珍妮问她有没有准备好同最近那个噩梦一起做游戏，她说已经准备好了，而且有些迫不及待了。于是，金吉尔把它投射在想象屏幕上，然后"回放"了一会儿之后，才正式开始。但是这次快要到可怕的部分时，珍妮停了下来，问她是否准备好了继续下去，看看最后会发生什么。[3]

金吉尔做了一个深呼吸，继续想象这部电影在上演，山洞和鳄鱼相继出现。但是这次，一道栅栏从湖底升起封住了山洞的出口。她往山洞里面望去，鳄鱼出现了，它身上有着紫色的斑点，看起来有些悲伤。这时，又听到了远处狮子的叫声。一时间，金吉尔有些害怕。她的爸爸鼓励她放松，坚持下去，看看会发生什么。接着，她看到了可爱的精灵飞到了湖面上。她指着狮子所在的方向，然后精灵飞到狮子那里，在狮子身上撒了一些闪闪发光的精灵尘，狮子变成了一只温顺的猫咪，她开心地笑了。很快，猫咪就变回了狮子，不过有精灵在身边，她不再害怕。实际上，她和朋友就坐在位于湖中央的船上，远远地观赏着这只庞然大物吓人的一举一动。

能够与自己的梦玩游戏，金吉尔的兴奋是显而易见的。随后，珍妮问她，她现在已经能够很好地掌控这些能力，这意味着什么。在后来的一次见面中，珍妮对金吉尔的话感到非常惊讶，她说，她想起来几年前，她就已经发现自己能够在梦中意识到自己正在做梦，然后试图从梦中醒来，或者是去改变梦的内容。上个星期这样的事情又发生了。珍妮和她的家人都在想，当梦不再那么可怕时，它是多么地迷人。

非蓝莓松饼不可！

珍妮发现某些容易受到心情和脾气影响的孩子，同样有着一种特殊的想象力，能够想象将来会发生的事情，从而形成对该事情的期望。一旦现实不符合这

3.这个方法来源于荣格的与梦相关的活跃想象技法，约翰·桑福德（John Sanford）在他的书《梦与治疗：对梦简明而生动的诠释》（1978）中进行了相关阐释。

些期望，孩子会非常失望。例如，在第一次的家庭会谈中，珍妮试图找出是什么原因导致"不开心"控制了8岁的菲比的生活。虽然花了很多时间去探索细节，但是珍妮还是得知了一件相当典型的"不开心"事件。他们说某个星期六，一家人外出吃饭，不知道什么原因，菲比非常生气和不开心。珍妮的直觉告诉她，菲比可能是那种想象力会创造期望的孩子。于是她进一步询问菲比的家人那件事情的细节，并询问菲比那天所期望的是什么。

原来，前一天晚上，他们计划第二天要去外面吃早餐，当时菲比想象他们会去她最喜欢的餐厅，吃有枫糖浆的蓝莓松饼。她甚至已经闻到并尝到了松饼诱人的味道。接着她想象在回来的路上，他们会顺道去游乐场，爸爸会推她荡秋千，她努力把头往后仰，这样就能看到整片"颠倒的"蓝天和白云。

然而，星期六的当天，他们出发并到达餐厅时，菲比发现那并不是自己所期望的餐厅，因此觉得很受伤。可是又没办法说出自己想象的早餐，能说的就是抱怨"我不喜欢这里"。当他们点餐的时候，菲比因为座位的安排大发脾气，家人对她的行为既疑惑又尴尬。这件事情就像乌云一样，让接下来的一整天都阴沉沉的，菲比看什么都不顺眼，家人无论怎么做都不对。珍妮对菲比"失望想象"的采访，揭示出她对未来生动但刻板的想象非常依赖。

于是，这个家庭已经迫不及待地想要寻求帮助，希望珍妮帮助菲比把想象从不开心和失望当中解放出来。很快，他们便意识到，要提前去了解菲比的期望，并且如果这些期望可能实现不了，要做好相应的准备。因此，他们开始提前告知她最近可能的计划和安排。菲比也开始更加全面地认识自己的想象力，以及学习如何灵活地去使用它。不久之后，她开始使用语言而不是脾气来表达愿望和期望。最后一次会谈中，菲比总结说："想象力虽然是我的朋友，但它必须是开放的。"直到目前，菲比仍然会不自觉地憧憬将来的事情，她必须要奋力调整。但是她的家人在随访会面中说，至少现在他们已经找到了谈论这件事的方式。

蒂米与大银怪

接下来的故事中，大卫·艾普斯顿将自己的想象和7岁的蒂米的想象交织在一起，为蒂米和他的家人写下了一个关于改变的故事。

第一个电话。蒂米的妈妈，爱丽丝，给大卫打电话预约治疗。她想单独前来，因为她觉得作为母亲，她一定是某些地方出现问题了。她沮丧地对大卫说，她对蒂米的看法变得非常消极。鉴于她总是以自我贬低和悲伤的方式表达自己，大卫不得不提出这样的要求，他告诉爱丽丝，虽然他完全理解她所说的，但是他希望她可以同蒂米一起过来，或是与其他她愿意在场的人。他想要以另一种方式去了解她的担忧。

第一次见面。大卫对蒂米和爱丽丝的到来表示欢迎。他们坐下之后，大卫很难说出谁看起来更忧郁。尽管气氛非常压抑，大卫还是问了他们，是否可以"抛开问题，了解蒂米的其他方面。因为我想知道我们可以获得哪些有用的资源，然后把它们聚集起来对付问题，不论什么样的都可以。"爱丽丝急忙告诉大卫，蒂米"有惊人的想象力，对某些事情有着狂热的兴趣，同时他还是个意志坚定的人"。

"他是怎么展示他惊人的想象力的？"大卫问。"他很擅长写作，"爱丽丝回答。转向蒂米，大卫问："你最喜欢写什么？"蒂米回答说："大金怪！"这时他的脸上呈现出了她妈妈所说的狂热。蒂米接着详细讲述了这个怪物的故事，整个过程中，他丰富而惊人的想象令自己和其他人都很兴奋。

蒂米还沉浸在故事的讲述当中时，爱丽丝却看起来既开心又悲伤。她随后告诉大卫，有时候蒂米的想象确实很精彩，但是有时却会"把世界变成漆黑一片"，令他的心情变得阴暗。还有另外一个问题，他经常在裤子中拉大便。蒂米对此抱怨说："没有做别人让我做的事情，害得我总是被责备。"

"有时候，你的大脑会失去控制，是吗？"大卫问蒂米。他承认的确是这样的。"如果问题控制了你的大脑，你能利用想象反击回去吗？"蒂米的回答是这是当然。"你认为问题为什么要控制你的大脑？"

蒂米对这个不同寻常的问题思考了一会儿，但是仍然不确定应该怎样回答，但是他还是回复说："我会找我的大脑谈话，这样我就可以过喜欢的生活。"

"蒂米，你喜欢的生活是什么样的？"

"每一天都不会被责备。"

"问题为什么要让你的大脑和想象失控呢？"

"它想让我陷入麻烦之中，让我会想象那些可能发生的不好的事情。在游乐场的时候，它就跟我说，过山车不好玩，太危险了。"

"当它试图破坏你的快乐时，你要怎么做？"

"反击回去，我决定要摆脱它。"

"接下来怎么做呢？"

"我会在大脑中跟我的想象说，'我不需要你。'然后我就想了个计策捉弄它，直到它乖乖听我的话。在大脑中，我把公园变成了丛林，我还拥有一只画笔。不论想象走到哪儿，我都会在它下面画一只鳄鱼。这样，它就不敢乱走了。"描述完对付大脑的计策之后，蒂米向大卫和他妈妈宣称到，他为自己能够捉弄想象而不是想象捉弄他而感到自豪。

跟蒂米和他妈妈大致了解了这件事情，还有蒂米的能力和兴趣之后，大卫对蒂米的很多方面都印象深刻，并把这些都记录了下来。在众多印象深刻的事情中，蒂米的想象力和写作能力，让大卫产生了为蒂米和他的家人代写故事的灵感。故事的形成，需要记录会谈当中的相关内容，为此，大卫征求蒂米和爱丽丝的同意。他们都同意了。他说，他会先写出故事的草稿，然后给蒂米看，并寻求蒂米的帮助。他打算本次会面结束之后正式动手，写完之后通过邮件发给他们。

为了写故事，他先查看了清单上一系列蒂米令他印象深刻的事情。然后又回顾了那些问题（比如，脾气和恐惧）影响蒂米没办法完全享受想象的方式。当他把这些放在一起时，就明白了要怎样把它们用在故事里面。故事完成之后，他询问了蒂米对故事中一些观点和细节的看法，蒂米都很乐意地对每个问题进行了作答。

大银怪的故事

曾经我遇到了一个想象力惊人的小男孩。他的想象力让他擅长写作、画画、思考和讲故事。除了这些，大家还认为他意志坚定，非常幸运。这让他觉得自己很特别。确实，他就是一个很特别的人。他讲的故事、画的画以及他机智的表达不仅为他自己带来了快乐，还为认识他的人也带来了快乐。这个男孩将来肯定是个很不一般的人。

曾经他是家里唯一的孩子，直到两岁时，一个妹妹降生在了他们的家庭。两年之后，第二个妹妹又降生了。现在这个家庭就有了3个孩子。他的父母真是幸运，因为他们的每一个孩子都是如此特别。作为他们的父母，也别无他求了。

大卫想起了蒂米熟悉的坏人角色"大金怪"，为了避免雷同，他把"金"改成了"银"。这恰好可以利用蒂米自己的想象引起他对故事的兴趣。

似乎他们会一直这样幸福地生活下去，直到大银怪得知了这件事情。因为，大银怪最见不得特别的孩子和幸福的家庭。他悄悄地监视着他们一家，越看就越生气。他想："咦，我为什么要如此生气？何不让他们一家生气呢？"他心里谋划着从谁先开始呢，最后决定从年纪最大的那个孩子开始最合适。他又想："这个小屁孩自认为很聪明，意志坚定，想象力惊人。我可要给他点颜色看看。我要偷走他坚定的意志和想象力，然后用它们来激怒他。一旦他开始生气，他的家人也会跟着生气。"因此大银怪决定借助愤怒和恐惧潜入他的大脑。不过，他首先要找到能让他生气的办法。

大卫想到发生在蒂米身上最糟糕的事情之一就是，"狡猾的便便"欺骗蒂米"你的大便，让它待在你的身体上，不让它去该去的地方——污水处理厂。"爱丽丝和蒂米都一致认为这一诡计比"趁你不注意的时候把它放进你的裤子"的诡计还要狡猾。大卫想，"狡猾的便便"可以作为大银怪的同伙，这样的话，它就是这个故事当中一个重要的人物了。

大银怪有一个朋友叫做"狡猾的便便"。我猜你们大家都很想知道这个名字的由来。答案很明显。因为他非常地狡猾。他诡计多端，比如，趁孩子不注意的时候，让孩子的大便溜出来，跑到他们的裤子里面。更坏的是，他让大便待在他们身体上，好让他们变得臭熏熏的。大家都知道，大便应该伴随着哗哗的水声被冲进马桶，那里才是它最合适的住所。

然后大卫构思了这样的情节：大银怪和"狡猾的便便"开始谋划让蒂米的身体内外都变臭。然后让他变得害怕和暴躁，更狡猾的是，他们利用了蒂米的想象，这样他就不会察觉他们的计划。蒂米只会以为这是自己的错，或是家里其他人的错。

在大便开始把小男孩的身体里外都变臭了之后，大银怪自言自语地说："现在，是时候控制他的想象力，让他发脾气了。"大银怪的确做到了。小男孩的世界变得黑暗了，脾气也变得暴躁起来。像众多脾气暴躁的人一样，他不再听爸爸妈妈的话，不再按他们的要求去做事情，尽管他的爸爸妈妈都非常和蔼。他看起来似乎帮不了自己，也理解不了这一切。他的大脑似乎不是他的一样。但是，大银怪是不会让自己的秘密泄露的。他让小男孩相信大脑就是他自己的。所以小男孩会发现自己总是在生气，就是不知道原因。

对于这只怪物来说，仅是这样还不够，于是他决定吓唬小男孩。他知道，吓唬那些有着特殊想象力的孩子非常容易，只需要得到并控制他们的想象力。于是，大银怪开始对小男孩实施他的诡计，有些诡计真是太卑鄙了。他哄骗小男孩不要去做这，不要去做那，借此偷走他的快乐。比如，有一次在"彩虹之端"游乐场，他骗小男孩说过山车不好玩。你看，这样对一个可爱的小男孩，是不是很卑鄙？

通常，主人公在最黑暗的时候就会见到光明。大卫建议蒂米回想一下大银怪是如何利用他的想象力为所欲为的。随后他们一起调查这只怪物对他的生活以及他与父母的关系造成的所有破坏。大卫建议蒂米用大脑的眼睛去看到底是谁在给他的生活制造麻烦，这些坏人又是怎样做到的。蒂米对大银怪非常生气，并决定要阻止它。大卫在故事当中写到蒂米要对付大银怪，但是他没有写怎么样对付，他要把这个留给蒂米自己来写。

最后，这个有着特殊想象力的小男孩突然意识到自己的生活被生气占据了，就连和蔼可亲的爸爸妈妈也被影响到了。于是，他努力地思考这到底是怎么回事。终于，他对自己说："哈哈，我知道是谁在使坏了，就是可恶的大银怪。嘿，大银怪，我知道你的阴谋了。"然后他决定要夺回自己的想象力。毕竟，想象力是属于他自己的，不是大银怪的。他已经想出了一个非常特别的计策对付大银怪。但是他不打算告诉任何人，直到他和妈妈、妹妹们在"家庭治疗中心"见到了大卫。他们都迫不及待地想知道他的计策。

蒂米是怎样掌握主动权并从大银怪手中夺回自己的想象力的呢？这是故事第一章留下的悬念，使得每个读到这里的人都对后面的内容十分期待！

第二次见面。一个半月之后，他们进行了第二次会谈，这次跟蒂米和爱丽丝一起前来的还有，蒂米的爸爸罗伯特，以及他5岁和3岁的两个妹妹。大卫为了揭开那个故事留下的悬念，问蒂米："你还记得大概一个半月之前，我写给你的那个故事吗？我想知道那个怪物现在怎么样了。"蒂米告诉大卫，他现在很好。大卫很好奇蒂米是如何取得成功的："你是怎么做到的？为了夺回你的生活，你是不是对怪物采取了一些措施？"蒂米回复说是这样的。"你都做了些什么呢？"大卫满心好奇地问，"这太激动人心了！"

"我用画笔画了一些东西。"蒂米回答。

"你用画笔画了一些东西，画了些什么呢？"

"一个陷阱，"蒂米说，"给怪物的陷阱。"

以前帮助其他孩子解决怪物问题的时候，他也碰到过使用陷阱的方法，所以他随即又问："你是怎样把怪物骗进里面呢？"他望着蒂米等待着他的答案，但是，还是禁不住想要先猜猜："你是不是在陷阱里面放了一些怪物喜欢的食物，所以他才会上当？"

大卫猜错了，但是蒂米很善良，没有让他再继续猜测："人，假的，假人。"

"原来是假人，"大卫回复说，他恨不得一下知道所有的事情，"那个陷阱有多大？是跟房子一样大，还是跟汽车一样大，或是其他的东西？"

"跟汽车一样大。"

"大银怪是不是想都没想就进去了？"

"是呢。"

"然后，你就把门关上了，对吗？"

"他被困在里面了。"

"然后他有没有说'放我出去！我不会做坏事了！我会离你远远的！'"

"说了。"

"你让他在里面待了几天？"

"3天。"

大卫认为这个惩罚很合适，"天哪，超过3天，任何人都想出去！"大卫对蒂米放怪物离开的决定感到好奇，"最后，他是不是说，'求求你放我出来吧。我不会再做坏事了，我保证。'"

"是的。"

"最后，你同情他了吗？"

"没有。"

"你放他出来之后，让他去了哪里？"

"滚得远远的。"蒂米喊道。

大卫想知道蒂米让他去了哪里："滚出你的家还是滚出奥克兰市？"

"奥克兰。"

"你是不是认为他现在正在骚扰哈密尔顿市的某一个孩子？"

"对。"蒂米说。

大卫猜，既然怪物已经赶跑了，蒂米的想象力应该就回到了他自己的手中。于是问："那是不是意味着你夺回了自己的想象力？"

"是的！"蒂米提着嗓子说。

"那是一件好事还是坏事？"

"一件好事。"

"告诉我，你要怎么来使用你的想象力？你会与它愉快地相处吗？"

"当然。"

大卫想进一步了解蒂米是如何与他的想象力愉快相处的，但是蒂米自己也说不清楚。于是，大卫就转而问爱丽丝："你知道蒂米是如夺回他的想象力的吗？"

爱丽丝毫不费力地就给出的答案："他一直在画一些特别的东西，直到他把怪物画走了之后，他的想象力就回到了他的手中。"

大卫又转回去问蒂米："你还记得曾经那个黑暗的世界吗？它现在有没有变化呢？有没有变灰或者变白了一点？"

"变白了一些。"

"这对你来说是一件好事吗？"

"是啊，非常好。"

"你现在期待春天的到来和更多的阳光吗？"

"是的。"蒂米说。

现在剩下的唯一问题就是蒂米是否回击了大银怪的同伙，"狡猾的便便"。他的确回击了的。"是吗！你怎么做的？"大卫急切地问。

"我做了同样的事情。我用想象之笔画了陷阱。"

"你把他骗进陷阱之后，又做了什么？"

"5天之后，我就放他走了。"

"你关了他5天？是不是因为他比大银怪还可恶？"

"是的。"

"他有没有说会让你去厕所了？"

"说了。"

"你把他冲进马桶了吗？"

"是的。"

完美父母的神话。从第一次见面开始，家里的每个人对蒂米的改变都感到高兴。同样，爱丽丝的生活也有了重大的改变。

爱丽丝宣布放弃自我贬低。她对蒂米的看法有了"360度的转变"，对自己的看法也有了很大改变。大卫问她原因，她说，她发现了可以质疑丈夫所称的"努力成为完美父母"的根据。很明显，爱丽丝长期受到很多来自家人对她家庭角色的批评。另外，她不仅要求自己努力达成家庭的期望，还要求自己超越那些标准，达到完美。

在这两次见面的间隔期间，爱丽丝和罗伯特共同修正了他们做父母的目标。现在，他们决定拒绝超出别人对他们的期望。他们宣布要优先考虑自己的期望，还为他们的目标选择了新的方向——喜欢他们的孩子以及孩子"特别的想象力"。

萨克与布雷德

在本案例当中，治疗师凯伦·摩尔[4]，通过表达艺术治疗，发现一个小男孩的假想朋友严重到失去控制，对小男孩的生活造成了极大的破坏，甚至威胁到他的生命安全。在小男孩的治疗过程中，迪恩为凯伦提供了一些建议。要不是凯伦沉着冷静，她可能已经被自己过于慎重的临床评估束缚住了。她一度把关注焦点放在了萨克问题的严重性上，比如，他自杀和"精神错乱"的意念、"思绪游离的状态"以及失控的"攻击欲"和"自毁欲"。如果凯伦没能使萨

4.凯伦·摩尔（Karen Moore）编写了这个案例的初稿。那时，她是埃克森塞斯咨询中心的博士，该中心位于加利福尼亚的阿拉梅达州。

克加入到一场假想的通过仪式当中，并为了他自己和别人利用身体力量和想象力去应对其中的挑战，她很可能会给出住院治疗的建议。

12岁的萨克和他的妈妈与凯伦讲述着布雷德给他们带来的灾难，但当时凯伦并不知道布雷德的存在。家庭会谈中，萨克的妈妈显得十分害怕。他们家里的前门似乎是萨克踢坏的。但是，她坚信，那个她了解和深爱着的儿子是不会故意破坏家里的东西，却不承认是自己做的。但是如果不是她了解和深爱着的儿子，又是谁做的呢？故意搞破坏的那个"儿子"到底是谁呢？她不得而知。

那时，凯伦还不知道布雷德的存在，但是她赞同萨克妈妈的怀疑，事情并不像表面看起来的那样。凯伦的怀疑源于萨克带给她的一张画——上面有一个邪恶凶猛、肌肉发达、半人半兽的武士。会谈进行到一半，她决定单独会见萨克，询问他图画的事情。随后，萨克说这是布雷德，是他假想的朋友，或者更准确地说，是敌人。根据萨克所说的，凯伦还知道是布雷德踢坏了门！萨克讲述了布雷德是如何用力大无比的手/爪子捂住他的嘴巴，拿起电话，告诉他的妈妈小偷把门弄坏了。自然，当时萨克的妈妈和警察都来了，但是布雷德却走了，留下萨克一个人面对警察的提问，还有妈妈的责备。

萨克告诉凯伦，布雷德是一个好战的超级坏人，"一部分是大猩猩，一部分是猎豹，一部分是体操员，一部分是变种人，还有一部分是蜘蛛。"虽然萨克羡慕他的一些能力，但是他这次做得太过分了，萨克非常生气。他把萨克的生活置于难以想象的悲惨境地，几乎彻底摧毁了萨克与妈妈的关系。

萨克解释说，一方面，这件事情属于布雷德的典型行为：他总是操控萨克，让他去做恐怖的事情，说谎，丢下萨克一个人面对麻烦。但是另一方面，这件事情也具有非典型因素：布雷德这次的行为太出格了，令萨克很震惊。萨克觉得布雷德比以前更强势，更暴力，更危险了。因此他希望布雷德死去，从他的生活中彻底消失。但是他很为难，因为他认为摆脱布雷德的唯一方法就是杀死自己！萨克陷入了自己设置的难题之中——他不想杀死自己，又不想布雷德毁了他的生活和伤害他的妈妈。

凯伦问，"布雷德通常会在什么时候操控你？""在特定情况下"，萨克解释道，"比如我有5%生气的时候，5%失望的时候，或者别人欺负我的时候，甚至他们只是轻微招惹我的时候。"凯伦问他这些情况下的舒适阈值时，萨克的回复是非常低，"因为一旦布雷德控制了我，就会逼我做一些疯狂的事情。"尽管萨克过去很尊重布雷德，但是，现在他已经不喜欢他和布雷德的关系了。布雷德背叛了他，变成了他生活中"残暴的独裁者"。

这次会谈一个星期之后，凯伦向自己所属的、由迪恩指导的叙事治疗小组讲述了萨克与布雷德的故事。整个小组对这个关乎生死的故事听得入迷的同时也感到惊恐。小组成员既对布雷德感到好奇，也对萨克感到担忧，他们迫切地需要了解更多关于这两个主人公的信息。

他们有很多的疑问，比如：布雷德从哪里来？如果没有受到布雷德的控制，萨克还会让生气或者失望超过5%吗？当生气或者失望接近5%的时候，萨克怎样阻止布雷德出现？萨克的妈妈呢？踢门事件有没有让她怀疑布雷德的秘密存在？她认为布雷德和萨克是同一个人吗？

小组发现，只要萨克的妈妈在场，布雷德就不会出现。他们想知道萨克有没有意识到妈妈其实是他的盟友。如果接下来的5年中，布雷德都会存在，他们的将来会是什么样的？萨克能改善与布雷德的关系吗？还是他们不得不斗个你死我活？

当凯伦将小组的疑问反馈给萨克时，小组的担忧和兴趣同样激起了萨克的好奇心。他想知道他们都是谁，为什么他们会如此感兴趣！毕竟，几个星期以前，没有任何人知道布雷德的存在。萨克和布雷德已经秘密进行了长达5年的游击战，每一次都是殊死搏斗。现在，他突然发现，他们的战争被置于6位叙事治疗师的热情关注之下，并希望了解他们各自的联盟、战术和策略。

那次会谈中，萨克对那些疑问进行了认真的思考，并与凯伦进行了详细的谈论。他给凯伦讲述了他和布雷德之间的历史和最近的关系状况。自从很久以前的某个晚上，布雷德从蔚蓝的天空中出现，并在萨克的梦里袭击他之后，布雷德就一直试图完全控制萨克。萨克那时候只有7岁，当时就吓得滚下了床，而且那次袭击给他带来的"伤疤"现在仍然还在。从那时起，他的梦就变成了一个持续的战场。起初的战争，他占了上风，因为他创造出了一个强大的武士，叫做"风暴之灵"，他的力量很强大，足以对付布雷德一家。他已经设法消灭了布雷德所有的亲人，只剩下布雷德的表兄哈沃克。

萨克战胜布雷德一家之后，布雷德就开始入侵他醒着的生活，通过破坏他和妈妈以及兄弟姐妹的关系，以达到复仇的目的。随着房子破坏事件的发生，布雷德开始在战争中处于上风。目前，萨克和家人的关系已经恶化到他的妈妈已经开始考虑寄养安排的地步。不止这样，布雷德还把他的生气阈值降到了1%，让他去做疯狂的事情，即使他并没有"真疯"。

凯伦询问萨克什么时候他不会被布雷德控制。他说仅仅在他悲伤的时候或是在他周围有"正能量"的时候。于是，凯伦和萨克有了一个重大的发现，布雷德的克星就是"正能量"。

凯伦又问萨克，布雷德有没有帮助过他的时候。事实上的确有过。在萨克爬墙、爬树、空翻，或是打棒球时，布雷德给了他力量。他的空翻做得非常出色，以至于身边的朋友对他的体操技能都感到十分惊讶。正是布雷德的帮助，他才能在短时间内成为棒球队中技术较好的运动员。

这次会谈接近尾声时，萨克不经意的话令凯伦大吃一惊。虽然这些天，布雷德能非常轻易地操控萨克的行为，但是，萨克说，有一次他在快要与朋友发生冲突之前走开了，当时，他"百分之百地控制了布雷德"。尽管萨克不知道这是什么原因，但他知道"这是一种身体反应"。他说，他害怕被停学，也真的不想跟朋友打架，他觉得自己别无选择，身体才自发阻止他去打架。凯伦知道这对萨克来说，是意志力发挥了重要作用，因为在学校和社区他那难以控制的脾气是出了名的。

凯伦向治疗小组报告了萨克的过去和目前的情况，随后，小组对他和布雷德的关系又提出了这些疑问：布雷德对7岁的萨克来说是敌人还是朋友？他有没有在萨克的妈妈去工作的时候，帮助萨克打败孤独？萨克攻击布雷德的家庭是为了自我保护吗？没有布雷德，萨克自己有足够的能力控制脾气吗？在布雷德长大不需要萨克之前，萨克是不是已经长大而不再需要布雷德？

小组还想知道萨克的身体是怎样设法控制布雷德的？当布雷德正要控制萨克时，萨克的身体会产生什么感觉？当他对布雷德施加控制的时候，他感觉是身体哪个部分的力量在起作用？萨克说在打架失控之前，他飞跃了几步。他是不是利用他体操员似的大腿肌肉飞跃了几步，就摆脱了布雷德的控制？小组担心萨克会使用暴力来对付布雷德的暴力。让萨克相信自杀才是唯一的解决办法是不是布雷德的诡计之一？也许布雷德是想利用持久战策略，诱使萨克与他进行无休止的力量斗争，从而耗尽萨克的体力，拖垮他。

这些疑问对萨克来说有些困难，他不得不仔细地思考。因为他以前从来没有考虑过身体是怎么去控制布雷德的，也不清楚有没有用到任何特别的肌肉。不过，他也认为控制布雷德是一项伟大的功绩。尽管这些事情说明，布雷德曾经的确帮助过萨克，尤其是他的身体方面，但是萨克仍然决定要杀死布雷德。

会谈中，凯伦与他的妈妈也进行了沟通。尽管他的妈妈仍然不知道布雷德的事情，但是她告诉凯伦，她知道儿子一定出了什么严重的问题，所以她决定改变对待儿子的方式，暂停对他的惩罚。在这场生死较量之中，萨克最终找到了"一个现实生活中的盟友"——他的妈妈，即使她并不知道布雷德的存在。

也许萨克的妈妈凭直觉知道"正能量"是布雷德的克星。也许布雷德一家心胸都很狭窄，其行为方式与萨克一家完全不一样。无论怎样，他的妈妈都不会像布雷德那样有很强的报复心。布雷德打坏了门，还撒谎说是小偷干的，现在看来，他似乎太高估自己了。妈妈不仅没有责怪萨克，还更加地关心他！

又过了一个星期，萨克与布雷德的争斗进入了白热化阶段。萨克使用了大量的"正能量"来消除布雷德的力量，这样他就没办法从高楼逃跑，然后，萨克就可以在梦中把他杀死。萨克解释说他已经获得了力量，而且经过妈妈那强大的"正能量"的进攻，布雷德已经受了致命的伤。长达数月的"玩具禁令"之后，妈妈给了布雷德一个惊喜——"超级任天堂"礼物。她还同意了萨克的请求，带他出去进行了家庭烧烤。在萨克问她是否同意那件事情的时候，她的回答不再是"不行"而是"你想做的任何事情，我都会答应的"。就这样，布雷德很快就被消灭了。

那次史诗般的战役之后，凯伦和萨克进行了最后一次会面，他们一起回顾了这场长达数年的战争。叙事治疗小组的最后一个疑问是：在萨克还没消灭布雷德之前，他有没有从强大的布雷德身上学到些什么？起初，萨克说没有，不过后来，他承认学到了布雷德运动方面的技能。

对萨克来说最重要的是，他身边仍然被丰富的"正能量"围绕着：他时不时跟妈妈一起出去"闲逛"，这正好符合他的喜好！他还说，友好地对待兄弟姐妹现在变得容易多了。（布雷德的表哥哈沃克，虽然还在萨克身边徘徊，但是，他会紧紧地盯着他，用充满快乐的心与他保持距离。）

萨克的妈妈在这场战争中起到的帮助作用，给凯伦留下了非常深刻的印象。虽然她从来都不知道这个"假想的敌人"，但是自从布雷德踢坏了门还撒谎之后，她就智慧地给予了萨克特殊的关注。作为家长，她有着特殊的智慧，知道她孩子的问题并不是那些依靠惩罚就可以解决的。即使那时并不清楚事情的真相，但是最终她用自己的关爱帮助萨克消灭了布雷德。

随访。3年之后，迪恩联系了萨克和他的妈妈，想了解他们生活的改变，并就出版他们的故事征求其同意。他们开心地同意了，并希望其他人读到萨克的故事之后能受到鼓舞。萨克的情况有些反复，不过总体上，他的表现还是不错的。例如，他渴望得到一份报酬丰厚的工作。

有趣的是，萨克并不满足于将打败布雷德作为一个永久的结局。在那次激烈的战役之后，布雷德又出现了，不过，正如治疗小组猜测的那样，萨克与布雷德建立了一个富有成效的关系。布雷德仍然会给予萨克力量，但是不会再控制他，给他的生活造成破坏。没有了伤害与报复的恶性循环，假想的敌人不再破坏他的人际关系，萨克与朋友、邻居、同学和家人之间正处于和平相处的关系之中。

13

乔纳森："我已经克服恐惧，不会再像以前那样了"

劳森一家是拥有英国血统的新西兰白人。参与治疗的家庭成员有9岁的乔纳森、他的妈妈朱迪和爸爸罗恩。家庭成员中，7岁的山姆和4岁的吉米并未参与治疗。他们与大卫·艾普斯顿总共进行了两次会面。

假设在家庭治疗过程中，描述人与问题关系的替代故事已经居于谈话内容的主要地位，并且对抗策略也开始得到加强。然而，这仍然还没有到放松和改变话题的时候。替代故事需要多次确认才能站稳脚跟，才能经受住证据充分的问题故事反复不断的打击。问题故事总有力量把人们过去的经历和心理习惯变成自己的靠山，让自己经久不衰。因此，想要让新故事生根发芽，发展壮大，主导并丰富人们未来的故事，实在不是件容易的事。

下面的案例中，首先会介绍一种有趣的方法，是在大卫和劳森一家共同解决恐惧问题的过程中逐渐形成的。随后，在问题的解决获得初步胜利之后，案例会继续介绍心理治疗师大卫所做的艰辛而细致的工作。他坚持通过提问的方式，证实乔纳森克服恐惧所获得的成功，用语言探索并揭示这一成就背后的"秘密"以及确认乔纳森过去和发展中的成熟与能力。

第一次会面

第一次和父母（罗恩和朱迪）来见大卫的时候，乔纳森9岁。恐惧似乎明目张胆地闯入了这个乖巧普通的孩子的生活。有一次，乔纳森和一个朋友在附近的公园玩，一条被主人放任乱跑、臭名昭著的看门狗攻击了乔纳森。谁都不可能一夜之间就从这种精神创伤中恢复过来。随后，乔纳森的父母和其他相关邻居采取了法律手段确保此类事件不再发生。（乔纳森并不是遭受这样攻击行为的第一个受害者）。

尽管这样，恐惧还是蔓延到了乔纳森的整个生活。他开始感觉周围有鬼魂，尤其在夜里更加恐惧。虽然他凭借自己的勇气，克服了这种恐惧，但是没多久他又开始害怕家里会进小偷，总觉得小偷会从门窗溜进来。仿佛这些对这个孩子来说还不够，恐惧继续折磨着他，甚至使他相信停在他家不远处的警用直升机已经不再负责监督违法者，反而极可能被用来绑架他，把他带到无人知道的地方。

大卫开始询问乔纳森之后，大家得知恐惧让乔纳森相信自己比实际年龄小，让他觉得自己正在一点点地倒退，直到变成了"一个5岁的孩子"为止，但没有一个人对此感到惊讶。恐惧在夜晚会更加严重，使得乔纳森白天疲惫不堪、精神不振，严重影响了他的学业和娱乐活动，还有他的食欲。

然而，当大卫询问他和他父母，他们反抗恐惧的本质是什么时，乔纳森直截了当地承认他受够了恐惧给他带来的痛苦。随后，乔纳森一改以往无精打采的样子，说话坚定有力，并且在接下来的几周当中都保持了这种状态。

大家都认为恐惧夺走了乔纳森的安全感，让他变得依赖他的父母，所以他的父母不得不竭尽所能安慰他，让他有安全感。不过现在，乔纳森表达了他想要夺回安全感的愿望。因此，大卫建议，乔纳森应该代表自己和家人来承担"守夜人"的工作（Epston，1986/1997）。

在着手处理该工作的细节之前，大卫和他们花了点时间思考恐惧是如何施加影响的。他们一起回顾了"恐惧法则"：

（1）恐惧依靠人们的逃避而获得力量；其力量的增加与人们逃避它们的时间成正比。

（2）恐惧很脆弱，它们需要有所依靠。

（3）恐惧会传染，应该把它们孤立开来。

（4）恐惧没有幽默感，它们不堪嘲弄。

（5）恐惧潜伏在黑暗的角落，应该让它们"见光死"。

这些法则让大家看清了恐惧用来吓唬孩子以及大人的把戏。讨论的最后，大家也都明白了恐惧对他们的生活施加影响的方式。于是，大家结成战友关系，共同对抗恐惧，这也正是大卫最想看到的情况。

接下来，大卫、乔纳森和他的父母开始描述"守夜人"的职责。考虑到恐惧给乔纳森留下的阴影，大家以为他会退回到防守位置，继续让父母承担警戒和保护的责任。但是，乔纳森却主动站上进攻位置，保卫他的家庭，并且做回了原先那个乖巧普通的自己。通过他的家人和大卫对他的询问，乔纳森肯定如果自己进行安保工作时穿上棒球服，拿上得力的球棒和手电筒，自己一定会非常勇敢，而且很可能吓退恐惧。他认为每两个小时检查一遍小偷可能溜进来的所有地方（包括门窗），安全就能得到足够保障。他的父母则大方地同意陪着他巡逻，但是只能跟在他后面以免"影响到他的勇气"。他的爸爸认为乔纳森应该在床边放一个闹钟，这样他才能准时执行巡逻任务。

这时候，大卫觉得他们其实已经违反了"恐惧法则"的第四条。于是他问乔纳森，如果他们的谈话充满了高昂的情绪和幽默，恐惧会如何应对。乔纳森觉得这很难回答，不过他确信，自己在保卫家庭和自己的过程中会收获满足感。实际上，他认为这种期望与报复相似——或者至少要和恐惧扯平。在他们第一次会面结束的时候，"劳森-艾普斯顿反抗恐惧计划"已经准备就绪，即将用于检测恐惧对乔纳森的生活可能造成的影响。

第二次会面

一个月后，劳森一家来参加第二次会谈，乔纳森看起来又是那个乖巧普通的孩子了。大卫邀请他们评估过去一个月里所获得的成果，并且与他共同创作关于乔纳森的新故事，其内容是关于他如何用勇气和坚定的意志从恐惧手中夺回自己的生活。这个新故事是通过对特殊意义事件的详细描述构建起来的，而这些特殊意义事件曾经被他自己和他的家人忽视，并没有纳入对他本人的描述中。

乔纳森的爸爸回顾了他们的守夜经历："我们帮他戴上棒球帽，穿上棒球服，他拿上棒球棒之后，就开始四处巡视，检查家里的东西。几天下来，我们跟在他后面的距离越来越远。"

乔纳森也骄傲地讲述了他自己的守夜经历："我和妈妈绕着房子走了一圈，并检查了所有的门窗，但是我们只这么做了几个晚上而已。"

"你为什么决定减少自己的巡逻工作呢？"大卫问道。

乔纳森想了想回答道，"因为我明白了门窗打开时不可能没有声音或是不被打破。"大卫想对乔纳森的话进行录音，以便将来帮助那些像他一样需要通过守夜来重获安全感的孩子，于是他打断乔纳森，并征求他的意见。随后，大卫开始记录乔纳森和他的家人所说的话。

乔纳森的妈妈朱迪津津有味地继续讲述道："我们跟在乔纳森身后走着。第一天晚上，他坚信外面有人，所以我们凌晨四点出门巡视。然后发现大门外面的街上，有个男人路过。"她转向乔纳森，笑道，"我们吓到他了，对吧？"然后在座的人都忍不住大笑起来，等到笑声都停下了，大卫故作严肃地问："你还有没有吓到过其他人？你认为那个被你吓到的人会不会来我这里寻求心理治疗以消除恐惧？"

考虑到恐惧曾经让乔纳森心理年龄不断倒退，大卫让乔纳森的母亲评估乔纳森的变化，"朱迪，当你站在乔纳森身后的时候，你是否感受到他的成长？"

朱迪毫不犹豫地答道："是的，他确实在长大。一开始我只能离他一步或者两步，后来就可以越来越远了。"然后，她又想起这次会谈的早些时候，他和大卫说过她和乔纳森如何把乔纳森生活中的最后一点恐惧"笑走"的事。于是她举了其中一个例子。一天夜里，乔纳森从睡梦中醒来，跑到他父母的房间，并跳上了他们的床。以前，这是他们家夜间生活的常态。那时，只要听见乔纳森下床和跑过来的脚步声，她就会习惯性地翻身给乔纳森留出位置。但是这一次她开了个玩笑。她一直躺在床边不动。乔纳森一下子就看出来了。他们一块儿大笑了起来。乔纳森大声说道："这很好玩，对不对？"

朱迪回答说："不过对恐惧来说这是严肃的，所以我赞成恐惧确实不喜欢幽默的观点。"她又对大卫说道："我们相当有幽默感，想不幽默都难，真的。"

乔纳森的爸爸告诉大卫："我们试过让闹钟叫我们起床，但是不成功，不过其实也不需要成功。"

随后，大卫把注意力转移到了乔纳森身上，他想知道乔纳森是否还在像他们一个月前约定的那样，每个晚上在家里巡逻两次。乔纳森自信地告诉大卫，两周前他就不再这么做了。大卫问他是怎么作出这个决定的，乔纳森用无所谓的口气回答说："因为我觉得这件事开始变得有点无聊了，我知道没有人要来家里抓我。"

大卫告诉乔纳森，"这听起来真的很勇敢"，但是他还是很好奇，"你怎么知道不会有人把你抓走呢？"

乔纳森不假思索地说："对小偷的恐惧持续了那么久，但是我们从来没被偷过。"

大卫追问道，"这是不是意味着你已经把恐惧赶出了你的生活，你的勇气又回来了？"

乔纳森肯定了大卫的推测。

大卫认为应当谨慎些，想检查恐惧是否还在乔纳森其他两个重要的生活领域搞破坏。所以，他首先问道，"你现在的睡眠好些了吗？"乔纳森说他现在的睡眠好多了，但是还是会在午夜自动醒来。大卫认为乔纳森的睡眠问题仍然还未解决。乔纳森也这么想，但是他不是很在意。

接着，大卫提醒乔纳森，一个月前他跟大卫说，恐惧使他的心理年龄倒退。大卫问："你现在觉得自己多大？"乔纳森估计道："大概8岁吧。"大卫感到十分震撼，仅仅在一月的时间里，乔纳森就长大了三岁。

大卫着重记录了这一点，它对评估治疗情况十分重要。然后大卫问朱迪是否也赞同乔纳森的估计。朱迪高兴地说，"是的，他的进步特别大。他现在可以独立完成更多事情了，比如这两个星期他都是自己起床，自己做早餐。"乔纳森骄傲地补充说他做的是法式烤面包。大卫立即抓住机会记录下这些话，并复述道，"乔纳森已经可以独立完成很多事情，比如第一次给他自己做早餐。"

朱迪又说："每件事都是他自己做，我什么都不用做。拿碗，煎鸡蛋，开燃气，做好之后关掉燃气。很负责任。"

大卫对乔纳森不折不扣的独立行为感到惊讶，"我希望你不介意我这么说，但是你所做的听起来像是10岁的孩子才能做到的事。你会不会觉得你已经超过实际年龄了？"

"自己做早饭的话，是有点，"乔纳森赞同道。

大卫又记录道，乔纳森在做早饭这件事上已经超出了实际年龄。

但是，乔纳森迈向独立不仅仅表现在做早餐这个方面。据朱迪说，乔纳森还能摆好饭桌，帮助他的弟弟们解决问题。于是，大卫写道，"帮助弟弟们解决问题。"

欣赏自己的成功

大卫知道乔纳森是个谦虚的孩子，但是他觉得，能如此果断而迅速地夺回自己的生活，乔纳森应该为此感到非常骄傲。一个9岁的孩子被恐惧贬低到5岁，他能够摆脱这种羞辱确实是很了不起的！所以，乔纳森应该根据这些重新评估自己。大卫问："因为你解决了这个问题，所以你会不会觉得自己很擅长解决问题呢？"这可以让乔纳森撇开"胆小"或是"懦弱"之类的描述，重新描述自己。乔纳森犹豫了一会儿说："不全是！"大卫直接问他，"你认为自己解决了这个问题吗？"乔纳森不得不承认他确实做到了。大卫紧接着又问，"这有没有让你产生某种自豪感？""是比以前多一点，"乔纳森承认道。

这种承认太勉强，所以大卫猜想，如果乔纳森能够通过自己的眼睛看到自豪，他会不会更加欣赏他自己。大卫伸出双手比出了一段距离，"这是一点点自豪"。他把距离拉大了一些，"这是中等程度的自豪"。他把距离拉得非常大，"这是很多很多的自豪"。大卫让乔纳森用手来表示解决恐惧问题的自豪程度。大卫估计乔纳森比出的长度大概是"中等程度的自豪"。随后，大卫又让乔纳森表示他妈妈对他的自豪程度。乔纳森立刻把两只手臂张开到最大程度，"所以，那应该是很多"。大卫推测道。于是他转向朱迪进行确认。朱迪望着儿子，满心赞赏地说："是的，很多事情都让我为你感到非常自豪，比如你的独立，你自己做早餐，你和两个弟弟相处的时候也表现得更成熟。"

接着，大卫回顾了一个月前恐惧对乔纳森造成的其他影响，想起来恐惧破坏了乔纳森的食欲，他想知道这种情况有没有得到改变。

朱迪兴奋地大声说："他现在吃得可多了！"

大卫让朱迪猜测一下，"你认为乔纳森是不是被吓得生病了？"然后他又开玩笑，"朱迪，或许你要说'我倒希望他像以前那样害怕，不会吃得这么多，我们也可以少花点钱'！"

大卫对乔纳森说："你知道吗？当人们害怕的时候，一般食欲都不好。"乔纳森小声表示同意。"你的食欲恢复了吗？曾经恐惧是不是夺走了你的食欲？"乔纳森点头称是。

"你现在比以前多吃多少呢？"乔纳森回顾了早餐的食物，"4片法式烤面包、穆兹利和苏塔那牌麦片。"

大卫对他的饭量感到惊讶："你把这些全吃了！如果我吃这么多，我只能回去睡觉了！"

"跟我说说，"大卫接着说，"吃了这么多东西，有没有觉得更有活力了？"乔纳森仔细想了想，他比以前跑得快，打棒球也打出更多全垒打，运动比以前多而且表现得更好。大卫把这些都记录了下来，并加上了朱迪的话，"他现在也开始做家庭作业了"！

接着，大卫让乔纳森猜猜爸爸有多为他自豪。乔纳森猜测爸爸"对我不断地克服恐惧感到非常自豪"。大卫向前倾了一点，像往常一样复述乔纳森的话，说道，"嗯，这样啊，那么我想问你，你说爸爸对'不断地克服恐惧感到非常自豪'，除了这件事情，你觉得他为你感到第二自豪的事情是什么？"

乔纳森想了一会儿，回答说："可能是我自己做早餐这件事吧。"

为了找出这一创新举动的原因，大卫问："乔纳森，你是怎么想到自己做早餐的？这并不是像你这么大的孩子会做的事情。"大卫事后回想起来，觉得自己在审视乔纳森这一不同寻常的行为时考虑到了乔纳森的性别。

"一次妈妈给我们做法式烤面包的时候，我想到的，"乔纳森随意地说道。他的回答并没有完全解释出这一行为的独立本质。

"好的，不过，"大卫故意唱反调地大声说，"你当时也可以选择去妈妈的房间对她说'起床了！给我做法式烤面包！'你是怎么想到要'亲自'做早餐的？你有没有跟你妈妈学习如何做呢？"

"是的，学了！"乔纳森骄傲地回答。

大卫总觉得没挖掘到他想要的东西，又故作刁难地问："你不会害怕炉子会突然爆炸或者把食物烧焦了吗？"

大卫看到乔纳森一脸若无其事的样子，大声说道："看，我现在都没办法吓唬你了！如果我现在想让你变得害怕，会成功吗？"

"不会，但是……"乔纳森有点犹豫，不过他的自豪感开始膨胀，最后大声地说："不，你不会！"

"我为什么不会成功呢？"大卫问。

乔纳森为自己的勇气辩护道："因为我已经克服了恐惧，不会再像以前那样了。"

大卫心满意足地缓缓地记下了这些话。

预防问题卷土重来

为了确保乔纳森获得的成果能够经受住恐惧的卷土重来，大卫问："乔纳森，恐惧有没有可能再次控制你的生活呢？"乔纳森认真地回答："我认为没有。"大卫想让乔纳森参与到关于这个问题的虚拟对话中，于是寻求他的同意，"我非常了解恐惧，因为我曾遇到一些勇敢的孩子。你介意我扮演恐惧吗？"乔纳森表示不介意。

在扮演恐惧这个角色时，大卫的声音带上了一丝威胁的语气，"乔纳森你凭什么觉得你自己很勇敢？我现在告诉你，很多可怕的事情都有可能降临到你的头上。"

"因为我对锁和声音更加了解了。"乔纳森反击。

恐惧提高了音调，"哦，那鬼魂呢？我找些鬼魂来能不能吓到你？"

乔纳森又反驳了大卫。

"那怪兽怎么样？"大卫追问。

乔纳森大声反驳："没用！"

"好吧，不过我认识很多相当可怕的怪兽，非常恐怖的、绿色的怪兽！"

乔纳森明显占上风，"他们不可能吓到我了。"

恐惧这次亮出了它的王牌，"那么，凶恶的狗呢？"

乔纳森坚定地回击，"不可能！"

乔纳森的坚定让大卫担心自己有点过头了。大卫回到自己正常的声音问："我能不能变回我自己？我不演恐惧了！现在告诉我，你不会变得勇敢过头了吧，不会吧？"

"不会的……不会勇敢过头的。"

然后，大卫举了一些乔纳森让恐惧为自己所用的例子。"有些事情是值得小心的，比如，穿马路或爬树，对吗？"

朱迪完全赞成，她说："我们邻居8岁的儿子布鲁斯什么都不怕，所以他后来被棒球砸中眼睛，缝了许多针。"

大卫想知道乔纳森是否愿意帮助布鲁斯。"布鲁斯遇到了麻烦，他本来不需要那么多伤口、缝那么多针。你已经不需要一些恐惧了，就像是你穿旧的衣服一样，但是他们还可以发挥作用，你愿不愿意把一些你不再需要的恐惧分给布鲁斯呢？"

乔纳森有些疑惑，于是回答"不知道"，然后又说："布鲁斯是个很难交流的人。"

大卫建议用魔法："你可不可以邀请他来尝尝你的法式烤面包？然后把你的恐惧塞到法式烤面包做的三明治里，这样布鲁斯就能把它们吃下去并消化掉。"

乔纳森没有对大卫的点子表态，但是大卫对乔纳森的意见仍然很感兴趣。他问乔纳森有没有在恐惧这个问题上帮助过两个弟弟。乔纳森当然帮助过。

有一次乔纳森的弟弟山姆从睡梦中惊醒，大家毫不惊讶，这和小偷有关。虽然乔纳森不觉得他自己帮助了山姆，但是他爸爸认为乔纳森是有功劳的，"你还记得恐惧是会传染的吗？"罗恩提醒乔纳森，"恰巧山姆也害怕小偷，但是他看到了你是怎么解决这个问题的，所以他也不再受到恐惧的困扰。"

大卫进一步强化罗恩的观点，"乔纳森，如果你没能克服恐惧，恐惧依然困扰着你，你觉得山姆现在会不会还在恐惧的掌控之中？"

乔纳森承认很有可能。

然后，大卫问乔纳森，山姆是否欠他一句感谢。乔纳森很疑惑。"你想想，有多少个夜晚你因为恐惧睡不着？"

"6个月。"

"你觉不觉得你拯救了山姆6个月的睡眠？"

乔纳森回答："有可能。"

大卫接着问："如果我问你，'接下来6个月，你愿意夜夜失眠吗？'你会怎么回答我？"乔纳森表示他当然不愿意。"那如果我对你说，'我教你怎么解决失眠'，你会感激我吗？"乔纳森笑了，他开始欣赏自己了。"会的。"

"如果山姆明白这些，他所要做的就是学你，你认为他会感激你吗？"

乔纳森这次回答的"会"，语气相当肯定。大家都一致认为，现在不仅乔纳森一家的生活恢复了正常，而且在这6个月的磨炼中，他变得更加成熟了，还获得了也许通过其他途径不能获得的知识与能力。

14
托尼："有活力的男孩很棒"

汤普森一家是非裔美国人，参与治疗的家庭成员有10岁的托尼、12岁的姐姐妮可、妈妈丹尼丝和外婆塞尔达。

第一次会面

当他的妈妈和外婆讲述她们的苦恼时，托尼安静地坐着，头轻微地低垂，目光凝视着不远处。珍妮不知道托尼是在听她们的对话还是在神游。从他妈妈和外婆的叙述中，珍妮得知，作为一个10岁的孩子，找上托尼的麻烦实在是太多了。因为在班上捣乱、在操场上打架，托尼被勒令停课反省。他还是校长办公室的"常客"，这给他在学校教书的外婆带来了负担。

麻烦还跟着托尼回到了家中，他撒谎、偷窃、损坏东西（包括他自己的玩具），甚至用电话拨打了900多个号码。家里人都觉得他"不帮忙""不合作""不听话"。他的妈妈丹尼丝和外婆塞尔达对这些问题已经无计可施、不知所措了。

珍妮猜想托尼斯文的举止是不是出于对长辈的尊重。意识到这一点应该受到表扬后，珍妮暂时撇开麻烦从其他方面了解他。丹尼丝已经明确地向珍妮表示传达这些信息的重要性，包括目前情况的严重性以及她和她妈妈的沮丧。

于是，珍妮开始就丹妮丝和塞尔达对托尼的幸福和未来的担忧提问。她们的担忧与在种族主义和不公平盛行的社会中抚养一个非裔美籍男孩有多大关系？[1] 对她们来说，如果与非裔美籍心理治疗师谈论这些压力会不会更容易一些？经过考虑之后，丹尼丝和塞尔达还是决定留下来，不换地方。最终，对托尼和他的家人遭受的社会压力的讨论为谈话打开了大门，并且贯穿心理治疗的全过程。

经过几次会面之后，珍妮提出与托尼进行一次单独谈话，以便让他充分表露自己的想法。与他令人讨厌的名声不符的是，托尼表现得既害羞又礼貌，安静地坐着，望着窗外。珍妮问托尼他们可不可以借助玩偶来进行交流。于是托尼选择了一只青蛙，珍妮选了一只蜗牛。珍妮的蜗牛小声地对托尼的青蛙说，让它多说点关于托尼的事。蜗牛得知了托尼的一些兴趣爱好之后，她又问青蛙，如果托尼可以许三个愿望，他认为托尼会说什么。青蛙想了一会儿，小声说，托尼的愿望会是（1）"不做坏孩子"，（2）"与家人和睦相处"，（3）"吃几块花生巧克力"。

不理麻烦

两周之后，丹尼丝和塞尔达又来参加家庭会面。在家和在学校中，托尼的问题仿佛都越来越严重了。她们着重向珍妮讲述了她们感受到的压力、担忧和疲倦。珍妮自己也对托尼的情况非常担心。

在之后一次会面的后半段，珍妮努力抵制住各种问题对自己情绪的影响，终于搜集到一条来自塞尔达的信息：托尼这几天在学校的表现相对好一点了。她抓住这一线希望，建议再和托尼单独谈一次。她想通过玩偶了解托尼对这个好消息的看法。也许他们可以一起把这一例外事件的意义发展成为一个改变的故事。

接下来的一周，珍妮与托尼进行了会谈。珍妮发现他对"不理麻烦"很感兴趣，所以她彻底、详细、反复地与他讨论了他上个星期所取得的成功——"没有麻烦"的两天。有了一些成功的经历，托尼觉得讨论"麻烦"也变得容易一点了。以前，麻烦完全控制着他，他只能说，觉得自己是个"坏"孩子，希望自己是个"好"孩子。现在他已经和麻烦隔开了一些距离，罪恶感便减轻了，愿意反思麻烦给他的生活和人际关系带来的影响。珍妮的提问来回交织，比较他以前被麻烦控制的生活、现在的生活，以及将来"与麻烦的距离隔得更远"的生活。

1.参见博伊德-富兰克林（Boyd-Franklin）（1989）与平德哈夫斯（Pinderhughes）（1989）。

珍妮回顾了最近托尼与麻烦斗争的进展："我们刚刚谈到你外婆上个星期说的话，她觉得事情正在往积极的方向发展。她说上星期发生的事情，好的坏的都有，但是当她经过校长办公室时，发现你没有总在里面。她还说有一天老师打电话来说，你当天的表现不错，这是一个好的变化。你外婆很高兴，你姐姐妮可也有同感。能告诉我你是怎么扭转局势的吗？你能不能再多说点？"

托尼立即透露了一项重大成就："老师给我布置了任务，正在做的时候，后面的朋友一直喊我，不过我没理他。然后在默读时间，我朋友又喊我，我还是没有回头，继续读我的书。"珍妮很惊讶，托尼竟然能拒绝麻烦的邀请。于是她大胆猜测托尼是怎么做到的。"你只是选择不理他吗？"托尼点点头。"那么之后你感觉如何？是不是觉得自己变强大了？"托尼重重地回答，"非常强大！"

"能够拒绝麻烦，你对自己有什么感觉？"

"我觉得很棒。"托尼一脸开心地说道。

"你有没有注意到那样做使你远离了麻烦？或者使麻烦无法靠近你？"

"对。"

珍妮还想知道些细节，她问："很好，在那之后你的朋友做了什么？他有没有停止喊你？"

"是的，我不理他，他就继续读书了。"

"啊，所以你确实在那件事上取得了成功，是吗？要是在以前，如果有朋友喊你，你会怎么做？"珍妮问。她想把这件事与被麻烦控制的过去进行对比。

"我以前会回头和他说话，然后名字就会被记在黑板上。"

除了对比结果，珍妮还想对比感受："然后你就惹上麻烦了？名字被记在黑板上，你的感觉如何？"

"难过或生气。"托尼轻声回答。之后是一阵沉默。

珍妮知道积极评价对托尼的重要性，于是接着说："我猜你并不喜欢那样。我记得有一次你告诉我，希望自己的名字可以因为一些令你骄傲的原因被写到黑板上——你一直想成为本周之星。但是麻烦总是愚弄你，让你因为一些尴尬的原因被记名字，害得你生气和难过。你认为这是不是很不公平？"

"是，没错。"

"当你因为被记名字而感到生气或者难过的时候，麻烦是在奉承你还是贬低你？"

托尼点点头。

"嘿，你现在是不是反过来羞辱麻烦了呢？"

"是的。"托尼笑着说。

"你对自己不理会麻烦的力量感到惊讶吗？"

托尼点点头。

"你有没有发现自己可以同时拥有朋友和保持自身的强大？"

"有。"

"你是不是决定晚点再去找他们，在课间休息的时候再见他们？"

"是的。"

"你认为谁会欣赏你的决定？"

"老师。"

"你认为我会不会早就知道你能那么做？"珍妮继续寻找那些目击了托尼拒绝麻烦的人。"是的。"托尼同意道。珍妮又说："你觉得你的家人知道你有能力那么做吗？"托尼一边开心地笑，一边点头同意。

"看来那件事给了你很多鼓励，"珍妮说。"这个星期对自己感觉有没有更好呢？"托尼还是笑着表示同意。

趁托尼正沉浸于某种认可当中，珍妮回到了一个重要问题上——他的自我形象。"你还记得吗？你之前许了三个愿望，其中一个是不想做坏孩子。其实当你那么说的时候，我就想告诉你，我觉得你不是坏孩子。有时候你被卷进了麻烦，被迫做一些伤害自己和家人的事，但是正像你妈妈和外婆说的那样，她们都认为你其实是个好孩子，那些都是麻烦的把戏。你明白我们的意思吗？"托尼有点迷惑，所以珍妮把意思分解，一步一步地问他。

"你怎么看待你自己的？"

"我是好人。"

"你说说看好孩子和坏孩子的行为有什么区别，比如，撒谎和偷窃。"现在托尼跟上了节奏，明白了珍妮的意思。看到托尼承认自我形象和麻烦围绕的行为之间的区别，珍妮把话题转向展望没有麻烦的未来上。

"你已经开始扭转局势，接下来你觉得会发生什么呢？比如，接下来的两个星期？"

"都是好的事情！比如，我会得到些好玩的东西，还可以骑自行车，那是姐姐的朋友送的。"

"所以你觉得自己会获得很多快乐?"

"是的!"

珍妮把话题转向他和家人面临的另一个重要问题上。他的外婆在他所在的学校任教,她对托尼的看法对托尼来说至关重要。"如果外婆在学校不需要再对你唠叨,是不是会更好?如果麻烦偷偷接近你,她需不需要到你身边照顾你?"

"是,有时候。"

"具体是怎么样的?"

"校长总是会发现我惹麻烦,学校老师都有对讲机,老师用对讲机把校长喊下来,然后校长又会告诉我外婆。"

"你当时什么感觉呢?"

"想哭。"

"嗯——这是不是也让你觉得很尴尬,毕竟在这么多同学面前?你觉得喜欢哪种情况——让你外婆不得不来打扰你?还是变得更独立,放学后才见她,两个人都高高兴兴的?"

"放学后才见她。"

珍妮知道托尼对成长很感兴趣。"你想不想变得更独立——就像一个大男孩一样,用不着大人像小时候那样照顾你了?你刚满10岁,对吗?你觉得10岁的孩子是不是不应该为外婆带来麻烦,让外婆唠叨自己呢?"托尼苦笑着点头道,"是啊。"珍妮又确认一遍,"你喜欢这种10岁大男孩的感觉吗?"托尼点头赞成。

珍妮让托尼做个比较:"麻烦和脾气让你觉得你自己多大?"

"像个小孩子。"

"大人是不是要常常为小孩子担忧呢?"

"嗯。"

"你是否觉得可以做到只需要知道外婆在学校里就行,而不是每次见她都是在惹了麻烦的前提下?"

"可以。"

"所以你不再像个小孩子一样,什么时候都需要她的照顾了?如果外婆注意你是因为对你感到骄傲,是不是好一些?当她为你骄傲时,会说什么?"

"这样才是好孩子。她还会对我笑。"托尼说。

托尼的两位教父

即使托尼在努力摆脱麻烦，他的情况也开始好转，珍妮还是注意到丹妮丝和塞尔达仍然对托尼的行为忧心忡忡，要求严格。她们强调说，她们仍旧会因为一堆不得不处理的麻烦而心力交瘁，但是她们也不想放松，因为她们认为如果托尼继续麻烦缠身，那么他的生活可能会面临很大的危险，例如，早亡或牢狱之灾。她们的担心是源自非裔美籍男孩成长中面临的各种风险。珍妮担心这种严厉的家庭教育方式可能会对托尼的自我积极评价产生不良影响，所以，她想在这两者之间找到一个平衡点。

由于珍妮并不属于这种每天都要面对这些艰难选择的种族成员，所以她找到了一名非裔美籍同事帮助她处理对这个家庭的问题产生了影响的文化因素。经过托尼一家的同意，珍妮邀请了她的同事兼朋友约翰·布罗维尔和自己的丈夫迪恩组成思考小组参加下一次的诊疗。[2]

小组会谈开始后，珍妮首先让塞尔达讲述托尼是怎么进入她所任教的学校学习的："你和托尼都在同一所学校，你在里面工作，他在里面学习。托尼一有什么事情，老师们都会来找你。你之前也谈到过自己是如何在那些不同的角色中转换的。"

塞尔达讲述了整个故事："一开始，我选择教师这个职业时，我就在想，'这是帮助教育托尼和妮可最好的办法。你可以持续关注他们，让他们知道闯了祸逃不掉，因为有人就在后面监督、管教他们。'我问过丹妮丝的意见，等托尼一年级的时候，就让他跟我一个学校。我们这样做的原因是，托尼从4岁开始就一直对大人说脏话，所以想给他换个成长环境。刚开始的两年间，情况确实有所改变。虽然他还是经常发脾气，通过敲打墙壁或是门来寻求关注，但是暴力行为和说脏话都停止了。然而现在，这些问题又重新出现了。以前，他做的事情从来没有到惊动校长和老师的地步。所以，我们面临的处境变得非常艰难，托尼的老师向她传达出了这样的信息，'你有没有想过把托尼转到其他学校去？'老师们

2.迪恩是白种人，约翰是非裔美籍人，他们两人为这个家庭和他们的治疗师从文化角度提供多元的观点（Lobovits, Maisel & Freeman, 1995; Lobovits & Prowell, 1995; Tamasese & Walde-grave,1993; White, 1995）。

都不愿意再处理托尼的问题了。当初作决定的时候义无反顾，但是现在我开始反思这个决定是否正确。"

"我试图帮助你们解决你们所面对的问题，"珍妮回应。"我所获得的全部信息就是你们为照顾、关心这个家庭付出了大量的时间和精力。我们一直在讨论各种麻烦，对吗？而且你们说，抚养男孩让你们正面临着一些特殊挑战，因为你们家连续几代都只有女孩。"塞尔达和丹妮丝点了点头。

"为了让迪恩和约翰了解情况，我猜想你们全家都认为托尼有一些特殊的能力，因为你们说，'他身上有些特别之处。'当我和托尼交谈时，我发现他真的很聪明，知道怎么做作业，又很有艺术天分。另外我觉得他的想象力很丰富。"

"我们也知道他身上有很多才能，所以才想努力去除他身上那些不好的地方，"塞尔达解释道。丹妮丝接着说，"他确实想要为别人做些事，关心别人，但总是会受到有些事情的阻碍。"

"丹妮丝，你还记得我们第一次面谈时，提到了一些很重要的东西，"珍妮回忆道，试图简要概括那次谈话的重要内容。"你说抚养儿子与抚养女儿真的很不一样，在一个不公正的社会里抚养非裔美籍男孩，你非常担忧。尤其担心托尼会'变坏'。你常常问自己，'如果托尼的行为与社会不相符怎么办？他的未来会怎么样？他会面临什么样的压力和危险？'我们讨论了那些关于非裔美籍男孩的骇人数据。什么才能有助于一个年轻人成长、调整自己的行为，远离这些危险？然后，又讨论了托尼内化的自我形象。我们都担心他会认为自己是个坏孩子——不是担心他知道自己的行为是错的，而是担心他会以为自己是个坏孩子。这些担忧会不会从某种程度上占据了我们全部的注意力？会不会让我们看不到托尼的那些才能？"

珍妮说话的时候，丹妮丝一直点头，小声地表示赞同。珍妮接着说道，"是不是某些文化和社会因素暗中给你们施加了额外的压力？它们是不是给你们造成了过度的担忧？例如，相对于白人男孩来说，如果一个非裔美籍男孩偷了点钱或者轻微行为不当，会不会更容易招致对他将来有犯罪倾向的担忧？"

塞尔达和丹妮丝认可了珍妮的猜测，这些因素的确给她们造成了额外负担。塞尔达还说："家长必须把问题分析到极致，然后他们才能知道哪里需要修正。"她反思当初教育丹妮丝的时候，时刻考虑到非裔美籍儿童可能面临的任何消极结果。"我常想：'我走过这条路，可以告诉你们如何做。'但是，告诉孩子如何做和他们亲身经历是不同的。所以我只能说，'好吧。等你自己弄明白以后，你再来找我，我们再一起讨论'。这是我教育孩子的方法。"

"你是否觉得从长远看来，你和你的女儿很亲密？"珍妮问。当她听到丹妮丝肯定的回答之后，转向丹妮丝问道："你们的关系确实是你妈妈说的那样，对吗？你是不是经常找她谈你的想法？"丹妮丝笑了笑，亲切地对她妈妈说道，"经常，是吧？"

"所以你们之间的沟通情况真的很好？"

丹妮丝回答："我们是个关系紧密的家庭。这是她一直告诉我们的，一个关系紧密的家庭，我们确实是这样的。我们总是互相扶持。现在每个人都在关注着托尼。"

塞尔达对丹妮丝的话说出了自己的疑惑："那可能正是给托尼带来许多压力的原因——过多的关注。"

这正好符合珍妮想要帮助这个家庭摆脱的以及小组要思考的问题和困境："在这样一个不公正的社会里，你们要如何抚养一个非裔美籍男孩，培养他的独立、勇气和自信，同时又能不让他受到伤害？有时候，那些担忧和压力会不会驱使你们严厉地对待他，而这么做的目的只是为了保护他？但是，如果不那么严厉地对待他，你们是不是又担心他会在外面闯祸？怎样才能鼓励他身上的活力，又可以避免那些因肤色导致的风险？你们要怎么在支持他的独特性的同时，批评那些会给他带来麻烦的行为？"

丹妮丝讲述了她的观点："我想让他知道我十分地爱他，但是他做的很多事情我都不赞成。我们会一起流泪、拥抱，告诉对方'我爱你'，分享一切事情。"

塞尔达赞同珍妮的观点："我觉得你所说的很有道理，我也在试着用一种友善温和的方式和托尼一起解决这个问题。他并不是个坏孩子，只是他做的那些事情是不恰当的。男孩子有活力是很好的。但是，那些冲动的、活力过头的行为会让我们生气。"

当一个孩子出现行为不当时，他/她应当获得多少支持？塞尔达对一问题给出了自己的观点，"我在想，一些积极的做法可能只在电视上有用，在现实生活中却行不通。电视上，孩子出现了问题，人们还能围坐在餐桌旁笑。我有些不理解。看他们做起来非常容易。也许我们也应该上电视。不过，我觉得那正是我们需要学习的。我们需要预防。我们需要后退，放慢脚步，然后思考。"

珍妮问："你能不能举个预防措施起作用的例子？"

"预防措施起作用的例子？"塞尔达重复道。"我能想到的所有例子都是我以为我做好了预防措施，但是最后却没起作用的例子。我们会预先和托尼进行一个问答谈话，比如，'猜猜看这是什么做的。这是塑料做的。如果你用尖锐的东西戳它，它会怎么样？它会破。那是我们买它的目的吗？当然不是。'从我的经验来看，托尼很聪明，他可以给出所有正确的答案。我还在想，'你终于明白了！'但是当冲动控制了他——砰——哎，我们又有麻烦了。"

"你觉得他的冲动介入了他和他的聪明之间？"

"是的，因为每个问题他都答得出来。从逻辑上讲，他都明白，但是我不知道为什么就是不起作用，"塞尔达继续说，"对于我来说，那些问答谈话就是预防措施。"

"你说的这些又让我想到了，"珍妮思索道，"社会中还有另一种无形的压力——作为一个家长或外祖母，你认为所有问题都是你自己的错，是吗？"

"我已经度过那个阶段了，现在已经不在乎是谁的错了，我们直接解决问题好了。"

"好的。"

"我该流的泪都流过了，该难过的时候也难过了。现在我们谈谈其他的吧。"

虽然听到塞尔达的预防措施失败了有些令人沮丧，但是大家都能感受塞尔达和珍妮的决心。

面谈的第一部分接近尾声之时，我们总共提出了下列问题：

- 这个家庭如何实现保护与预防的目标？
- 奖与罚之间的平衡点是什么？
- 托尼和他的家人怎么才能摆脱对非裔美籍男孩面临的可怕结局的担忧？
- 那些担忧是否使得这家人过度关注托尼，以至于让托尼觉得自己是个坏孩子？

这些难题很快成为"治疗教父"约翰和迪恩思考的焦点。

约翰·布罗维尔思考之后再次提起了预防的问题："我想知道托尼的行为中

有多少是关于反抗现存体制的？如果我们不考虑文化的影响，我们或多或少会这么称呼它——不良行为。但从另一方面来说，托尼想表达的意思是什么？我们能不能完全诠释出他的意思？我听说托尼拥有许多优秀的特质，但是我认为这些特质并没有以托尼所希望的那种方式表现出来。我也想知道因为非裔美籍男性的身份，他需要背负多少责任？他内化了多少消极认同？他是否觉得，不知为何，他必须要非常努力地在世上赢得一席之地——正如一些伟大的非裔美籍运动员所做的那样？”

“我来谈谈这一点吧，”塞尔达插话，“也许有助于回答你的疑问。有时候，我知道我会说些这样的话：‘如果这种行为继续下去，等你长大成人，你是不是想变成那些蹲监狱的人中的一员？那是你想要的吗？’我这么说是为了表明一种观点。‘如果你不想落得那样的下场，你就必须要做出不一样的决定。’托尼是怎么内化这些话的？我不确定。”

“我在想，托尼有没有意识到拓宽未来的发展道路是他自己的责任？”约翰沉思道。

“他也许意识到了，”塞尔达回答，“还有一件事情和在街头上混的孩子有关。那些街头小混混试图把他带上吸毒的歪路，所以我们就不断告诫他，他和街头混混不是一类人。让丹妮丝来详细告诉你们这件事吧。”

然后，丹妮丝开始讲述这件事情的经过，其中蕴含的预防效果是在座的心理治疗师们都没有预料到的。

“托尼告诉了我一件令我十分震惊的事，”丹妮丝开始叙述，“我认为现在这个年代，大多数孩子都不会把这种事告诉他们的父母。一个星期六的下午，托尼从街上跑回来说：‘妈妈，你知道吗？小麦克和那谁谁谁在抽大麻、吸可卡因。’这些孩子都住在这条街上，最大的只有十三岁，最小的可能也只有十岁，其他的十一岁。我当时真的很震惊。下巴都快掉到地上了，我一边想一边问，‘你说什么？你怎么知道他们是在做那些事的？’他说：‘他们把一些白色的东西放在手上，然后他们这样。’”丹妮丝示范了吸鼻子的动作。“我从没想过这些会从他嘴里说出来。”

“我很高兴他告诉了我，”丹妮丝继续说道，“两周前我刚刚告诉他，‘我不希望你再和那些街头瞎混的孩子一起玩了。’两周后他就对我说了这些话。我认为其他孩子是不会告诉他们的父母这种事情的，因为他们不知道父母会作何反应。”

"但是我同时在想，我高兴的原因还有他知道我从不吸毒这件事。我不允许自己吸毒，也无法接受身边的人吸毒。我太震惊了。任何孩子都不应该有吸毒的念头。我能想到的防止托尼沾染毒品的唯一方法就是不让他和那些孩子接触。他可能还是会去找那些孩子，但是我只能向他强调——不要那么做。不管那些孩子说多少遍'来，试试，托尼，不会对你有什么伤害的。'我都跟他强调说，希望他不要那样做。因为他从未见过我吸毒，也永远不会见到我吸毒。"

塞尔达开玩笑式地告诉大家托尼对于毒品和酒精的态度："为了一瓶不含酒精的啤酒，托尼和妮可用长篇大论的说教赶走了我内心的恶魔！"丹妮丝模仿了他们俩对抽烟的反应："哦，天呐，有一次我抽烟——他们大发脾气。我在12月31日这一天停止了抽烟，因为我的孩子们看到我吸烟很生气。所以我说，'好吧，不抽了。'然后我跟托尼说，'抽烟对你也不是好事情，另外，如果你吸毒了，你这一生将一无所成。'这是我想让他明白的道理：毒品会害死你，毒品会迫使你伤害你的家人，逼你做各种意想不到的事。我告诉他，'不要沉迷于任何能控制你的东西，你要做自己的主人。'"

"他告诉你那些街头男孩的事时，有没有意识到自己的智慧？"约翰问道。

"我们讨论了这个问题，"丹妮丝回答道。"我告诉他，'我很高兴你告诉我这件事。'因为我觉得，如果是其他孩子，他们可能不知道怎么跟他们的父母说这种事。但我把这归功于我们无话不谈的交流方式。无论我的孩子们想知道什么，我都会告诉他们。许多人反对我那么做。他们说，'你要知道，他们还是孩子，你为什么要告诉他们那些事情？'因为那就是现实——现实有时会伤人。这也是我在来这儿的路上对我妈妈说的话。托尼告诉我这件事的时候，我非常震惊，我拥抱了他。对他说，'我很高兴你能告诉我这些。'因为这让我知道他很信任我，所以才会告诉我这种事情。"

"这说明了你们家庭沟通的什么情况呢？"珍妮问，"托尼不顾任何压力，聪明地选择远离毒品，又说明了他的什么情况呢？"

丹妮丝回答："当他跑进屋说，'妈妈，你知道吗？'当时我想的是，'哦，天呐，那些孩子干了什么？'接下来的事情是我没有想到的。"

"这是不是说明你们的预防措施起了作用？"珍妮问。

所有人都认为事情确实如此。

这时，迪恩说出了他对这一阶段对话的看法："在会谈结束之前，我想分享一下我对两件事的看法。你们所用的一些措辞，我会用一些隐喻来表达它们。一是你们说托尼在思想上是健康的，但是你们必须去除他的坏行为。'去除'，在我看来是一个相当无情的过程。你要做到非常冷酷。就像是修剪一棵树，你得在春天来临、树长得最茂盛的时候修剪。你不能犹豫畏缩，你得真剪。而当你拔草的时候，你要把它埋在地下的每一条根须一同拔尽，否则你会看到杂草重生。塞尔达说'我感觉像是回到了旧式的教育方法'时，我想到了这些。我认为也许我们应该采用部分以前的教育方法。但问题是，你要怎么做到在去除坏行为的同时不让孩子觉得自己是坏孩子？"

"我听到了两个隐喻，它们体现出这个家庭怎么实现这一目标。一个是我刚刚提到的旧式的去除坏行为的方法，另一个是当我听到你们说你们的家庭关系紧密时想到的。编织工作要求每一针都小心地落到正确的位置。如果你不够小心，编织工作是成功不了的，因为你织出来的东西只会散开。或者，你会下错针，导致你不得不花更多的时间把织错的地方拆开重织，以保证织出来的东西既牢固又美观。"

"去除坏行为的过程中，你们把托尼本人及其内心分开对待，所以我认为'编织'是'去除'的另一面。如你们所说，托尼并不是坏孩子，只是他做的那些事情是坏的。你们试图把坏行为从人本身除去，尊重他，把他'织入'家庭的爱与认可之中。这是不是就是你们正努力把'去除'和'编织'两种方式结合起来的方法？一面坚定地修剪或拔除，一面给予关爱和宽容。"

"嗯，是的。"丹妮丝答道。塞尔达也点点头。

"同时使用这两种方式吗？"迪恩问，"你们是否觉得这两种方法任缺其一就满足不了这个家庭的需要，或者对托尼不起作用？这让我联想到了预防措施。比如，塞尔达之前说过的一个故事，她会事先向托尼解释所有的事情，希望他能发挥自己的聪明才智，但是最终冲动还是控制了他。由此可见，单独使用这种新方式在这儿不起作用。还有丹妮丝说过的一个故事，托尼告诉她街上孩子吸毒的事情，因为托尼和她很亲近，所以并不害怕告诉她街上有危险的事情。这是不是'编织'方式起作用的例子——由于托尼和他妈妈关系亲密，所以出了问题愿意来找妈妈？对待不同的事情是不是要使用不同的方式？"

"我太高兴了，"丹妮丝回答，"你解读问题的方式和内容都非常准确。我真的很高兴，因为，基本上，我们的关系确实很紧密，不过也确实有预防措施。正如你所说的那样。我从没想过可以这样看待事情。我们努力预防问题，但是只要在一起，仍然是关系紧密的一家人。我从没这样看待事情过。街上存在危险，但是无论如何，托尼还是我们的托尼。"

在这次面谈结束的时候，迪恩和约翰表示他们非常享受和这个家庭共度的时光。塞尔达也表示与迪恩和约翰的会面很愉快。她说，家人之间的情感会使事情进行得更顺畅。当谈到大家如何关注托尼的进展时，约翰建议他自己和迪恩可以充当托尼旅途中的"教父"。丹妮丝和塞尔达笑着表示这个建议不错。约翰和迪恩将为托尼保驾护航，关注他的成长变化，在必要的时候给予帮助。"你觉得这样可以吗？"珍妮问托尼。"可以，"托尼回答，并对着约翰和迪恩害羞地笑了。

一封信："有活力的男孩很棒"

小组会谈结束之后，珍妮给这个家庭寄了一封信。

亲爱的丹妮丝、塞尔达、妮可和托尼：

能够见到你们并了解你们的家庭，治疗小组的成员都很高兴。在会谈中，尽管作为一个有活力的男孩，托尼很棒，但我们讨论了托尼是如何被"卷进麻烦里"而且可能内化了某种消极认同？整个家庭都在担心托尼，所有人都清楚地知道在一个不公正的社会里抚养一个非裔美籍男孩要面临的挑战。

我们谈到了你们家庭内部的两个因素：家庭成员间的亲密和友爱，以及修剪和设限。你们努力地想要做到这两点。对于丹妮丝和塞尔达，我们想知道担忧造成的压力究竟给你们带来了多大的影响，使你们看不到在保护、关爱和教育托尼的过程中已经取得的成果。得知托尼如何遇到危险的毒品以及如何理智地远离它们，并跑回家告诉妈妈，令我们非常惊讶。丹妮丝，你知道你对托尼了解多少吗？仔细想想，你觉得这件事体现出了你们作为一个关系亲密的家庭的其他什么特点？"

上次和托尼单独面谈的时候，我了解到他正在努力摆脱麻烦。他告诉我，"我要努力摆脱它。"你们有没有发现他对去除自己坏行为的决心是如此之坚定？他说那个星期在学校里，他努力"听老师的话，按照老师的要求做事"，而当他的朋友们喊他、让他分心时，他努力"不听"、不理他们。他说这么做的时候，"觉得自己很强大"，不仅老师也喜欢他这么做，外婆也喜欢。我很高兴听到他这样说，因为托尼的第一个愿望就是"不做坏孩子"。托尼是否选择同家庭和老师"编织"在一起，而"剔除"那些会带来麻烦的所谓的"朋友"？

托尼的第二个愿望是"和家人和睦相处"。托尼，得益于你的决心，你的两个愿望都开始实现了，对此我非常高兴。我知道你的第二个愿望正在实现，因为妮可告诉我："以前他老是烦我。而现在他不再踢门或者在走廊上绊倒我。他专注于自己的事情，不再来打扰我，这让我能完成更多的事情。"

妮可，既然托尼现在专注于自己的事情了，你有没有改变对他的看法？你是否觉得他更尊重你了？这是不是也让你更尊重他呢？你说："他开始和其他人好好相处了。"他是不是和你回到了亲密的关系，又变回了过去那个你认识并喜欢的弟弟了？

我期待着能够了解更多托尼的能力。

珍妮，约翰及迪恩

夏季成果清单

夏天的时候，珍妮又和这个家庭进行了几次会面。托尼的改变持续地进行，他给丹妮丝带来了更多的惊喜。为了追踪这些进步，珍妮将托尼获得的成果列成了一张清单。

（1）托尼实现了"整个夏天都做个好孩子"的目标，为自己赢得了两个特别的礼物：一辆自行车和一辆小卡车。

（2）他在夏令营中表现得很好，甚至在帐篷里露宿，表现出了他的勇敢和成熟。

（3）托尼更听话了。

（4）他和妈妈丹妮丝的关系更加亲密了，他们在一起的时候，会一起聊天，看电视，放松，总是相处得很愉快。

（5）丹妮丝觉得他的行为不再让人感到那么多压力。他不再像过去那样惹是生非。

（6）托尼开始帮助家人干活，会打扫自己的房间。

（7）丹妮丝和塞尔达发现托尼会思考要做的事情，变得更独立了。丹妮丝对托尼做事的能力有了新的认识。

（8）所有人都觉得托尼给家里带来了平静。

（9）在变得越来越独立的同时，托尼似乎也感受到了更多的自由。

（10）托尼在做暑期班的作业，完成得很好，还会修正错题。

（11）托尼已经摒弃了那些"麻烦"诱导他做出的坏行为，例如打架、朝窗户和车子扔石头、偷窃。在课堂上，他也不再乱扔纸屑或者随便说话。"麻烦"请注意，托尼要反击啦！

（12）托尼看起来"更开心、更憨厚、更纯真、更放松了"。他的家人都发现他很享受现在的快乐和自信。

（13）在学校里，托尼变得乐于助人了，例如，在餐厅帮忙。

（14）托尼摆脱麻烦的一个标志：学校管理办公室的赫勒先生几乎都不记得托尼的名字了！

（15）过去，托尼被禁止参加音乐课；现在，托尼的音乐老师称赞他比以前表现得好多了。

（16）托尼得到了一只狗，起名朱维尔，他帮助喂养和照顾它。

与教父们保持联系

先前大家都一致同意让教父们持续了解托尼的变化情况。所以，珍妮不断地将托尼的情况告诉约翰和迪恩，并把他们的想法反馈给托尼一家。最后，珍妮整合了她的笔记和诊疗小组的想法，写了一封总结信：

亲爱的丹妮丝、塞尔达、妮可和托尼：

能了解托尼的最新情况，约翰和迪恩都很高兴。上一次会面时，我们把托尼的显著变化记录了下来。

托尼，在家人的爱护和支持之下，你已经在摆脱麻烦上取得了很大的成功。你说过你已经"受够了麻烦"，并且"找到了变勇敢的勇气"。你说你把妈妈丹妮丝当成榜样。正如你说的，"妈妈非常勇敢。她教会我勇敢面对他人，她对我有信心"。

托尼，你现在正在发掘自己的独立和自尊，而不再像以前一样看起来很幼稚，像个小跟班。你说："我不再觉得自己是个坏孩子。我的新朋友觉得我很聪明。老师现在也会对我笑了。"你说妈妈和姐姐都很开心，"因为我不再被叫到办公室了"。如果麻烦再来诱惑你，你会说，我不会再上麻烦的当了。你用过的拒绝麻烦的技巧有"回避嘲笑和争执"，并重新交朋友。

丹妮丝，当我们七月份联系你时，你很高兴地告诉我们这个夏天托尼变得听话了而且愿意帮忙干活。你认为他好像"比以前更能自得其乐"。当你对他说："我需要做这件事"时，他会听你的话，然后主动去做。有一次你刚回到家，惊讶地发现托尼竟然拿着吸尘器在打扫房间！他说："我不想你回家的时候看见家里乱糟糟的。"在你不断地鼓励之下，主动性似乎又重新回到了托尼的生活。

妮可，你说托尼很少再让你分心了，因此你觉得轻松了许多，可以更好地做自己的事情了。今年你的成绩也提高了。过去在家里，你不得不照看他，在学校里也要保护他。妮可，你说："当我让他做什么事情时，他会帮忙。过去无论别人让他做什么他都不会去做。我认为他正在学习更好地尊重他人。"还记得丹妮丝说过，让自己的孩子尊重他人和自己是多么重要。妮可，当你说"我为托尼感到开心"时，我们看到了你对弟弟的关爱和宽容。大人们发现你现在已经不再对托尼说"你真笨"这种话了，他们也发现托尼正在学习保护自己，所以你不用再对保护他而感到非常担忧了。

塞尔达，你在学校想尽办法为托尼提供最好的环境，常常要去帮助他，但现在你"不用再去灭火了"。托尼正在极力避免着火。他选择远离麻烦，而不是追随麻烦的脚步。塞尔达，你说你发现自己可以"专注于自己的事情了，因为托尼正在专注他自己的事情"。

变化真是太大了！我们都非常惊讶。托尼，你的家人都相信你能做到。你的妈妈爱你，对你很有信心。还有同样爱你的外婆，她坚信只要"关注适度"，情况一定会好转。

丹妮丝和塞尔达，你们的共同决定和一致努力成就了这些变化。能做到这些非常不容易。你们也清楚，在这个不公正的社会里抚养一个非裔美籍男孩所要面临的挑战和担忧。

托尼，你开始帮助家人了。我们三个都希望能够继续关注你的成长，能与你和家人共同庆祝你目前取得的成就，并继续为你未来远离麻烦提供帮助。

献上我们诚挚的敬意和祝福。

珍妮及教父——约翰和迪恩

珍妮将这封信的初稿寄给了约翰，以征得他最后的确认。约翰自己又写了一封信让珍妮转交给托尼一家：

亲爱的珍妮：

我对托尼战胜了麻烦感到十分高兴。他能够认识到他外婆、妈妈和姐姐所具有的品质，并以她们为榜样，这是非常了不起的。

我非常希望能够再见到托尼和他的家人，问问他们，他是如何看穿麻烦的诡计，知道麻烦不可信的。另外，我想更多地了解他是如何智胜麻烦的。托尼能够意识到麻烦并不是他的朋友，它只会破坏托尼和真正关心他的人之间的关系，这令我印象深刻。我还有许多问题要问托尼，他是如何做到视他的家人为朋友，相信他们的。

十分感谢你能告知我托尼获得的成果。我一直相信托尼能做到。我相信他有克服问题的能力，并且因能成为他的队伍中的一员而高兴。在托尼未来的道路上，我仍然会做他的队友。

献上诚挚的敬意和祝福。

约翰·布罗维尔

随　访

距离这些信的落款日期和他们最后一次见面的日子已经过去了20多个月，丹妮丝、塞尔达、妮可和托尼仍然和珍妮、约翰和迪恩保持着联系，并不断带给他们好消息。最近的一次通话中，珍妮就把他们的故事录入本书的事情征求他们的意见，丹妮丝告诉她托尼在学校的表现非常好。他不仅收到了优秀的成绩单，甚至还登上了光荣榜！丹妮丝对托尼在家里的表现也很满意，他乐于帮助家人，大家也喜欢和托尼待在一起。她说托尼一直在给她带来惊喜。其中最令她感到开心的还是看到托尼日渐增长的自豪感。

15

杰森：
"我自己能开灯了"

布鲁姆一家是犹太后裔。参与治疗的家庭成员有：11岁的杰森、他的妈妈金姆以及他的爸爸艾略特。他们和珍妮总共进行了6次会面。

第一次会面

会谈刚开始，艾略特和金姆就告诉了珍妮杰森失眠和恐惧的情况，它们打乱了杰森作为一个11岁孩子本该有的生活。这些问题几乎时时刻刻都在折磨着杰森。遭受无数个夜晚的睡眠中断后，他们一家已经筋疲力尽、疲惫不堪了。在他们谈话的过程中，杰森乌黑的头发下，脸涨得通红，在座位上不安地动来动去，最后把自己藏在沙发的抱枕下，对珍妮的问题，一概回答"我不知道"。根据她过去的经验，珍妮暗自猜想，在整个治疗过程中，这个11岁的害羞男孩，会不会一直回答"我不知道"。这将是个挑战。

考虑到杰森明显的尴尬和用问题描述他的风险，珍妮建议"暂时搁置这些问题"去访问杰森。通过询问他父母他有什么兴趣和才能，她得知杰森是一个很有才华的美术家和魔术师，喜欢收听电台节目，擅长多米诺骨牌。听到这些时，杰森开始从抱枕下向外偷瞥。

最后，当谈话转移到这些问题的不良影响时，杰森至少表现出了对摆脱恐惧和安稳睡觉的兴趣。得知杰森是个美术家，珍妮问他是否有兴趣用漫画来展示他和恐惧的关系？他便立即动手画了起来，在会面结束时，已经完成了几幅。

第二次会面

杰森的漫画已经全部完成了。在画里，他描述了恐惧是如何在夜间控制他，让他去开灯、开收音机和要求父母定时来查看，以确保自己的安全。接着，杰森发布了一个重大又惊人的公告：这都是"过去的事了"。杰森是不是正在从恐惧手中收复失地，珍妮的这一猜测得到他的证实。

杰森的父母也证实说，在过去几个星期中，杰森许多个晚上都是一觉睡到天亮。在那段时间里，他只和恐惧发生过一次冲突。一次大胆的实验中，杰森关掉了刺耳的收音机和刺眼的电灯，要知道这些东西都是他常常用来保护自己的工具。听到这个实验及其代表的意义之后，珍妮高兴得想要跳起来大喊"太牛了"。但是她尽力控制兴奋的情绪，去尽可能收集他是如何做到这些改变的细节。

"你对自己的表现惊讶吗？还是你知道你本来就可以做到这些？"

"额，我想我是知道的。"杰森说。

"那么，是谁把谁打跑了呢？是恐惧把你打跑了还是你把它打跑了？"

"我把它打跑了。"他咧着嘴笑道。

在向杰森了解更多的细节之前，珍妮转向了他的父母问道："你们两位怎么看呢？"

艾略特思考后回答道："我觉得我们开了一个好头。仅仅在某个晚上，他说自己睡不着了，当时我还以为又要重复以前那些痛苦的夜晚了。但是我说：'你只是太累了，'然后他就去睡觉了。我想，不去查看和消除杰森对查看的等待，确实能够强化他想睡就去睡的好习惯，这比以前的那些方式还容易些。"

这番话对珍妮来说意义重大。"既然你们有后见之明，那你们是否认为恐惧欺骗你们去查看，借此壮大自己。这是不是暗示着，如果恐惧需要这么多的查看和保护，它必定非常可怕？"

艾略特会意地点点头。珍妮继续道："有时候，狡猾的恐惧会在不知不觉中促使你们去做某件事情，你们甚至意识不到正在落入它的圈套。当你告诉杰森他只是太累的时候，你觉得这是不是帮助了杰森并且打击了恐惧呢？还是正好相反呢？毕竟，恐惧是那么地狡猾，不是吗？"

"嗯，我对那件事的印象也很深，"艾略特表示赞同，"因为他真的很快就去睡觉了，而这并不符合他通常的表现。一般情况下，他会陷入一个恶性循环。只要他说自己睡不着时，一切事情都只会更加强化那一想法。"

随后，金姆补充道："他的决心在很多方面都起了作用，比如，他决定自己睡不着时，他的决心就会促成他无法入睡。因为他是一个很有决心的人，特别是当他决定要做某件事情的时候。"珍妮明白了她的意思，"问题的关键似乎就在于他的决心打算走哪一条路。"她转向杰森问道："现在你的决心在哪条路上呢？"

杰森想了想，然后说，"噢，一条被我稍微改变了一下的路，它很大程度上就是妈妈所说的——反复尝试。"

"反复尝试，"珍妮一边重复一边记录下来，然后问，"反复尝试是一条重要的原则吗？"杰森点点头。"那么，你是如何反复尝试的呢？"

"噢，我试着关掉灯，没什么问题，又试着把收音机调小声，再小声，最后完全关掉。"

"你发现了什么呢？你有没有躺在床边思考或者猜测关掉它之后会怎么样？还是你已经感觉很适应了？"

"噢，刚刚关掉的时候，我有些像这样（杰森演示了他紧张不安的样子），然后我不停地往回看，伸出手随时准备打开它。"

"所以你的手一直准备着打开它？"

"是的。"

"你太让我吃惊了！后来呢，你打开它了吗？"

"嗯，我并没有打开它！"

"是吗？那你有什么发现吗？恐惧有没有吓唬你说'如果你不一直开着它，我就会来抓你'？"

"这么做之后，我对自己更加自豪了！"

"你对自己更加自豪了？那有没有觉得自己长大了一些呢？"

"是的！"杰森笑着回答。

"你的自豪对你说了什么你以前并不知道的事呢？"

"噢，它说我不再需要收音机了。"

"我可以在笔记里记下这句话吗？'我发现自己再也不需要收音机了。'

对此，你感到诧异吗？"

"有点。"

"有点是又有点不是，对吗？你是不是很轻易地就做到了？这让你对自己有什么新的看法呢？你有没有想过'我比想象中更勇敢'，或是其他类似的想法？"

这时候，杰森才向珍妮揭晓，在他们的第一次会面之后，这一切是如何开始的："哦，我不知道，上次谈话结束后，在回家的路上，我宣布要尝试把收音机关掉。后来这件事好像告诉我，只要下定决心，就可以做好每件事情。"

"噢，你做到了吗？"

"是的，我做到了，"杰森继续说道，"虽然那时候我真的不太确信自己可以，但还是决定试一下。"

珍妮一边重复，一边记录"不是很确定，但决定去试一下"。然后问："当你不是很确信的时候，是什么给了你信心？"杰森想了很久，最后才说："我努力让大脑不去想起恐惧，你可以说我努力去忽略它。"

珍妮决定告诉他，自己在两次会谈期间的一些想法："嗯，其实，我原本想出了一些主意，留作备用。我有一些如何对付恐惧的办法，打算这次会面的时候告诉你。不过，目前看来，你已经不需要了，你自己已经想出了办法。"

金姆笑道，"很多呢！"之后马上又补充说，"不过还不是全部，哪天我可能还是需要回来的……"

"没问题，"珍妮向他眨了眨眼睛，让他放心，"你不必一下子就做到！慢慢来。我可不希望你一下子做过头了。"杰森满脸开心地笑了。"慢慢来，好好做。"珍妮补充道。

第三次会面

第三次会面时，杰森和父母有了更重大的发现，那就是恐惧如何引诱别人关注它。艾略特说出了自己的看法："我记得我们有一个例行仪式，杰森会问'你们会来看我吗？'这是仪式中常用的语言。类似的还有'20分钟后过来看我'。而杰森就会处于期待之中，并且一直坚持。感觉那就像是诱骗，'语言的诱骗'。如今他改变了语言，比如他会说'如果你们在附近的话可不可以进来看看？'我觉得他仍然期待我们待在附近，但是与之前使用的'诱骗语言'不同了。"

杰森加入了爸爸的回忆，"嗯，它很多时候都有预兆，一开始每10分钟来看我一次，后来变成15分钟，20分钟，30分钟。"这也勾起了艾略特的记忆，"噢，就是这样！天哪！"他重重地叹了口气，然后笑着说，"我们很努力，但是我觉得我们不能把它延长到30分钟以上。"

金姆也加入进来，"查看在一定程度上助长了不信任感。杰森会说'30分钟后来看我'，然后到29分30秒的时候——嘭！'你们为什么没来？'气氛变得紧张起来，每个人都开始不高兴。他不高兴'是因为我们没有准时出现'，我们不高兴是因为我们觉得这种行为有些愚蠢。"艾略特总结，"他一旦生气就睡不着。真是糟糕透了！简直就是恶性循环的信号。"

金姆对比了当前的情况，"最近我们偶尔去查看的时候，他已经开始打瞌睡了，然后我们就叫醒他。""时间到了！"杰森在大家的笑声中大喊。"现在我承认恐惧是我想象出来的，"他补充说。金姆提醒杰森，"以前你总是不睡觉，要等我们来。现在你既不看时间，也不再等我们了。"

珍妮现在想关注诱骗语言的想法，"现在你们使用的语言似乎没有之前的'圈套语言'那般紧张了。它确实有了很大的变化。它是不是变得更加友善和轻松了呢？以前，杰森说'20钟后来看我'时，恐惧会不会欺骗他，让他以为如果你们没有准时看他，就会发生可怕的事？"

杰森完全明白，"嗯，那经常发生，但是后来变成了一种习惯。"

"你们对新语言的发现真是令我很激动，"珍妮高兴地说。"我觉得那太有趣了，这是你自己想出来的吗？还是你父母和你讨论出来的？"

"没有，我自己想出来的。"杰森骄傲地回答。

"你是怎么做到的？你是怎么发现一个更自由的语言的？它是自然而然地从你的嘴里跑出来的？还是你认为'我不喜欢这样来说？'"

"嗯，它自己就跑出来了。"

"它们伴随着一种感觉吗？一种自信的感觉？"

"是的！"

"它是不是更酷、更轻松、更随意呢？比如说，'嘿，如果你们在附近，顺便过来一下好吗？'"

"对，跟这个差不多。"

"那么这种语言告诉你什么了呢？"

"噢，我不会再害怕了。"

珍妮边写边说，"'我不会再害怕了。'我可以问问你的父母，它对他们说了什么吗？"

"当然可以。"

珍妮转向杰森的父母说："它给你们传达了杰森的什么信息？那个更为轻松随意的新语言对你们说了什么？"

艾略特首先回答："噢，它说，他真的完全明白我们所说的，而且很努力地改变自己的行为。他试图让语言显得轻松和随意，变得更具选择性。让它看起来更随性。虽然我觉得那不算什么选择，不过也算不错了。好吧，当我们能……所以我真的很感动。"

珍妮觉得"能来就来"和"30分钟准时到"之间还有更大的差距，"那是不是给了你更多的自由，少了很多的束缚，也无须像以前一样言听计从？"艾略特立马表示同意。

"他现在变得越来越有一个11岁孩子的样子，我想你应该很高兴吧。"珍妮说。

"没错！"艾略特同意道。

珍妮转向杰森说："那也意味着你的爸爸妈妈可以拥有一些自己的空间。我想，你们的家庭氛围会变得更加轻松。"杰森说他们家里现在已经是这样了。

杰森不仅正忙着和家人一起创造新语言，还忙着创作漫画！在他拿出并向大家展示了尚未完结的漫画之后，珍妮有了一个主意，"嗯，你知道吗？我真的很喜欢你的漫画。我希望你能坚持把它完成。它就像一段历史的开端。你可不可以增加一些文字，说明恐惧让你做的事情？然后再增加一页说明你从恐惧手中收复的失地？"杰森看起来很感兴趣，所以珍妮继续道："你看，恐惧试图打败你，结果却被你打败了，你能不能把你是如何打败它的画出来？恐惧给你制造了那么多的尴尬，这正是你反击的机会，让……"

杰森打断道:"让恐惧尴尬！"

"你不认为其实你可以找它算账吗？你喜欢这个想法吗？还是你觉得这仅仅只是我的个人想法而已？"珍妮问。杰森显然喜欢这个算账的主意。

"嗯，我跟你说件事，"珍妮故作神秘地小声说，"恐惧不喜欢有趣的事，你注意到了吗？"

"好像是呀！"

"我觉得恐惧不喜欢跟幽默、有趣或是信心打交道。你注意到了吗？一旦被轻松包围，恐惧就很难为所欲为。这就是为什么我听到你们相互开玩笑，家庭气氛变得轻松愉快，和你变得更自信时，非常高兴的原因。我认为那些都将预示着你即将从恐惧手中收复全部失地，你不觉得吗？"

金姆插话道："是啊，过去我们在一起度过的许多夜晚都没什么趣，白天还稍微有趣一点。"

珍妮想了想说，"如果把夜晚变得更加有趣和友善，不是更好吗？它不应该变得可怕，那是恐惧的想法，而你们需要有自己的想法"！

第四次会面

杰森和金姆参加第四次会面时，他宣布了一件事情。他和同学进行了一次通宵实地考察旅行，那晚"睡得很好"，他说，"我感受到了从未有过的快乐！"杰森为描述这一新成就，作了个铺垫，他说自己以前进行过一次外出尝试，但是结果非常糟糕，以至于都不敢再尝试了。他离开的那天早上，大家都很担心，但也都熬过来了。这次旅行显得十分重要，因为杰森认为，不能在外过夜是恐惧对他进行的最严重的限制之一。珍妮正准备接过话头时，杰森又接着讲了下去。他补充说，那天晚上哮喘突然发作，但是被控制住了，他甚至都没把这事告诉父母！珍妮对他的勇气很是震惊，问他是如何控制住哮喘的。

"我不呼吸。"他轻描淡写地说。

"我从没听过有人这么做！这真是一个很有创造性的方法！不是它压制了你，而是你压制了它？"

"是的！"他笑道，"不仅如此，自从那次我回来后，我就一直保持春季作息时间——晚上8点半睡觉，早上7点起床……我睡得特别香，夜里都没醒来过！"

珍妮听得十分起劲，"你感觉那股力量是新生的，还是你重新收回来的？"杰森满脸兴奋地点点头。珍妮猜，这两种说法他都同意。她转向了金姆说："你觉得呢？杰森的力量是新生的还是重新收回的？"杰森兴奋地打断了吉姆的回答，想要告诉大家只有他知道的一种特殊能力。

"哦，我在做一些妈妈不知道的事情。"杰森小声地说。

"你愿意告诉我吗？"他妈妈问。

他已经打算道出秘密了，"是的，我一直在努力地加强内在的气，这已经有很长时间了。"

"你是怎么加强气的呢？"金姆好奇地问。

"冥想。"杰森控制不住地笑了，"冥想和锻炼。"他笑得更厉害了，然后反射性地停了下来。"我一直在慢慢地练习……我一直在练太极。"

"真的吗？"珍妮问，同时和金姆交换了彼此惊讶的表情，"你是自己想出来的吗？你最近一次用气来加强自己是什么时候？它与你所取得的成就有任何关系吗？"杰森赞成道："冥想跟我的成就有些关系，它让我更自信，在我害怕的时候，让我放松。这就是我在晚上所做的事情——冥想，让自己放松。"

珍妮非常好奇，杰森的特殊能力具体是如何运行的，它的历史又是什么："你是如何发现那些的？你又是如何去做的？"杰森说他是"从爸爸那儿学的。"事实证明，爸爸所教的的确很有帮助，杰森已经独自发展出了他的"心理能量"。金姆和珍妮两人都听得非常入迷。"你能多给我们说一点吗？"珍妮问。"你这样的年纪在课堂之外做那样的事，这太独特了，太特别了。"

"我有两种方式。"杰森仔细地解释道，"一种是，呼唤自己的想象，去想象那些美好的事情，比如，一个浪花拍打着的沙滩。"每个人都安静地坐着，屏住了呼吸。"另一种是，找一个短促的双音节词，比如'索尼'。然后吸气时说'索'，呼气说'尼'，就像这样'索……尼。'"

仅仅是听着就让人觉得很放松，珍妮忍不住也试了一下，"索……尼"，然后长长地舒服一口气。"这会让你内心平静吗？你是在白天或者晚上的什么时间做这个呢？是睡觉之前还是睡醒之后？"

"睡觉之前我会做很多次。"

"因为你恐惧和失眠的情况已经好转了很多，也从它们那里夺回了许多自由，所以我想知道这些想法和练习是最近才使用的吗？还是已经有一段时间了？"

"两年前，我很暴力——到哪儿都拳打脚踢的。但是现在，我只在自己房间里这样做过一次，然后我立即开始练习，找些事做而已。"

"杰森是在驯服还是消灭他的问题？"珍妮大声地问金姆，给出了一个隐喻的选择。杰森举起拳头并肯定地说，"我很强大，不过我可以控制自己。"

珍妮回想起了他们第一次会面时，杰森完全被"我不知道"操控的情形。"他不断地让我感到惊喜，你是不是也有同感？"珍妮问金姆，"你知道他这么认真地对待这件事吗？"

"不，完全不知道！他总是充满了惊喜！"

杰森补充了自己的观察，"这几次会面中，妈妈也知道了我的一些事！"

第五次会面

当杰森和他妈妈走进来时，珍妮注意到他很兴奋。"这次，你想做什么呢？"她问。"我感觉你已经有想法了。"

杰森希望接受以前会面中的建议，去制作两个沙盘。沙盘的内容是"恐惧如何控制我，我又是如何回击的"。珍妮注意到，他好像在把前几次会面中大人的用语，作为自己创造性主意的桥梁使用。

在珍妮和金姆说话的时候，杰森全神贯注地迅速完成了第一个沙盘（图15.1）。然后他转向她们说："好啦，我做好啦！"

"这只是一个象征而已，不要想太多，"当她们看着这个满是人物模型的沙盘时，他这样提醒她们。

"哦，你准备好向我们展示了吗？"他妈妈问。

杰森指了指《星球大战》中的一个人物尤达，说："看，这个就是我。别想多了，这可不是我在梦里的样子！"他有些不好意思地笑着说。他的妈妈却被这个巧合给吓了一跳："我可以说一件事吗？当你还是一个婴儿的时候，你知道我们是怎么叫你的吗？在你懂事之前，我们都叫你欧比·万·肯诺比，但我们的意思实际上就是尤达！"

"你不是在开玩笑吧？"珍妮惊叫起来。

"不是，我们过去真的叫他欧比·万。"

"好啦。"杰森突然插话，想要继续描述，"我正往隧道中跑——试图逃脱——我正在努力跑过这些老虎，它们是进不来隧道的，但是我来到这边，这些家伙（其他坏人）仍然对我穷追不舍，所以我就一直在隧道里跑，一直待在里面……然后点亮了一盏提灯，再走出来的时候，一切都好了。"杰森顿了一下，"这些就是我对恐惧的感觉。"

珍妮和杰森妈妈认真领会着他的话。

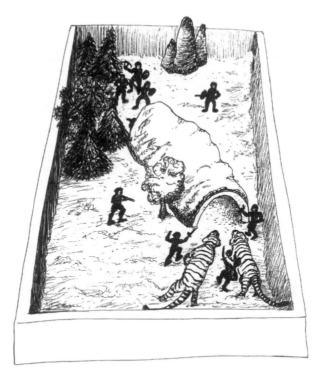

图 15.1　尤达被恐惧包围，从隧道里向外窥探

　　"这么多武士都在攻击隧道吗？"杰森的妈妈问。"我说了这只是一个象征而已！"杰森强调。"我明白。"金姆向他保证道。他稍放松了一点。

　　"你好像是一直在逃跑，对吗？"珍妮问。

　　"是的，"他同意道，"我试图停止来着，但是恐惧追着我不放。"

　　"那接下来发生了什么？"

　　"嗯，那些可怕的老虎一直追我，所以我就试着去想一些其他的事情来逃避。但是我想到的那些事情，都只会产生新的恐惧，于是，我越试图去想别的事情来逃避，但新的恐惧越来越多。然后我在隧道里呼唤爸爸妈妈，他们把灯打开了之后，一切都消失了。"

　　杰森的妈妈理解了他的意思。然后亲切地对他微笑："现在你似乎可以自己开灯了，因为你不再半夜喊我们为你开灯了。"

　　"说得真好！"珍妮说，"我必须得承认自己曾经也想这么说。"她仿佛看到了灯光。

接着金姆的话，珍妮问杰森，"你以前依赖父母帮你开灯……现在你可以自己开灯，还得到了父母的支持，对不对？"

"我现在自己开灯了，嗯，没错！"杰森开心地大声说道。

"这件事似乎带来了很多的改变。现在恐惧不是在追你而是在逃跑，对吗？是不是就像你打开灯的时候，影子就会消失一样？"

"以前我曾经拥有这些，"杰森说，同时用手指向整个沙盘，"后来都被恐惧给占据了。"

"你是被赶进隧道的吗？"珍妮跟随他进入到沙盘的世界。

"是的，我被困住了，脑海里一直闪现着恐惧，只好一直待在隧道里。我所做的就是坐下来想事情，有时候会等妈妈进来，或者我会直接去找他们。"

突然间，珍妮的脑海浮现出了杰森黑暗的隧道和他夜晚独自待在房间里的情景。她意识到，杰森现在已经感觉到了足够安全，所以才会向她和妈妈展示这种可怕的事情。珍妮想知道，通过培养克服夜间恐惧的能力，杰森是否已经获取了一种有利位置，借助它，杰森可以看清和准确表达自己与恐惧的旧关系。"那让我真切地感受到了你房间里以前的情景，"珍妮若有所思地说，"你所说的故事不仅让我感受到了那些，还让我感受到了当你开始自己开灯之后的一切变化。"

第六次会面

杰森和金姆参加了最后一次会面，艾略特未能前来。他热情地报告了他在堂兄家待了一个晚上，而且跟以前相比，取得了更大的成功。由于杰森现在已经是一个良好睡眠者和恐惧驯服师，珍妮和他决定把他的故事记入《恐惧遭遇者手册》中（图15.2）。他不仅提供了一首附有图画的诗，还害羞地接受了采访，采访的内容正是关于他与恐惧的新旧关系。

> "杰森"，现在11岁，
> 以前在晚上的时候，常常遭受恐惧的折磨。
> 恐惧让夜晚充满了敌意。
> 这些天，杰森要求恐惧归还属于自己的夜晚。
>
> **《夜晚是个沼泽》**
> *夜晚是个神秘的沼泽，*
> *黑暗而又阴沉。*
> *一条鳄鱼悄悄游过池边。*
> *当夜幕降临，传来一声尖叫。*
> *一阵风从沼泽扫过。*
> *突然间鳄鱼感觉累了，*
> *然后进入了深深、深深的梦乡。*

图 15.2　夜晚是个沼泽

珍妮开始提问，"在这个过程中你对自己有什么新认识呢？"

"我认识到了，让我想想，我可以比想象中做得更多，还有就是以前恐惧战胜了我。"

"那现在怎样了呢？"

"现在我打败了恐惧。"

"那你自己也战胜自己了吗——比如说你的想象？恐惧以前控制了你的想象吗？现在你能掌控的想象是不是比恐惧的要多？"

"实际上恐惧现在控制的也没有多少了。"

"这让你将来可以做些什么呢？一些你完全没想过的事？"

"我可以有更多的想法，比如说恐怖的想法，但是不会有任何害怕它们的想法。"

采访完成后，作为对问题的告别，杰森创建了第二个沙盘（图15.3）。当杰森、金姆和珍妮站在一起观看沙盘时，杰森指向沙盘，开始了他的象征叙事："在我的想象中，老虎并没有这么大……它们节节败退，只剩下这么点地方可以待了。我赢得了更多的地方，感觉越来越好，所以用想象把局势完全扭转了过来。我派了一支军队与它们作战，一直打到它们只能躲在隧道为止。"

珍妮可以看出局势已经扭转。"你把它们逼进隧道了吗？"她问。

"对，它们正努力撤退到隧道里面。"杰森回答。

"但是它们看起来并没有那么危险呀。"金姆说。

"是呀！"他同意道，"因此它们正在往回赶，进入隧道。以前是它们把我赶进隧道。现在我通过想象，拥有了一支军队，把它们全都困在了隧道里。"

金姆正在研究沙盘的时候，尤达又出现了。"他正坐在战车上！"金姆看到他时大喊了出来。"对的，那就是我！"杰森兴奋地说。"他正在做什么……他准备做什么？"珍妮好奇地问。"只是笑看老虎而已！"杰森说。

这也让珍妮笑了，"如果他笑了，是不是意味着他和想象现在玩得很开心？"

"是的。"杰森同意道。

"他把它变成一个有趣的东西了吗？"珍妮问，"那真太棒了。"

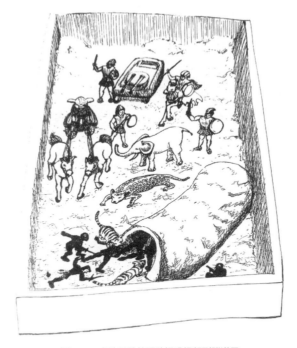

图 15.3　尤达和他的军队把恐惧赶到隧道里

杰森继续回答关于沙盘的其他问题时，珍妮开始思考他所使用的战争隐喻。她决定进一步探究杰森喜欢和恐惧保持什么样的关系。"这就是决战吗？还是要继续打下去呢？继续打下去是不是会更好玩？你想继续与恐惧和它的同伙维持这种游戏关系吗？"

杰森笑道，"嗯，现在他们都被困在隧道里，但是有时会出来偷看情况，然后我的士兵会把他们赶回去。"珍妮感觉，玩猫和老鼠的游戏，让杰森感到很快乐。他并非简单地想赢，而是想寻求一种力量的平衡。

杰森设想了自己和恐惧的长期关系，"或许等我再长大一些，真正地习惯了掌控恐惧时，我就可以参加滑翔运动了"。

珍妮为他的想象感到震惊，"天哪，你真有志气！"

金姆也很吃惊，"我都不知道滑翔运动这事，不过这里真是让我受益匪浅。"

杰森还有另一件让人惊讶的事："你不是一直都知道我想去跳伞吗？我刚告诉老爸这个计划，等我21岁的时候，我要跳伞去上大学。"

想到儿子跳伞去上大学的情景，杰森的妈妈更多地觉得是好笑而不是可怕。"我还好啦，儿子。"她笑着说。

16

索菲娅："虽然我不会在心里给你留任何位置，不过会在皮肤上给你留一个"

别尔斯基一家是拥有波兰和英国血统的新西兰白人。他们与大卫·艾普斯顿只进行了一次会谈。那时索菲娅13岁，当时同她一起参加会谈的有她的妈妈朱恩、她的爸爸瓦尔特以及她10岁的妹妹珍妮弗。

以下是大卫与索菲娅及其家人会谈的详尽内容。它讲述了如何细致地探究人与问题的复杂关系。索菲娅患有严重的湿疹。有时，像湿疹、哮喘或者慢性疼痛之类的问题虽然无法根除，但是可以防止其控制人的意识。尽管此类问题具有引人注目的生理现实，但是大卫发现，索菲娅拥有某些特殊能力，这些能力可以用来改善她与湿疹的关系。鉴于索菲娅可以控制痒，于是大卫对"痒"进行外化，并培养索菲娅对付它的意识力量，在这些过程中，同时考虑了生理和心理两方面的因素。在会谈中，他邀请索菲娅与痒进行对话，并与其谈判并达成一项新的安排，以减少和控制它对她无休止的影响。

索菲娅的妈妈提出了紧急预约的请求，因为事情已经发展到极其危险的境地。索菲娅一直患有湿疹，不过已经被传统的医疗手段控制了病情。然而，四个月前的一次体育课上，因为运动短裤下露出过敏皮肤，索菲娅被一个同学取笑，导致病情从此失控。

一个月的住院治疗稳住了病情，但是，刚返回学校，索菲娅几乎马上就"把自己撕成了碎片"。她每晚的睡眠都不超过两个小时，由于疲倦，第二天的上学也只能是心有余而力不足。

现在为了阻止她对自己的皮肤做出更大伤害，索菲娅的父母不得不彻夜不眠看住她的手。他们申请再次住院，但是医生说，索菲娅的用药已经接近中毒水平，她迟早都要返回学校，而且越早越好。因此他们被转诊给大卫，他与奥克兰市的儿童医院有着长期的合作关系。

会　面

会谈刚开始，大卫就注意到，索菲娅表现出自我解决问题的倾向。她告诉大卫，她"两边臂膀上有点发痒"。大卫立即意识到她并没有坐视不理，肯定是在用意志去阻止自己抓痒。他问她是怎么在他们面前打败"痒"的。"你有很坚强的意志，我说的对吗？"他问。索菲娅给出了肯定的回答之后，他又问："你的意志有什么好处呢？"

"我很有决心，一旦我决定做一件事，就会坚持到底，直到成功。"

大卫问索菲娅，她能否向其他成员确认这一点。大家都证实说索菲娅的确"很有决心"。大卫问索菲娅的妹妹，姐姐的决心是不是好的决心……毕竟，过于执着容易招致反感。不过妹妹的看法并不完全如此，她认为姐姐的决心既真实又有价值。

大卫推断，索菲娅肯定深受父母和妹妹的喜爱。于是问索菲亚那是不是她决心的来源。他认为索菲娅需要更多的决心，因为她所面对的问题同时具备持续性和间歇性，正如他告诉她的，这些特性"会打击人的信心——你以为你已经赢了，谁知它又卷土重来了"。

认识问题的行为方式

根据自己对这种问题压迫性的了解，大卫问，"如果你暂时摆脱了痒，你能推测出它什么时候会再次出现呢？"索菲娅说她可以。她估计的间隔时间是半小时以内。于是她详细测算了白天的时间，然后她妈妈问她晚上的情况。索菲娅回答晚上的"痒时间"常常在夜间9点到凌晨1点。

大卫评论说，"它晚上还这样不依不饶真是讨厌。"他再次向索菲娅查证，"我想问你，如果你决定去睡觉，我知道这听起来有点奇怪，因为你通常不会决定去睡觉，但你能不能想象一下，如果从晚上9点睡到凌晨1点的话，是否可以避开痒？"

"它还是会在那里的，只不过没有那么凶恶了，"她回答。

大卫询问她的家人是否注意到了痒的"凶恶"，他们一致认为，夜间的痒实际上是最凶恶的。大卫再次问道，"如果你可以从9点睡到1点，你会避开凶恶吗？"索菲娅认为她会的。

大卫继续收集痒和索菲娅双方的重要信息。首先，他想弄清楚痒"靠什么为生"。于是，他发现焦虑是"痒前兆"，另外，尽管痒在凌晨1点钟后会逐渐减弱，但它还是比白天更严重。他猜想："白天你是不是忙于玩乐和学习，所以心思基本上都在别的地方？然后晚上要睡的时候就会想到它——是你停止忙碌的这一段时间，诱发了你的痒吗？"索菲娅同意大卫的话，不过她补充说白天痒也会控制她。

大卫将话题转移到他的发现上——谈话期间索菲娅并未抓痒。现在，大卫已经了解索菲娅能够借助"转移注意力"的方式反抗痒。索菲娅也证实，对于轻微的痒，自己虽然不能让它完全消失，但是可以让它逐渐减弱。"你认为自己是怎么做的？"大卫问。索菲娅似乎把大卫的问题误解成了"你怎么知道你那样做了？"因为她的回答是，"我怎么知道我那样做了？因为我感觉到轻微痒的时候，只要那样做，它就开始减弱。"接着她补充说，"但是如果我又想到痒，它就会复发。"大卫插话问道："在这个过程中，你的意志是不是很强大？"这才使得索菲娅思考她是如何减轻痒的："嗯，我必须不停地想我不痒。"

大卫疑惑，"所以从某种程度上讲，你让大脑听从于你而非你的身体，从而去欺骗你的意识？你把身体和意识分开了？"索菲娅表示同意。接下来，大卫要围绕她可以使用意识力量这一特殊能力展开工作。他试图通过比较其他孩子的能力，为她的能力"定型"。于是，大卫向索菲娅介绍了其他两个孩子的故事，他们是他曾经的工作对象，拥有与索菲娅相似的能力。

其中一个孩子叫迈克尔，11岁，患有严重的遗传性皮肤病。下面这封信是他的妈妈写给大卫的，信中描述了他与这种疾病的关系。

亲爱的大卫：

迈克尔费了好长时间去找出他有什么特殊能力，直到收到你的来信几个月后，他才想出了下面这些：

迈克尔两岁的时候，我曾教过他利用深呼吸来放松，所以他知道放松比紧张更能缓解疼痛。

另外，如果伤口太痛，深呼吸也不能缓解时，他会取来毛毯，默默地睡觉，即使伤口还在流血。作为一个小孩，他比同龄人都要成熟。我想这是他长期忍受病痛折磨锻炼出来的，尤其他还是个学龄前儿童。

如今，我注意到，迈克尔常常在受伤时做擅长的运动，好像忽视脚上的痛可以增加对其他方面的决心。

希望这封信对你有所帮助。

最好的祝愿送给你。

迈克尔的母亲

下面是一封来自迈克尔的信：

尊敬的大卫：

谢谢你的来信。很抱歉没有早点给你回复。因为刚开始我觉得自己没有什么特殊能力去控制疼痛，所以我不知道怎么回答你的问题。

以下就是我的答案：

1. 大多数情况下，我可以压制疼痛传到脚上，即使我觉得头痛也能睡着。

2. 如果疼痛得厉害，我就努力转移注意力。当我刺破水疱，疼痛即将袭来的时候，我会进行缓慢的深呼吸，让脚下垂、放松。看电视的时候，也会继续深呼吸。

3. 是的，现在想来，我觉得妈妈教了我很多控制疼痛的方法。

4. 我知道，如果没有缓解疼痛的方法，我所感觉到的疼痛会比现在更严重。

5. 当我把注意力放在其他地方的时候，特别是在运动的时候，会暂时忘记膝盖以下的感觉。休息时，我走路是一瘸一拐的，一旦上了场，就什么感觉都没有了。当我觉得生气、恶心或是头痛时，就会通过闭上眼睛、放松和睡觉来中止这些感觉。不过只要一想起脚，疼痛感马上就会出现。

如何回复你的来信，我思考了很久，还是觉得很困难，因为直到现在，我都不知道自己正在控制疼痛。

最好的祝愿送给你。

迈克尔

索菲娅对迈克尔减轻疼痛的经历感同身受。大卫叫让她为自己的能力命名，她称之为"自我分心"。然后他试图详细了解它是如何起作用的："你的身体和意识分别去向哪里？你觉得是痒离开了你，还是你离开了痒？"这是一个重要的区别，因为它事关两种可能——一个是消灭痒，另一个是管理痒。接下来，大卫得知，索菲娅的感觉是，自己把意识从痒那里带走，让它搭上一列"思想列车"，驶离痒的控制。有时候，疼痛不能根除，但却可以防止其控制人的意识。

大卫了解这一能力的作用方式之后，他决定同时从两个方面观察——加剧痒和减轻痒，继续跟踪索菲娅的控制情况。"假如你打算对自己狠一点，你能否唤起痒并使之变得更加严重？"索菲娅回答说她可以。大卫问，"你是怎么做到的？"随后他又问索菲娅是否介意这个话题："你介意我这样说吗？我不是故意要用这种刻薄的方式跟你交流。"但她认为这没什么，还告诉他，只要抓一下，痒就会再次出现。大卫问，"只抓一次，痒就会出现在你身上？你有没有什么特别的想法能够加剧痒呢？""它看起来很红。"索菲娅回答。

大卫发现，痒仅需一个想法就能变得更强，它的这一能力让索菲娅既生气又沮丧。大卫问："如果你有两种选择，第一种，对痒发怒，拯救自己的皮肤；第二种，对皮肤发怒，支持痒，你喜欢哪一种？"索菲娅有些疑惑地看着大卫。于是，大卫大声地抗议，抗议痒给索菲娅及其家人造成的痛苦，"这不公平，我认为这一点都不公平，对谁都不公平，尤其是对你们"。

索菲娅明白了大卫的意思，并认同对痒生气是更可取的。大卫继续道，"如果你知道自己不愿抓挠而使痒有了挫败感，你会有满足感和复仇感吗？"索菲娅认真思考过后，给出了否定的回答，她认为仅是不抓挠只会让痒更强大。大卫改进问题重新问道，如果她在意识里找到了一条摆脱痒的轨道，会让她觉得满意吗？索菲娅说，会的。大卫发现，这种满意可以加强她的决心，睡眠被痒破坏则会削弱她的决心。索菲娅估算，她通常一晚上只能睡一个半小时，而睡眠的缺乏导致了她不能去上学。全家人都认为这是对索菲娅情况的准确描述，而且对此感到深恶痛绝！

大卫回顾了与索菲娅谈话的情况，他已经对她和痒的情况有所了解，还知道过去20分钟里，她在他面前战胜了痒："看吧，你是一个有特殊能力的聪明女孩，这种能力也许与你的聪明有关，也许与你必须承受有关，我知道这很不公平，也觉得这很可恶。不过，拥有特殊能力是件好事，而且如果能对其善加利用就更好了。你怎么看待自己现在利用这种能力让自己摆脱痒？我一直在观察你，我知道你正在做一些事情，你在心里想，'我要继续保持我们的谈话以轻松、有趣的方式进行，因为我知道你不喜欢把注意力放在痒上面。'你是否知道那是如何对你起作用的？"

索菲娅回答："我只是努力把痒抛到脑后，让自己专注于谈话。"

大卫好奇地问："你是如何把痒从脑前抛到脑后的呢？"

"我的思想列车并不在我的皮肤上。"索菲娅回答。

大卫想弄清楚索菲娅对自己能力的评价，于是向她确认她是否真的将它视为"能力"。索菲娅觉得，它勉强算是小能力。

由于大卫对索菲娅的能力的评价与她不同，于是他希望她可以接受这种不同的看法。"如果我认为它是一项大能力，你会介意吗？"大卫问。"你会不会不喜欢我在这个上面超过你？你不会认为我很讨厌吧？"

"不会的。"索菲娅回答。

大卫已经准备好说出如何帮助索菲娅的想法："如果我们一起努力，培养并加强这个能力，让你能随心所欲地使用它，不仅用在这个问题上，还包括其他的一些事情，比如说学习，做个好梦，或者放松自己睡个好觉之类的，你觉得怎么样？如果我们增强你的意识，让你更清楚自己所做的事情以及现在所拥有的成功，你觉得怎么样？"索菲娅欣然同意了这些方法。

"你会讨厌做得更好吗？"大卫问。

"不会的。"索菲娅回答。

大卫想直观地了解索菲娅对她自己的评价："你觉得自己现在掌握了能力的百分之几呢？"

"大约百分之三十。"

"你觉得这算相当好了吗？"大卫问。

"对，但不是针对强大的痒，只是针对轻微的痒。"

"痒都是从轻微开始的，不错。"大卫提醒道，"为了进攻，你得有一个切入点。"

索菲娅的妈妈朱恩补充说，她认为索菲娅"擅长在它变强之前消灭它"。索菲娅告诉他们"我和它斗争的结果有两种，要么我变得比它强大，要么它变得比我强大。只要我后退一步，它就会前进两步！"

大卫有了一个新办法，他认为这个办法或许可以扭转局势："你有没有想过对痒说，'看，最近我已经赢了你好多次（指痒），我想应该让你赢一次，所以我会抓一下自己，不过只是轻轻地抓一下，不会让你得寸进尺的？'"

索菲娅已经明白了大卫"扭转局势"的含义，所以她也提出了自己的想法："如果我那样想，就中了痒的招了，我会以为抓挠能减轻难受的感觉，就会动手去抓，但是，随后，我会想，'它根本不会减轻难受感'。"

大卫很高兴能与索菲娅合谋对付痒。同时他想知道，索菲娅拒绝相信自己正在摆脱痒，是不是对痒的一种报复。索菲娅解释道那是她的"决心"出现了。大卫总结说，如果索菲娅没中痒的计，就会坚定她的决心。所以他想，如果摧毁湿疹的计谋，就像刚才那样，会不会令她满意并且坚定她的决心呢？

"你扮演痒，我扮演你"

会谈进行到此，大卫感觉，他对湿疹的能耐和把戏以及索菲娅的特殊能力和决心已经有了较好的初步了解，他认为，索菲娅对痒已经很了解了，如果让她通过大卫的眼睛来看自己的能力，她的收获也许会更多。因此，他设计了一个对话，索菲娅扮演痒，他扮演索菲娅。"你扮演痒，我扮演你，怎么样？"大卫提议。索菲娅接受了他的邀请。

大卫（饰索菲娅）：你看，你在我的生活中肆意捣乱，所以我要限制对你的供痒量。量的多少得按照我自己的满意度来，而不是你的，你不喜欢也得忍着。

索菲娅（饰痒）：我很抱歉，不过呢，你的皮肤归我管，除非你不想过好日子了，否则你最好抓抓我。

大卫（饰索菲娅）：我已经上过好几次当了，痒，你总是承诺如果我挠你，你就会满意。但我知道，每次这么做，你都会得寸进尺！如今我对这个诡计已经感到厌恶。我已经是个大女孩了，绝不会再被你愚弄，你凭什么认为你还能欺骗我？

索菲娅（饰痒）：你为什么不用力一点抓呢？我保证绝不会得寸进尺的。

大卫（饰索菲娅）：我又不是没听过你的花言巧语，你以为我是笨蛋吗？我已经识破你的诡计了！告诉你，我可以稍让一步，从冰箱取出一块冰块来抚慰你，或者给你抹些润肤膏。这些就是我可以给你的了，你也只配得到这些。

索菲娅（饰痒）：你现在是可以这样做，不过这只会短暂地阻止我。20分钟后我还会再回来，到时候一样会纠缠你。

大卫（饰索菲娅）：好啊，你试试看。20分钟就20分钟，人和魔鬼是达不成协议的。

索菲娅（饰痒）：你尽管给我抹冰块或者润肤膏好了，但我依然还在你的意识后面。那里仍然有痒的存在！

大卫（饰索菲娅）：当然，但你只是在我的意识后面而不是前面。当你在我的意识后面时，我的注意力都在意识前面。我知道，一旦我进行交谈或是想象的时候，你就得待在后面。我知道得和你一起生活，但你又不是我的主人。你只是一个普通的合租者而已，你得按规则来！

索菲娅（饰痒）：这点我同意，不过你应该明白，我控制着你，我可以让你抓我或是让你难受。

大卫（饰索菲娅）：呵呵，你未免也太自大了，我都不知道你这种想法是从哪里来的。你根本就不了解现在的我，我已经变了。你难道没发现我已经很少抓挠或是发痒了吗？你难道没发现我已经变得更加成熟了吗？你想找我的茬，我现在可比以前积极，才不会任你胡来，我已经能够掌控自己的生活了，你得学着去适应这些。

索菲娅（饰痒）：我不知道。

大卫（饰索菲娅）：呵，痒，这还是第一次逮到你无话可说。告诉你，我现在可比你聪明。我知道，我还很小的时候，你可以完全控制我。可是我能怎样呢？你欺负一个只有4岁的小女孩。那时，我毫无反击之力。不过现在，我拥有意识的力量，或许你可以控制我的身体，但是，我可以控制自己的意识。

索菲娅（饰痒）：你确实变强了，我的好日子就要到头了啊。

大卫（饰索菲娅）：哼，那是你活该！你是不是特希望削弱我的力量，然后控制我，摧毁我的幸福？这是你想要的，对吗？

索菲娅（饰痒）：没错！

大卫（饰索菲娅）：呵呵，我给你这种人取了个绰号，不过我不敢说。告诉我，你的阴谋是什么？

索菲娅（饰痒）：让你大部分时间都感到难受，就像现在这样。或许我会不得不减轻你的难受感，因为我知道你会变得更强大，最后打败我，不过，我还是会奋力一搏。

大卫（饰索菲娅）：看来你是不打算过好日子了，我会让你得偿所愿的。你不知道你的对手是谁吗？你完全了解我吗？你以为我还是那个4岁的小女孩吗？你根本不知道我已经在意识中汇集了力量，你只知道我的身体！

索菲娅（饰痒）：有时候我也可以控制你的意识。

大卫（饰索菲娅）：也只是有时候而已，不是还有控制不了的时候吗？

索菲娅（饰痒）：气死我了！

大卫（饰索菲娅）：你猜怎么着？你生气让我特别高兴！将来还有更多的气让你生呢！我的意识变得强大会不会让你产生情绪问题，需要去看心理医生呢？我现在对你有点过意不去了。我猜，你还是可以去破坏某个小孩的生活。你打算去吗？

索菲娅（饰痒）：不管你有没有进行治疗，我是不会离开的，就待在原地，哪儿也不去，哪怕力量减弱了。

大卫（饰索菲娅）：只要你安守本分并且尊重我，我可以接受你跟着我。我可以与你和谐相处。但是你不能伤害我的自尊。我告诉你，那是我绝不允许的。

索菲娅（饰痒）：好，我同意。

大卫（饰索菲娅）：那你的条件是什么？你可以在我身上走来走去，待在我生活中。那么你打算怎么对待我呢？

索菲娅（饰痒）：嗯，偶尔我非常需要抓挠的时候，你得满足我，但大部分时候，我会克制自己的。

大卫（饰索菲娅）：多久呢？一星期一天？你觉得怎样才能让你满足呢？一次半小时？

索菲娅（饰痒）：这么说吧，如果你感到沮丧或是担忧的时候，我可能会变得有些激动。这时候我就需要一些安抚。

大卫（饰索菲娅）：等等，我感到担忧或者沮丧的时候，你就会变得激动？

索菲娅（饰痒）：一点点而已。

大卫（饰索菲娅）：我明白了，如果我学会了冷静、放松、不担忧，那么你就不需要抓挠了，对吧？这样做可以吗？还是你觉得自己被怠慢了呢？

索菲娅（饰痒）：可以，只要你知道我一直都在就行。

大卫（饰索菲娅）：好，我会给你留个位置的……虽然我不会在心里给你留任何位置，不过我会在皮肤上给你留一个。

索菲娅（饰痒）：嗯，这样也行。

大卫（饰索菲娅）：说定了吗？我们可以轻松相处了吗？我们可以合作吗？我能为你做点什么？

索菲娅（饰痒）：我希望你能接受我存在的事实。

大卫（饰索菲娅）：好，你一直都在。

索菲娅（饰痒）：还有，当我非常非常想要抓挠的时候，你必须得这么做。

大卫（饰索菲娅）：好，但是如果我答应了你，给你抓挠，你却得寸进尺，这怎么办？那对我来说可不划算。一开始是"轻轻地抓一下"，后来就变成使劲抓。

索菲娅（饰痒）：嗯，我会坚守约定，保持冷静，然后我的力量就不会变大了。

大卫（饰索菲娅）：好，如果你保持冷静，我也会保持冷静的。今晚我睡觉的事你怎么看呢？你介意我睡个好觉吗？如果我保持冷静，你会保持冷静吗？你觉得那样做可以吗？还是你想今晚继续争斗呢？今晚不斗了行吗？明天吧。

索菲娅（饰痒）：嗯，我觉得我需要点时间去接受保持冷静的要求，毕竟这对我来说变化太大了。

大卫（饰索菲娅）：如果你真的冷静下来了，你希望我做些什么？在谈判中，你一直很公平，还作出了让步，你对我有什么要求吗？

索菲娅（饰痒）：你不能故意做一些明知道会激怒我的事。

大卫（饰索菲娅）：什么事情最可能激怒你呢？你知道我开始对你有好感了，觉得跟你的距离近了好多，你越来越讲道理了。

索菲娅（饰痒）：比如说吃太多甜食。

大卫（饰索菲娅）：那对我来说会很难，因为我很爱吃甜食。吃太多甜食会激怒你，比如说是些什么甜食呢？

索菲娅（饰痒）：巧克力。

大卫（饰索菲娅）：那火星巧克力棒呢？我可以吃它们吗？

索菲娅（饰痒）：你可以吃，但是你要记得我的存在。不然，我会咬你，提醒你我的存在。

大卫（饰索菲娅）：所以巧克力要节制，还有呢？

索菲娅（饰痒）：不能过度活动，比如体育课上。因为热会导致发痒。

大卫（饰索菲娅）：好，过度活动。热并非是个好事，对吧？

索菲娅（饰痒）：对，确实不是好事，但是夏天的时候也还好，比如说去海边之类活动没关系，不过高温会让人很不舒服。

大卫（饰索菲娅）：你肯定不喜欢住在热带地区，对吧？

索菲娅（饰痒）：的确。

大卫（饰索菲娅）：你还有什么要我做的吗？保持冷静指的是情绪上还是……

索菲娅（饰痒）：两者都需要，别给我抹你明知道会激怒我的东西。

大卫（饰索菲娅）：比如说？

索菲娅（饰痒）：润肤膏，否则我会再让你看看它们激怒我的后果。我永远也不会喜欢它们。

大卫（饰索菲娅）：我们聊了这么多，你有没有感觉到我对你的尊重？有没有感觉到我已经长大，与你实力相当？

索菲娅（饰痒）：对的。

大卫（饰索菲娅）：坦白地说，我对你的看法正在改变。以前我认为你的目的就是给我的生活制造痛苦，但是现在我知道你也有你的担忧。我从未考虑过你的处境，只想着自己。当一个人长大的时候，就开始学会考虑别人的感受了。你也有自己的想法和需求，所以，当我为你着想的时候，你会为我着想吗？

索菲娅（饰痒）：会的。

会谈结束，他们正要离开的时候，索菲娅的父母想与大卫谈谈，而大卫也正有此意。大卫看到，他们的样子虽然很疲惫，但是擦拭脸上的泪水时，却是高兴的。索菲娅对妈妈轻声地说，"她激励了我们。"她爸爸赞同地点点头。

随　访

第二天晚些时候，大卫接到了一通高兴的电话，是索菲娅的妈妈打来的。索菲娅前一晚睡得很好，早上也去了学校。然而，在学校，痒又发作了，她不得不去医护室，并且打电话给妈妈。索菲娅的妈妈告诉大卫，她那天工作很忙，所以告诉女儿没办法去接她。

这是接到这样的电话后，索菲娅的妈妈第一次不去接她。后来，她得知索菲娅返回了班上，并且"度过了几个月以来最美好的一天"。她回想着女儿给她带来的激励。她告诉大卫，正是对索菲娅的信心让她接到电话之后，决定不去接索菲娅。

那天之后，他们又进行了几次电话沟通，索菲娅对湿疹的控制，已经比以前好了很多，不需要再进行进一步的会谈。大卫认为，他和索菲娅对湿疹已经有了更深的了解——既是对手也是朋友——但最重要的是，他们已经详细而令人满意地阐明了索菲娅的成熟以及她的生活与湿疹之间的新型关系。

17

特里：
"身处长时间的恐惧后，我终于再获平静"

特里一家是拥有爱尔兰和威尔士血统的新西兰白人。参加治疗的家庭成员有：12岁的特里和他的妈妈多萝西。在为期8个月的治疗中，他们和大卫总共进行了8次会面。

第一次会面

"他身上的罪恶感太重了"，多萝西向大卫诉说了儿子身上各种令她担心的行为后，总结了这么一句话。她告诉大卫，特里会频繁洗手，过度忧虑，每天上学的途中呕吐，以及对"污垢"和电视中人们亲吻的镜头会出现歇斯底里的反应。

多萝西说，每当电视里出现人们亲吻的画面，他就会大喊大叫，坚持要求用靠垫遮住他的眼睛。于是，她和特里的姐姐想了一个办法，企图停止他的这些行为。不过，她还不确定这种办法是否有用。她们利用夸张的幽默和少许的取笑，拒绝满足他的要求。这种做法背后的指导方针是"让他知道她们的态度，这样他容易接受一点"。特里给她们的办法取了个昵称，叫"取笑"。当大卫问他这种"取笑"是善意的还是恶意的时，他肯定地回答"善意的"。

大卫又问"善意的取笑"对那个问题有什么影响，特里很快地回答，"我的强迫性想法已经取得了一些进步，它（善意的取笑）一直在给我提供帮助。"大卫推测："妈妈和姐姐会不会以为她们给你造成的困扰比帮助多？"

"应该不会，"特里回答说。

大卫追问道："你怎么知道那是为了你好？"

"嗯，她们在笑，没有大喊大叫，也没有皱眉头。"

大卫向特里说出自己的疑惑："你认为自己看到的都是玩笑吗？你觉得'罪恶感'和'强迫性想法'是不是不喜欢被取笑？"

特里聪明地回答道："是的，不过我喜欢它们被取笑，因为这样的话，谈论它们就更轻松了。而且在谈论它们的时候，我还会在心里想，'它们都是愚蠢的想法，我能打败它们。'"

大卫认为每个人都曾经遇到过有待解决的问题，为确认这一点，并帮助他继续回顾自己的想法，于是他问道："当妈妈和姐姐善意地取笑你的时候，你能击退这些想法，并且变得更加强大吗？"特里给出了肯定的回答。

大卫想起一开始多萝西提到的"罪恶感太重"，于是向特里再次确认到："我可以把它叫做'罪恶感'吗？"特里同意了。然后他按照自己的意思将问题拟人化："如果我假设罪恶感可以和你说话，你介意吗？"

"不介意，"特里回答。

"我这么问你是因为有个叫克里斯的孩子，在他16岁的时候，和你有着类似的情况，他同意我把他的发现告诉你——罪恶感会跟他说话，命令他做事情，"大卫继续说道。"罪恶感对你说了什么，特里？"

特里模仿罪恶感的声音，回答道："你必须要做到绝对的干净，双手一定要保持无比干净，一点污垢都不能有。"

听到罪恶感对特里双手的苛刻要求后，大卫很生气，迫不及待地向特里说出了他的想法："一想到这件事，我就非常生气！"

特里继续模仿罪恶感，进一步说明那些要求的细节："你现在的想法既肮脏又恶毒，你不该有这些想法。你就是个没有人性的异类。你是唯一有这种想法的人。你太不正常了！"

早先大卫曾经答应过特里，他不会太过激动或者是生气，所以面对罪恶感的荒唐谎言，他不得不压制逐渐上升的怒气。

比罪恶感更聪明

大卫觉得特里是"一个很聪明的孩子"，他的妈妈笑着点了点头，表示同意。他推断，特里其实比其罪恶感所认为的更加聪明。所以他问特里："你觉得罪恶感为什么会那样来骗你？它让你一直处于强迫性想法和行为之中，目的是什么？"

特里想了想回答说："嗯，它试图帮助我不去想那些我不愿意想的事情，或者是害怕想的事情。它想帮我不去想那些，但却伤害了我。"

特里的回答确实证实了大卫的想法，他的确很聪明，对自己和问题的关系了解得很透彻。这让大卫想起了同样聪明的克里斯，于是他大声读出了一封他写给克里斯的信，这也正是克里斯把这封信捐给"反坏习惯协会"作为档案的目的。

亲爱的克里斯：

你对我说，你已经不那么担心你的功课了。我真为你感到高兴。你还说"担心并没有用"，所以你把担心扔掉了，不过，你还是跟以前一样努力。克里斯，强迫性想法是不是欺骗了你，差点引诱你落入他们的控制？他们为了让你上当，对你承诺了什么？他们是不是承诺，只要把屁股擦得或是把身体洗得十分干净时，就会让你拥有永恒的快乐？你认为他们的这些想法是很幼稚还是有些道理？以前，你觉得"这些只是你做的怪事"。但是现在你已经看穿那些都是罪恶感的把戏。

过界了

大卫将信放在一边，然后转向特里："你怎么发现罪恶感的把戏的？"特里认真地思考了一会儿，然后回答道："妈妈说你不能总是洗手，我保持干净的想法大部分是因为我爸爸的强迫主义。"（当时特里的爸爸住在国外。）"还有猫，我们家有三只猫，我可以经常抱它们，摸它们。"

这时候，他又模仿罪恶感，用命令而反对的口吻责骂道："它们浑身脏兮兮的，到处都是灰，到处都很脏！"特里随后又恢复到正常语气："我觉得，我的疑心……嗯，应该是遗传自爸爸，所以才会总是疑神疑鬼。"

大卫问道："你有没有意识到这样有点太过了？"

特里立马点点头："是的，有点过界了。"

大卫想，特里对过界的认知是不是让他开始反对强迫性想法。事实证明的确如此。不过，大卫还想知道特里第一次反抗时的具体细节。

特里回忆道："它不断地在折磨我。导致我每隔一会儿就要去洗手，这持续了好长时间，直到我不必洗了为止。"

大卫回顾了前面的谈话内容，问道："你是不是觉得罪恶感正在利用你的大脑，而不是你自己？"

特里稍微松了一口气，回答说："嗯，它是在利用我，它都快让我崩溃了。我感觉……感觉自己正在被一片一片地撕碎，变成一堆碎屑。我的人格快要分裂了，快要变成一个神经质的人了。"

大卫深吸了一口气之后，回复道："哇哦，你克服了这么困难的问题，我真为你感到高兴。你对自己所做的是感到有一点点自豪、中度自豪还是非常自豪呢？"

特里谦虚地回答道："中度自豪吧。"

大卫温和地辩驳道："如果我为你感到非常自豪，比你对自己的自豪还多，你会介意吗？"特里接受了大卫不同的观点。

大卫继续问道："你觉得你能将这些想法从你的大脑中赶走吗？或者每当它们骚扰你的时候，你能把它们赶跑吗？"

特里承认，"有些我可以，但是有些就特别顽固。"

大卫在接下来的提问中表露出了自己的偏向："你能不能告诉我，哪些想法已经被你赶出了大脑？哪些想法你觉得自己可以制服、控制，并命令它们滚出你的大脑？"

"有洗手的想法，"特里告诉大卫说，"还有些属于我这个年龄段的想法，就是青少年的想法，然后就是我自己的小想法之类的。"

"特里，谁是你最喜欢的对手？你经常战胜的是谁？"

"洗手。"

"如果你曾经得到了正确的引领，那么你身上长期拥有的哪些特质，能让我觉你本来是可以做到的？"

"我的急脾气！如果有东西挡住我的路，我就把它一脚踢开！"

大卫转向多萝西，问道："你有没有发现其他表明他变得更加坚强和勇敢的迹象？"

多萝西回答："去年他在学校的表现真的很好，老师们都表扬他特别出色，不仅成绩优异，还很有正义感。"

大卫抓住正义感这一点，问道："特里，在这个年纪，你的生活被毁掉，人格被分裂，你觉得这公平吗？"

特里非常认真地思考之后，做出了回答："如果一定要分裂，我想等年纪更大一些。"接着他用更加坚定的口气说道："是的，它打算要毁掉我的生活，好让我没一天好日子过。至少要等我变得老弱无力的时候，我可能才不会期望这么多。但我现在还这么年轻，就没有什么期望了，只有痛苦。"

为了寻找特里生活中替代叙事的证据，大卫问多萝西："多萝西，请你回想一下，在特里之前的生活中，有哪些特征能够表明他其实可以做得到？到目前为止，他还有没有其他必须要克服的困难？"多萝西随后讲述了特里每天如何努力不让自己在排水沟里呕吐。

大卫在总结特里和问题的新关系时，问道："你有没有发现强迫性想法更像是你的敌人而不是你的朋友？"

特里使劲地点了点头："很有可能！"

第二次会面

第二次会面时，特里刚进来就立即宣布说："那些骚扰我的想法现在都不见了！"

"你是不是把它们赶出了你的大脑，然后狠狠地盯着它们？"

"是的，"特里回答。

大卫好奇地问道："你怎么知道自己做到了呢？因为你一定想过那些想法是你大脑里面的，它们是你的想法。"

特里想了片刻，回答："嗯，我是在看电视节目的时候，逐渐展开战斗的！我想象有一个强壮威武的巨人站在我这边，然后想象那些想法柔弱不堪。"

"那真是太不一样了，你以前还觉得它们既强大又顽固，"大卫回忆道，"现在听起来，你对它们的看法似乎改变了，你觉得它们不过是些外强中干的家伙而已。"特里和多萝西都觉得这样来形容一个坏蛋非常合适。

"你是怎么想出这些对付坏蛋的想法的？"大卫好奇地问，"它们是来自你的梦，你的想象，还是你的发明？"特里说灵感来自他看过的一部卡通片。

"你是在充满创造力的大脑中秘密进行的吗？"大卫问，"你有没有觉得自己在某些方面拥有特殊能力？"特里有些不自在地承认道，"我觉得我可能有些发明的才能。"

大卫想更多地了解特里所发明的东西。于是他告诉特里，希望特里可以满足自己的好奇心，可以让他知道特里的大脑是怎样运作的。大卫认为，如果能了解特里的大脑是如何驱走这些强迫性想法的，是多么振奋人心！大卫还兴奋地预测，如果特里能把洗手的想法赶出大脑，那么他的大脑便可以"小试身手"。特里欣然同意了大卫的请求，他告诉大卫，他的大脑让很多有创意的想法去占据强迫性想法的空间。"它们都消失了！就是那一瞬间，其他东西就像科幻小说写的一样，'唰'一下涌进来了！"他激动地说道。

"那些想法已经不在你的大脑中，你可以自主地控制那些空间了，你是开心还是难过？"

"非常开心！"特里大声回答。

大卫问多萝西是否注意到特里新找到的快乐。于是，多萝西公布了一个惊人的秘密："大卫，他大概有三个星期没有感到头痛了，这真是个'奇迹'！"大卫听了，惊讶得有些不知所措，好一会才回过神来握住特里的手，并表示了衷心的祝贺。

当尘埃落定，大卫这才知道，多萝西在第一次会面时，觉得没必要把特里的头疼告诉他。因为她觉得，"特里每天都会头疼，而且已经持续8年了。"咨询了无数专家之后，她已经强迫自己接受这是特里不得不忍受的事情。

大卫问："你觉得是这些想法让你头疼的吗？"特里立马点点头。

"你现在可以掌控你的大脑了，这有没有给你带来一些快乐？"他继续问到，"从某种意义上说，这些想法是不是就像在狠狠地打击你的头？"

"对，就是这样，"特里同意。

"你觉得从那些想法那里夺回了多少空间？你现在能自己控制的大脑空间占多少比例？"

特里答到，他自己能控制的已占99.9%。

终获自由

当大卫的思绪正在这个数据上打转时，他突然想到了布雷特，正如他告诉特里的，布雷特肯定会对这个感兴趣的。布雷特也是12岁，陷入了与"厌食和完美主义"的殊死斗争，他称这两者是"一对夫妻"。布雷特一家曾经通过大卫与其他家庭交换过会谈录像带。

"特里，对我来说，这是个伟大的成就，"大卫说道，"但我知道如果自己太过兴奋，会让你觉得不自在，所以我会尽力保持镇静。如果我想和布雷特分享你的一些想法，让他听听你是如何防止这些想法再次控制你的大脑的，你介意吗？这些想法肯定试图说服你，你是错的，它们应该占据你的大脑。当你开始赶走它们的时候，它们都有什么反应？"

特里很轻松地回答："它们没有很强烈地反抗，很快就举起白旗投降了。后来它们企图卷土重来，我们就进行了一场口水战。然后，我挥了挥手指，它们就不见了。"

"是吗？"大卫惊讶地叫了出来，"现在你的大脑已经摆脱了罪恶感、忧虑、强迫性想法和头疼，关于这些你有什么想法呢？"

"终于自由了，"特里叹了口气，"我终于可以自己决定要做什么，而不是让这些想法指挥我怎么做，比如，它们会说'你只能拥有这么多快乐'。因为我内心深处是忧虑的，所以我只能假装我很快乐。"

大卫想知道这些想法究竟是如何劝说特里的。于是特里模仿道："你不应该拥有快乐，你应该限制你的快乐。"

大卫吃惊地说："噢！这太卑鄙了！让人听了真是愤怒。对一个孩子这么说，你觉得是不是太卑鄙了？我的意思是，这些事情本该是你生命中最美好的时光，它却告诉你不该拥有快乐！你怎么看待这种事情？这些声音剥夺了一个孩子该有的快乐，这不会让你怀疑它们的道德性吗？"

"确实是这样的，"特里解释道，"我的朋友们都能在一起很开心地玩，我却只能回到一片荒凉的废弃场里。"

"你就是这么称呼那里的吗——一片荒凉的废弃场？"大卫嘲弄道，"那些想法都走了，它们的位置你是用什么来替代的呢？美好的经历还是创意？友谊呢？我猜，你现在的朋友比以前多了吧？"

"我确实已经开始交朋友了，而且一些我去年讨厌的人，现在也接受他们了。"特里向大卫解释道，过去的他无法忍受任何错误，不管是自己的还是同学的。当特里看到其他同学玩很开心的时候，他就会想，他们一定是很棒的人，所以才能得到快乐，而自己得不到快乐，一定是因为自己很差劲。

"很高兴你摆脱了这种折磨。"大卫告诉他说。

特里向大卫解释到，自由并不是重点。那些想法曾经试图保护他。

"你觉得它们对你保护过度了吗？"大卫问。

"不，"特里继续解释说，"罪恶感其实是属于权利腐败。因为它在帮助我逃避那些不愿想的事情之后，发现能控制我的大脑，让我的大脑听命于它。后来，它又发现能完全控制我的大脑，所以它让我的大脑把强迫性想法保存下来，以避免其消失。"

大卫和特里的第二次会谈结束了，而这次谈话的内容为布雷特录了下来，包括对罪恶感和强迫性想法是如何控制一个年轻孩子的精彩评论。

第三次会面

一个月后，他们进行了第三次会面。谈话在特里朗读自己写的故事中开始：

曾经我的大脑深受罪恶感的折磨。而我受大脑的驱使，被迫实施一系列强迫行为，譬如说洗手。我的生活就像是飘散在风中的尘土。我几乎不参加任何活动或是社团。功课就是我生活的中心。我几乎没有什么朋友，就算有，我也总是在他们开心的时候，和他们吵架或者泼他们冷水。我的生活变得一天比一天糟糕。

直到有一天，看到我深受痛苦和罪恶感折磨的妈妈，带我去见大卫·艾普斯顿，这一天，自由最终突破阻碍，占领了我大脑里面"被感染"的区域。只是一次会面之后，长期包裹着我的罪恶感之壳便破碎了，而我终于再一次获得光明和自由。我开始结交新朋友，并试着浇灌和老朋友日渐枯萎的关系。深处长时间的恐惧后，我终于再获平静。

在一阵赞赏的静默之后，大卫称赞了特里对自由和平静所作的满怀感情的描述。特里让大卫把它保存下来，留给以后有需要的其他孩子，或是您，亲爱的读者。

随后，大卫想了解特里最近的进展，他认为特里的进步肯定很大。"你最近的生活怎么样？罪恶感有没有给你设置障碍，试图再次控制你的生活和大脑？"

"最近我一直很开心，我都有些累了，"特里说，"我想可能我的身体有些不适应。因为我以前总是闷闷不乐地什么也不做。"

尽管特里的表现已经很好了，但是多萝西还是有些担心，因为他发了几次脾气。"这跟他的功课有关，"她解释道，"他是个名副其实的完美主义者，如果不能一次做好，他就会很生气。那几次发脾气多少就是因为这个。"

这个时候，特里正在看大卫和布雷特会面的录像带（得到了布雷特的允许），里面记录了布雷特对抗"完美主义的诅咒"的故事。随后，大卫和特里一起回顾了布雷特战胜"厌食"和"完美主义"的过程。

大卫问特里："当摇滚歌星斯汀在唱'完美非常好，但就算身处地狱，也别懊恼'时，你觉得这句歌词意味着什么？"特里毫无困难地解释道："你会一直不完美，你也永远不会变得完美。即使对于某件事情，你觉得是完美的，你的大脑还是会制造某些东西出来，然后说它并不完美。有时候，某件事情，前一天还是完美的，第二天却不尽然了。"

大卫又问："你能区分'足够好'和'完美主义的诅咒'有什么不同吗？"特里缓缓地摇了摇头。

大卫想帮助他，于是说："你觉得我们应不应该弄清楚你想过什么样的生活？"大卫试着给出一个形象的例子："假设你决定加入一个'完美主义的诅咒俱乐部'，然后想象一下你10年以后的生活，那时候的你是幸福的还是痛苦的。"特里这次立马就明白了："痛苦的，因为那时候我可能没有多少自尊。这个诅咒会一直对我说，'你并不完美，你要将自己变得完美，你只不过是垃圾桶里的垃圾罢了。'我对任何人任何事来说都没什么用。不管什么工作都做不好，因为我的大脑会说，'这份工作对你来说太不完美了，或者是它对你来说太完美了，再不然就是你对它来说太不完美了。'"

"完美主义对你和他人的关系有什么影响呢？"大卫问道。"我会试图让这些关系变得完美。"特里进一步说道，"我不会听别人的意见，因为我的大脑不让我听。我的大脑认为他们是完美的，而我是不完美的。既然我并不完美，就注定会失败。"

大卫知道，如果特里能够将完美主义的影响投射到假定的未来生活中，就像他之前那样，特里一定可以成功地战胜它。"所以，特里，"大卫继续问道，"如果你将在日常生活中反抗完美主义，你会怎么做？"

"我会设定合理的目标，不走极端。不再追求100分，可能80分就好了。"

"你看，我都不知道该不该收你钱了，因为我从你这些好想法中学到了很多！"

　　大卫觉得特里所说的这些都是源自亲身经历，所以他问道："你能不能回忆一下最近发生的事情，也就是那些你本来会受完美主义驱使，但是你决定只需要做到'足够好'就可以了的事情？我猜这种想法正通过你所做的事情，悄悄走进你的生活。"

　　特里毫不犹豫地说："今天！在美术课上，我画画的时候老是犯错，但是我决定自己并不需要全部画对，只要尽力就好了。"

　　大卫知道完美主义诅咒的力量，于是问："你没有毁了它吗？"

　　"没有，我并没有把它从本子上撕下来，"特里向他保证道。

　　听到这里，多萝西也想起了另一件类似的事情："他昨晚也是这样的！"

　　"祝贺你！"大卫高声说道，"你没有撕掉那张画，那你做了什么？"

　　"我对自己说，'嘿，我已经尽力了！不会画就不会呗，我又不是莱昂纳多·达芬奇'！"

　　大卫对他的回答很惊讶，然后又问道："你知道吗？你那样做的时候，其实就是在反对完美主义。"特里有些不确定。

　　"当我第一次遇到你的时候，罪恶感和完美主义总是告诉你，你是个二等人，"大卫说道，"你觉得你已经晋升为一等人了吗？"

　　特里认真思考之后回答说："我想是的，虽然有些地方还是老样子，不过焦躁已经开始减少。我的大脑中正在进行一场大战，我和那个坏蛋打得不可开交。"

　　特里的成熟，给大卫留下了深刻的印象，他知道特里现在已经正式和那个坏蛋宣战了。"你的大脑现在很忙吧，"大卫若有所思地说，"有没有方法能让我和你妈妈参与进来帮你呢？"随后，大卫想到了特里依靠自己所做出的种种努力，补充道："还是说只需要为你庆祝胜利，让你知道我们认为你所做的很重要就够了？"特里选择了后者，"和我庆祝吧。"

　　"你觉你的生活是不是在向好的方向发展？"大卫问道。

　　"是的，因为我可以和同龄人交流了。我以前觉得自己很高尚，而他们太幼稚了，但现在我会和他们一起玩。"

　　"你现在的朋友是不是非常多？是不是已经从'孤独'先生变成了'人气'先生？"

"是的。"

"哪个更适合你呢？'孤独'先生还是'人气'先生？"

"我感觉是'人气'先生吧。因为从某些方面来说，我的生活变好了，不过从其他方面来说，有些浪费时间。"

"是因为活动太多了吗？"

"嗯，因为我最近才发现完美主义的事情，所以现在变得更自由了。过去我太多的时间被束缚在了功课上，而现在的时间自由多了。"

这时候，多萝西插话进来，要继续公布特里头疼好转的奇迹："从我们第一次见面到现在，他的头疼只发作过两次。真是难以置信。要知道，过去的8年中，他一直被头疼所困扰。"

"完美主义不再让你头疼，你高兴吗？"大卫问。特里想了想完美主义和头疼的关系，然后回答："我可以去想其他的事情，可以不用担心，好好地享受生活。如果我又开始担心的话，就会头疼和呕吐。"

大卫想知道特里是如何摆脱头疼的控制的，于是问："根据你所说的，你的生活总体上已经获得了很多的自由。你同意吗？还是你觉得我小题大做了？"

特里立即回答说："我不但获得了更多的自由，我的意志也获得了很大的解放。不过生活中有些事情需要投入更多的精力，则其他的事情就必然要减少。"

"哪些是需要投入更多的精力的呢？"

"交朋友，和全身心享受生活。"

"你想要继续坚持还是你认为你已经找回了错失的快乐？"

"我还有很长的路要走。"他回忆起曾经遭受的种种不幸时，眼角闪烁着些许泪光。

"即使你知道，在友谊领域投入更多的精力意味着投入其他方面的精力会减少，你还是愿意坚持吗？"

"是的，我想把用在功课上的精力拉回到正常的水平，不把精力全部放在上面。我不想当飘在空中的一叶扁舟。"

"你减少了在功课上的努力了吗？"

"对，如果一直这样下去，我可能会受到惩罚。"

听到这里，大卫有了进一步对付完美主义的办法："我知道完美主义肯定不喜欢你被课后留校，但是，如果你故意让自己被留校怎么样？你觉得这有些困难，是吗？"

特里点点头，然后大卫问多萝西："多萝西，你同意这样做吗？就一次而已。"

"没问题，"多萝西笑着答道。

"那么你会做什么呢？"大卫继续问特里。

特里想出了一个主意："忘记做家庭作业。"

"嗯，这个主意不错，"大卫赞同地说道。随后，他建议改动一下："如果忘记做作业太难操作的话，不如你把作业做了，扔到马桶里面冲走，然后说你并没有做。"大卫看到他有些犹豫，又补充道："我并不是建议让你做令人讨厌的事，只是让你装作疏忽而已。你可以做到吗？还是觉得那太难了？"

"我会有一些失望。"

"要不故意制造些错误，看看你是否受得了？"

"这个就没问题。"

在特里的脸上看出了些恶作剧的意味，大卫问道："你有没有什么想法呢？你的想法总是比我的好，现在有没有任何反完美主义的计策呢？"

"我可以在一本特别的书上，制造很多错误和涂改的痕迹。然后假装我的老师正在看它。"

"如果你这么做了，请让我知道你嘲笑完美主义时的感觉。希望在我们下次见面的时候，我就可以知道这些。"大卫请求道。然后他向多萝西确认道："你觉得我们这么做可以吗？"

"哦，当然，"她回答道，眼神中洋溢着喜悦。

第四次会面

一个月之后，大卫、特里、多萝西再次见面了，他们把那天称作"自由日"。下面的这封信总结了这次谈话的内容。

亲爱的特里和多萝西：

特里，今天是你的自由日，而对我们来说，也是个特别的日子。你告诉我们你犯错的时候，不再感到心烦。只是把它划掉，然后继续下去。而在过去，你会撕掉这张纸，即使已经快要完成了，还是要重新再做。当我问你，你是如何做到这些的，你说你和完美主义进行了一番对话：

"我不要重蹈覆辙，我要走出这种困境。"

当我问你是否已经走出困境时，你给了我一个不完美的答案："99%地走出来了"。还有很多其他反完美主义的例子，比如，当其他孩子在玩电脑游戏《太空入侵者》而不做作业时，你对自己说"不管了，我也要玩游戏！"；后来你又告诉我们，你和你的同龄伙伴们接触越来越多，你还有趣地打了个比方："我像一只在莲叶间跳来跳去的青蛙。"你还发现，有些你以前觉得非常无聊的人，其实是很有趣的。后来你甚至还总结了你对朋友的要求。比如你提到了这些品质："耐心，理解，诚实，活泼。"

当我让你们俩帮助我设计一个反完美主义的"方案"时，你给出了下面这些方案。

1.首先，"找一个人聊天，向他分享你的胜利，否则，完美主义会贬低你，并让你忽略取得的胜利。"特里，你说，需要一些"外界的鼓励"。并且提醒人们，完美主义会耍些什么手段来压制他们；"它会说这并不算什么成功，你必须更加努力，你所谓的成功不过是时间的浪费罢了。"多萝西，你说，对特里的肯定似乎对他很重要。你试过紧握他的手，而这似乎很有用，或者"告诉他，他已经做得很好了"。

2.嘲弄完美主义。特里，你认为"把事情公开"很是重要。多萝西，你认为你开了完美主义的玩笑。我们都赞同打败完美主义，要依靠调皮的态度而不是严肃的态度。

3.特里，你建议这么做："想一想将来的时候，如果你走上了完美主义的路，然后将它与你自己想走的路进行对比，看一看哪一边会青草遍地。"特里，你说，当你这么做的时候，会发现你的大脑已经被"手洗"过了，而不是被"脑洗"过了。

4.多萝西，你也认为人们应该尽快反对完美主义。

5.特里，你曾建议人们应该"在心里制作一个清单，列出那些只有你会做而其他人不会做的事情，然后依据清单，实施你的方法，先反对那些比较严重的，一次一件"。

6.特里，你还建议，治疗师们应该要"态度乐观积极，给我加油打气"。

7.特里，你觉得当你战胜了完美主义时，向它复仇真是一个好主意。而你复仇的方式就是变得更加"无忧无虑"。你说，"现在，我不再像以前一样，那么担心未来的事情了。我是个活在当下的人，我享受现在的生活。"

8.总的来说，你的建议是："不要听罪恶感的话，而要以非完美主义的方式去完成每一件事情。不要被完美主义所控制，否则，你永远也成功不了。"

我和布雷特正在为你们准备非完美主义的奖状。多萝西，你觉得奖状上面应该写上"特里，好样的！"特里，你希望上面写上"我轻轻松松地就走出了绝望的地狱，来到了圣洁的伊甸园。"请你们耐心等待，你们肯定会见到它的。

真诚的祝福送给你。

大卫

奖　状

特里同学：

你于1992年5月14日，在新西兰奥克兰德的家庭治疗中心正式宣布战胜了完美主义，并夺回了自由。特里曾经认为完美主义是他的朋友，但是完美主义却给他带来了痛苦和绝望。他看穿了完美主义的谎言，于是，踏上了反抗完美主义的征程。经过不断努力，他取得了一个又一个的胜利。现在他已经能够享受生活中的乐趣与欢笑，还惊讶地发现原来自己的生活那么地精彩。当然，他也不愿意当一个完美主义者。相反，他不仅仅号召出自己的意志力，还召集了智慧，恶作剧和坏主意。在第二个回合，完美主义就认输了。他妈妈，多萝西，希望加上这一句评价"特里，好样的！"特里希望加上"我轻轻松松地就走出了绝望的地狱，来到了圣洁的伊甸园。"无论特里心里怎么看待他的胜利，本家庭治疗中心都认为此胜利来之不易。本中心相信，事情之所以进行得很顺利，正是因为特里拒绝让自己的创造力和智慧被"洗"掉。

因此本中心特授予特里同学"非完美主义奖"，以资鼓励。

新西兰奥克兰德的家庭治疗中心
1992年5月14日

最后的会面

特里在家里和学校都变得"活泼"和"顽皮"起来。在课堂上，他不再保持沉默，开始发言了，有些时候，他会"放下学习，出去闲逛"。他甚至还会顽皮地跟多萝西开些玩笑，比如，"故意洒落东西"和"做一些我不是故意的事情"。

曾经的他，晚上总是害怕睡觉，还"祈祷不要做噩梦"。而现在，他所做的梦都变得更加地奇妙和刺激，比如梦到去学校做些非常顽皮的事情。以前，他总是"担心做梦的后果"，而现在他说，那些梦都是"无罪"的。

特里描述了这段时间他内心的变化情况。"我现在觉得很快乐，因为我可以自由地表达自己的情绪了。如果我不高兴了，就把它说出来，让别人知道。以前，我总是把它藏起来，闷在心里，还会因此头疼。"他批评了只被允许很少的快乐（20%~40%）的想法，因为这样一来，"罪恶感就会增加"。他对罪恶感在个人生活中的角色有了新发现。"罪恶感造成一定数量的痛苦，才能在人的大脑里形成一股不可控制的力量。"多萝西也认为特里的自信心提高了很多。他学会了坦然地面对一切。遇到困难，会迎头而上，勇敢地面对。他不再受头疼的困扰。更能够感受到生活中美好事物的价值和相信自己。

从那之后，那些"问题"的确出现过那么几次。但是他总是可以找到办法击退它们。例如，他说，"我仍然会害怕如果睡觉之前不洗手的话，梦就会变得凶恶起来。"他发现，这种情况只会出现在当他"疏于防备、昏昏欲睡和懒于思考"的时候。为了战胜昏昏欲睡，他会"走到恐惧后面，朝它大叫，'这才不会真的发生呢！'"这个自信的方法会让他放轻松，"完全忘记了恐惧这回事"。他还使用了一个"妈妈的技巧"，想象"走进的是一个花园，里面开满了鲜花，尤其是大波斯菊。"过去，他战胜那些问题，常常要两到三个星期，而现在所用的时间一次比一次短。

事实上，特里一直都很欣赏自己的想象，而且能够对其善加利用。"在我厌倦了现实世界的时候，我的奇思妙想就会出现。"他告诉大卫，他会利用"奇思妙想"去"转变我的思想，并组织我的梦"。在学校，他曾经决定"跟智力障碍者和少数派来往"，还结交了一个很亲密的朋友，这个朋友总是喜欢看书和思考，"不过他是正常的"。他还曾经下定决心"要做个不正常的人，要拥有特殊能力"。"我才不是你们普通人"则是他表达独特性的方式。

最后，他对大卫说，"我感到非常快乐，因为我可以不用再为所有的事情感到烦恼。我不会再容忍洗手了。因为，我知道，如果不停止洗手，我就会陷入沮丧、愤怒和痛苦之中。"

随 访

第二年，大卫和特里又见了4次面。特里承担着新西兰"反对坏习惯协会"会长的职务，为其他的孩子提供咨询。大约一年之后，他和协会的副会长决定同意12岁的本的入会申请。[1] 本从"强先生"（强迫性想法）手里成功夺回了自己的生活。大卫把本及其父母的面试申请录像带寄给特里，咨询他的意见。大卫认为，这是对特里最有说服力的随访工作。

亲爱的大卫：

我已经读了你的信了，从你的信里，我了解了本住院之前的情况，我对他与"强先生"的斗争感到很佩服。后来，我又见到了录像带里的他，他的变化真的非常大。他真的变了。我认为他所付出的努力应该获得"新西兰非完美主义奖"。

现在，我说说自己吧。我现在的生活很好。在班上的成绩从第三名变成了第十四名。唯一不好的事情就是前段时间我的祖父去世了，不过我正在恢复当中。关于完美主义，我已经跟它划清界限了。还有你说的"强先生"，也没来找过我。

真诚的祝福送给你。

特里

1.大卫与本的治疗细节参见艾普斯顿，怀特，与"本"（1995）。

后　记

如果你在本书的案例中读到某些听起来像是一个"神奇办法"的内容时，我们其实并无意暗示问题会永远消失，不再出现。本书中所提到的某些较难解决的问题，案例中给出的结果确实令人满意，比如，孩子不需要再住院治疗，改掉了有害的坏习惯，或是不再面临退学的处境。然而，在我们联系一些家庭，希望他们同意把他们的故事写进本书时，他们告诉我们，孩子以前的问题又出现了，甚至比以前还严重，或是又出现了新的问题。比如："他还是存在恐惧问题，但是，我想他是不会被它们控制的。他现在对付它们的办法比以前多。""我们觉得现在交流分歧的方式更多了。""嗯，他现在仍然会生气，但是不会被脾气所控制，他还提醒我们要保持冷静。""有的晚上，他仍然会醒来，但是不会大喊大叫，把全家人都吵醒。"

我们对这些话的理解是，大多数情况下，治疗所修正的是各种关系，比如，孩子与问题的关系、家庭与问题的关系，或是遭遇问题时孩子与家庭的相互关系。我们发现，减少对问题的关注，增加对改善这些关系的关注，有利于降低问题造成的消极影响。

替代故事可能会将问题封存在落满灰尘的记忆档案之中。然而，通常情况下，改变的却是人与问题现有的关系。我们更愿意用"调和"而不是"解决"来形容问题。在音乐领域，"调和"有这样的含义：指不谐和和弦/和音转变为谐和和弦/和音。同样的，通

281

过叙事，问题的不谐和因素也能出人意料地转变成谐和因素。如果辅以轻松、愉快、幽默或是趣味，那么调和过程也会变得充满活力。

一本书或一段治疗的叙事结构都会在案例故事中暗示出一个清晰的开头和固定的结尾。身为治疗师，我们希望将生活中的各种不和谐都调和为老套的故事结局——"从此幸福地生活下去"。不过，生活的故事总是处在形成之中，结局待定。有些问题棘手、复杂（持续时间不确定，原因多种多样），但这并不意味着人们与它们的关系不可调和，一些调和方法还是非常有用的。

作为叙事治疗师，我们希望在讨论之中评价问题的影响以及问题背后的社会文化传统，然后发掘新的机会，并为旧的机会注入活力，从而作出正确的选择（目前和将来），最终共同创作出替代故事。为完成这些任务，我们要：（1）利用外化对话，邀请相关各方（即使那些不直接参与治疗的人）积极参与到治疗之中，并承担起各自的责任；（2）不论年龄还是地位，都要重视各方的既存能力，尤其是那些曾被视为不相关或是不合适的能力；（3）扩大"合格"人士的定义，这样才能鼓励新能力的产生和旧能力的发挥，不要只关注那些有"专业证书"的人；（4）纳入延展性的关系网和相关的关怀团体，以便发展多样化的治疗资源。

当家庭已经准备好庆祝和证实他们的成就时，我们会发现这些变化：对谁应该受到责备的调查取消了；帮助变得更多了；知识与能力清单中增加了"想当然"和幻想的事情，以及新的理解能力。

　　最后，附上一小首诗，由詹娜在13岁时所写（第八章中谈到了她的故事）。

詹娜的祈祷

我希望未来的人会看到
一个绿色而美好的世界，
一片蔚蓝而广阔的天空。
污染将会是童话里的巫后。

我希望感冒变成唯一的疾病，
不治之症只是一个传说，
或是万圣节的恐怖故事。

我希望贫穷和犯罪只是一个噩梦，
它是几百年前某个人所做的。
"露宿街头""无家可归"将是无人知晓的词语。

我希望"战争"将是一个陌生的字眼，
或者变成表达"世界和平"的说法之一。
各种"主义"只是过去仇恨的化石。

我希望未来的世界充满绿色和健康，
但不是天堂——
否则就太乏味了。
未来的世界要像我的生活一样，
不完美，
但很精彩。

图书在版编目（CIP）数据

儿童叙事家庭治疗／（美）珍妮·弗里曼
（Jennifer Freeman），（新西兰）大卫·艾普斯顿
（David Epston），（美）迪恩·莱博维奇
（Dean Lobovits）著；曾容译. --重庆：重庆大学出
版社，2018.9（2020.9重印）
（心理咨询师系列）
书名原文: Playful Approaches to Serious
Problems：Narrative Therapy with Children and
Their Families
ISBN 978-7-5689-0911-2

Ⅰ. ①儿… Ⅱ. ①珍… ②大… ③迪… ④曾… Ⅲ.
①儿童—精神疗法 Ⅳ. ①R749.940.5

中国版本图书馆CIP数据核字（2017）第297935号

儿童叙事家庭治疗
ERTONG XUSHI JIATING ZHILIAO

〔美〕珍妮·弗里曼　　〔新西兰〕大卫·艾普斯顿　　〔美〕迪恩·莱博维奇　著
曾容　译
鹿鸣心理策划人：王斌

责任编辑：敬京　　版式设计：刘伟
责任校对：贾梅　　责任印制：赵晟
*
重庆大学出版社出版发行
出版人：饶帮华
社址：重庆市沙坪坝区大学城西路21号
邮编：401331
电话：（023）88617190　88617185（中小学）
传真：（023）88617186　88617166
网址：http://www.cqup.com.cn
邮箱：fxk@cqup.com.cn（营销中心）
全国新华书店经销
重庆市国丰印务有限责任公司印刷
*
开本：787mm×1092mm　1/16　印张：19.25　字数：326千
2018年9月第1版　2020年9月第2次印刷
ISBN 978-7-5689-0911-2　定价：88.00元

PLAYFUL APPROACHES TO SERIOUS PROBOLEMS:
Narrative Therapy With Children and Their Families
By Jennifer Freeman, David Epston, and Dean Lobovits
Copyright © CBy Jennifer Freeman, David Epston, and Dean Lobovits
All rights Reserved
Printed in the United States of American
版贸核渝字（2015）第352号